Die große GU Nährwert Kalorien Tabelle

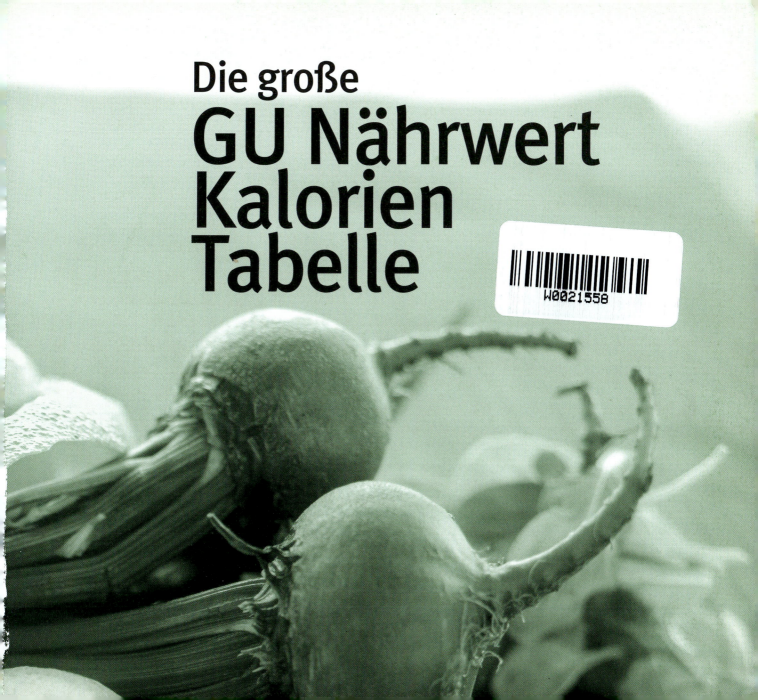

Univ.-Prof. Dr. Ibrahim Elmadfa
Studium der Lebensmitteltechnologie und Ernährungswissenschaft. Promotion und Habilitation im Fach »Ernährung des Menschen«; für dieses Fach Professur an der Universität Gießen bis 1990. Seit Mai 1990 Lehr- und Forschungstätigkeit an der Universität Wien.

Waltraute Aign
Staatlich anerkannte Diätassistentin und Ernährungsberaterin, DGE; im Auftrag der Deutschen Gesellschaft für Ernährung in der Ernährungsberatung tätig.
Mehr als 30 Jahre am Institut für Ernährungswissenschaft der Justus Liebig Universität Gießen, Lehrauftrag für Praktika und Seminare in Nahrungszubereitung, Krankenkost sowie Methodik und Didaktik der Ernährungsberatung, als Autorin und Referentin in der praktisch angewandten Ernährungswissenschaft tätig. Heute im Ruhestand.

Prof. Dr. rer. nat. Erich Muskat
Studium der Pharmazie und Lebensmittelchemie in Marburg und Gießen. 1974 Habilitation im Fachbereich Ernährungswissenschaften. Lehrbeauftragter und Honorarprofessor an der Universität Gießen. Chemiedirektor a. D. am Staatl. Untersuchungsamt Mittelhessen, Gießen. Seit über 40 Jahren Dozent an der staatlichen Diätschule des Universitätsklinikums Gießen für die Fächer Lebensmittelkunde, -recht und -chemie.

Dipl. oec. troph. Doris Fritzsche
Studium der Ernährungswissenschaften an der Universität Gießen. Mitautorin zahlreicher GU-Ratgeber. Seit 1983 wissenschaftliche Mitarbeiterin von Prof. I. Elmadfa. 5 Jahre Diabetikerberaterin in einer Diabetologischen Schwerpunktpraxis. Arbeitet selbstständig in der Ernährungsberatung und Weiterbildung.

1 Nährwert- und Kalorien-Tabelle

2 Moderne Ernährung

3 Richtige Ernährung bei Krankheiten

Nährwert- und Kalorien-Tabelle

Einleitung	4	**Fisch, Meerestiere**	38	Süßwaren	56
Symbole und Abkürzungen	5	Seefische	38	Süßspeisen	56
		Sonstige Meerestiere	40		
Getreide, -produkte	**6**	Süßwasserfische	40	Fertigprodukte	58
Getreide, Mehle, Mahlprodukte	6	Fischdauerwaren	40		
Stärkemehle	8			Gemüsezubereitungen	58
Backmehle und -teige	8	**Fleisch, Geflügel, Eier**	42	Fleischzubereitungen	58
Backwaren	10	Geflügel	42	Fischzubereitungen	58
Frühstücksflocken	12	Hammel- und Lammfleisch	42	Nudelgerichte	59
Teigwaren	12	Kalbfleisch	44	Getreidezuber., Mehlspeisen	59
Verschiedenes	12	Rindfleisch	44	Kartoffelprodukte	59
		Schweinefleisch	46	Salate, eingelegte Gemüse	59
Obst, -produkte	**14**	Wild	46	Eintöpfe und Suppen	60
		Sonstige Fleischarten	48	Fertigsaucen	60
Gemüse, Kräuter, Pilze,		Fleisch- und Wurstwaren	48	Fleischbrühen	61
Hülsenfrüchte	**22**	Eier und Trockeneipulver	50	Verschiedenes	61
Gemüse und Gemüseprodukte	22			Süßspeisen	61
Kräuter	26	**Fette, Öle, Samen, Nüsse**	**50**	Speiseeis	62
Pilze	28	Tierische Fette und Öle	50	Backmischungen	62
Hülsenfrüchte	28	Pflanzliche Fette und Öle	50	Frühstückscerealien	63
		Samen und Nüsse	52	Sojaprodukte	63
Milch und Milchprodukte	**30**			Fast Food	63
Milch	30	**Extras, Fertiggerichte**	**54**		
Milchprodukte	30	Getränke, alkoholische	54	Fertiggerichte,	
Käse	32	Getränke, alkoholfreie	54	energiereduziert	63

Wurst	63				
Fleischgerichte	64				
Geflügelgerichte	64				
Fischgerichte	64				
Käse und Käsezubereitungen	64				
Suppen	64				
Feinkostsalate	64				
Brotaufstrich					
»Streichgenuss«	65				
Streichfette	65				
Saucen und Dressings	65				
Kompott	65				
Konfitüren	65				
Dessert	65				
Getränke	65				
Mineral- und Heilwässer	66				

Die Bedeutung der Nahrung	68	Spurenelemente	73	Light-Produkte	77	D-A-CH-Referenzwerte für	
Energie- und Nährstoffbedarf	68	Vitamine	74	Bedeutung von Lebensmittel-		die Nährstoffzufuhr (2008)	79
Die Inhaltsstoffe unserer		Nahrungsbestandteile		zusätzen	77	Gehalt an Vitaminen	82
Nahrung	70	ohne Nährstoffcharakter	76	Gefährdung durch Umwelt-		Gehalt an Spurenelementen	88
Fette	70	Ballaststoffe	76	schadstoffe	78	Gehalt an bioaktiven	
Kohlenhydrate	71	Sekundäre Pflanzenstoffe	77	Auswirkung der Verarbeitung auf		Pflanzenstoffen	93
Eiweiß	72	Ubichinone	77	den Nähr- und Gesundheitswert	78	Nitratgehalt	95
Mineralstoffe	72	Säuglingsernährung	77				

Wenn der Stoffwechsel entgleist	96	Nierensteine durch Oxalsäure	97	Diät bei Diabetes mellitus	101	Diät bei Gicht/Hyperurikämie	114
Kohlenhydratzufuhr und		Allergische Symptome durch		Glykämischer Index (GLYX)	102	Harnsäuregehalt	115
Diabetes	96	Nickel und Salicylsäure	97	KE-Austauschtabelle	102		
Cholesterinaufnahme und		Nickelgehalt	98	Tabelle GLYX	106	Literaturverzeichnis	120
Fettstoffwechselstörungen	96	Salicylsäuregehalt	99	Diät bei Hyperlipoproteinämie	107	Register	121
Fettzufuhr einschränken	97	Leichte Vollkost	100	Gehalt an Fettsäuren	108		
Purinzufuhr und Gicht	97	Reduktionskost	101	Diät bei Bluthochdruck	113		

Nährwert- und Kalorien-Tabelle

Einleitung

Erfahrene Ernährungswissenschaftler und Ernährungsfachkräfte der Universitäten Wien und Gießen haben mit diesem **Nährwert-Tabellenbuch** eine unentbehrliche Hilfe für alle geschaffen, die mit Ernährungsfragen zu tun haben: ob beruflich – wie Diätassistentinnen, Ernährungsberaterinnen, Ernährungswissenschaftler, Ärzte und Küchenleiter –, ob als Patienten, die eine Diät einhalten müssen, oder ob einfach als ernährungsbewusste Menschen unserer Zeit. Die GROSSE GU-NÄHRWERT-KALORIEN-TABELLE bietet wertvolle Informationen über alle wichtigen Inhaltsstoffe unserer Nahrung und enthält eine Vielzahl von Sondertabellen sowie eine Einführung in eine moderne Ernährung für Gesunde und Stoffwechselkranke.

»Richtige Ernährung« – wichtiger denn je

Wie wichtig eine ausgewogene Ernährung für Gesundheit und Leistungsfähigkeit ist, weiß jeder, der sich Gedanken über eine gesunde Lebensweise macht. Warum fällt es aber vielen Menschen so schwer, sich richtig zu ernähren? Einen naturgegebenen Instinkt dafür, wann man zu essen aufhören sollte oder welche Nährstoffe gerade fehlen, haben die Menschen nicht. Deshalb brauchen sie Angaben darüber, wie eine gesund erhaltende Kost beschaffen sein sollte, welche Nährstoffe sie enthalten muss und in welchen Lebensmitteln diese Nährstoffe vorkommen.

Fehlernährung ist eines der am schwiersten zu lösenden Probleme für die Menschen in aller Welt, wenn sie auch in den verschiedensten Formen auftritt: als Mangel- und Unterernährung vor allem in den Entwicklungsländern, als Überernährung und partielle Mangelernährung in Industrieländern – verursacht durch eine Kost, der wichtige Nährstoffe vorübergehend oder auf Dauer fehlen.

Aus der Lebensmittelvielfalt das Richtige auswählen

Für den Verbraucher in den Industrieländern stellt sich nicht die Frage nach der ausreichenden Versorgung mit Nahrungsmitteln, sondern die Forderung, eine richtige und sinnvolle Auswahl zu treffen.

Viele Krankheiten sind heute ernährungsbedingt

Dass der Konsument mit seinem Ernährungsverhalten dieser Forderung nicht nachkommt, geht deutlich aus den »Ernährungsberichten« der Deutschen Gesellschaft für Ernährung für das Jahr 2008 sowie aus dem »Gesundheitsbericht« des Bundesministeriums für Jugend, Familie und Gesundheit hervor: »Richtige Ernährung ist eine wichtige Voraussetzung für Gesundheit und Leistungsfähigkeit. Viele Zivilisationskrankheiten sind durch falsche Ernährung verursacht oder mitbedingt. Nach Schätzungen der Wissenschaftler ist jeder dritte Todesfall in der Bundesrepublik auf eine ernährungsabhängige Krankheit zurückzuführen. Fehlernährung muss heute als Ursache beziehungsweise als Mitursache für eine deutliche Zunahme von Krankheiten des Stoffwechsels, des Herz-Kreislauf-Systems, des Magen-Darm-Bereichs sowie der Zahnkaries angesehen werden.« Durch ausgewogene Ernährung ist es möglich, vielen Erkrankungen vorzubeugen oder den Krankheitsverlauf günstig zu beeinflussen.

Was ist nun aber eine ausgewogene Ernährung?

Die Antwort auf diese Frage nennt bewusst nicht einzelne Kostformen, sie fordert bewusst nicht »naturbelassene« oder »wenig behandelte« Nahrung, sondern ist ernährungswissenschaftlich formuliert:

> Eine Ernährung ist ausgewogen, wenn sie den Energiebedarf des Menschen deckt – nicht zu reichlich, aber auch nicht mangelhaft ist, wenn sie alle wichtigen Nährstoffe in optimaler Menge und ausgewogenem Verhältnis enthält und so weit wie möglich frei ist von schädlichen Stoffen.

Ob die Nahrungszufuhr, also die Aufnahme von Kalorien, dem Energiebedarf entspricht, lässt sich leicht aus der Gewichtskurve ablesen: Bei Übergewicht ist die Energiezufuhr zu groß. Über den Bedarf an Nährstoffen – Eiweiß, Fett, Kohlenhydrate sowie die meisten Vitamine und Mineralstoffe – haben wir auf Grund der ernährungswissenschaftlichen Forschungsarbeit der letzten 100 Jahre mehr oder weniger klare Vorstellungen. Empfehlungen für die Deckung des Energie- und Nährstoffbedarfs hat die Deutsche Gesellschaft für Ernährung zusammen mit den entsprechenden Fachgesellschaften in Österreich und der Schweiz zuletzt 2008 publiziert. Eine Zusammenfassung enthält die Tabelle »D-A-CH-Referenzwerte für die Nährstoffzufuhr« (vgl. Seite 79 bis 81).

Die Inhaltsstoffe der Nahrung kennen

Langfristig kann ein Mensch sich nur dann ausgewogen ernähren, wenn er weiß, welche Nährstoffe die Lebensmittel enthalten, und wenn er deren Bedeutung für den »Betrieb« des Organismus kennt. **Richtige Auswahl** sich ergänzender Lebensmittel, **kurze Lagerung** sowie **schonende Zubereitung** garantieren eine ausreichende und bedarfsdeckende Aufnahme lebenswichtiger Nahrungsbestandteile; eine zusätzliche Einnahme konzentrierter und hochdosierter Nährstoffe ist dann nicht erforderlich.

Die Aufnahme unerwünschter Lebensmittelinhaltsstoffe wie Cholesterin und Purine kann minimiert werden, wenn der Schwerpunkt der Ernährung auf pflanzlichen Lebensmitteln liegt. Die Zufuhr von Lebensmittel-Zusatzstoffen lässt sich beschränken, wenn Fertigprodukte nur einen geringen Anteil der täglichen Nahrung ausmachen.

> Empfehlenswert ist eine Ernährung mit einem hohen Anteil pflanzlicher Lebensmittel: Obst und Gemüse, häufig als Frischkost, sowie Getreideprodukte, überwiegend in Form von Vollkornerzeugnissen.

In die Ernährung der westlichen Industrieländer werden – bedingt durch die Zunahme des Außer-Haus-Verzehrs und die zunehmende Berufstätigkeit von Männern und Frauen – immer mehr Fertigprodukte eingebaut. Deshalb enthält die vorliegende Neuauflage der GROSSEN GU NÄHRWERT-KALORIEN-TABELLE ausführliche Nährwertgehalte ausgewählter Fertiggerichte und -produkte.

Nährwert- und Kalorien-Tabelle

Woher stammen die Nährwertdaten?

Grundlage für die in der GROSSEN GU NÄHR-WERT-KALORIEN-TABELLE aufgeführten Nähr-werte sind verschiedene Tabellen und Nachschlage-werke, die auf Seite 120 zusammengestellt sind. Einer Reihe von Werten wurden eigene Analysendaten sowie unveröffentlichte Analysenergebnisse von Fach-instituten zugrunde gelegt.

Die angegebenen Daten sind Durchschnittswerte. Diese erlauben die orientierende Einschätzung von Lebensmitteln als Quellen verschiedener Inhaltsstoffe, obgleich Schwankungsbreiten auf-grund biologischer Unterschiede der untersuch-ten Lebensmittel sowie durch die Verschiedenheit von Bodenbeschaffenheit, Abbau bzw. Fütte-rungsbedingungen durchaus üblich sind.

Werte für den Gehalt an Eiweiß und Fetten sowie für den Wassergehalt liegen bei praktisch allen Lebensmitteln vor. Die Werte für verwertbare Koh-lenhydrate und Ballaststoffe sind neueren Quellen entnommen, sie basieren auf Analysendaten. Mine-ralstoffe und Vitamine sind nur teilweise aufgeführt.

Informationen zum Gebrauch der Tabellen

Der Begriff »verzehrbarer Anteil« bedeutet, dass der Küchenabfall, der bei der Zubereitung entsteht, bereits abgezogen ist. Die Reihenfolge der Lebens-mittelgruppen orientiert sich an der Lebensmittel-pyramide auf Seite 71. Für die Berechnung des Energiegehaltes der Lebensmittel werden je Gramm Fett 9 kcal (entsprechend 37 kJ), für Kohlenhydrate und Eiweiß je Gramm 4 kcal (beziehungsweise 17 kJ) angesetzt. Ballaststoffe werden dabei vernachlässigt. Organische Säuren wie Milchsäure, Essigsäure und Fruchtsäuren sowie Zuckeraustauschstoffe wie Sor-bit oder Xylit sind nicht aufgeführt. Sie werden aber bei der Ermittlung des Gesamtenergiegehaltes be-rücksichtigt, da sie im Körper je Gramm 3 kcal (= 13 kJ) beziehungsweise 2,4 kcal (= 10,4 kJ) liefern. Deshalb liegen die Brennwerte der entsprechenden Lebensmittel über der Summe des aus den Haupt-nährstoffen errechneten Energiegehaltes.

Bei den Nährwertangaben je 100 g Lebensmittel ergibt sich durch die Zubereitung bei getrockne-ten und einem Teil der zubereiteten Lebensmittel im Vergleich zum Rohgewicht eine scheinbare Erhöhung der Inhaltsstoffe. Diese erklärt sich bei der einheitlichen Angabe je 100 g aus dem Was-serverlust bei Trocknung sowie verschiedenen Zubereitungsarten wie Frittieren. Zum Beispiel rohe Kartoffeln und Pommes: Bedenkt man, dass mehr als 250 g rohe Kartoffeln benötigt werden, um 100 g Pommes frites herzustellen, wird er-kennbar, dass real nicht eine Konzentrierung der Inhaltsstoffe, sondern vielmehr Nährstoffverluste zu verzeichnen sind.

Vitaminverluste durch die Zubereitung

Die in den Tabellen auf Seite 6 bis 57 und 82 bis 87 aufgeführten Vitamingehalte beziehen sich, wenn nichts anderes angegeben ist, auf den verzehrbaren Anteil des rohen Lebensmittels. Durch die Verarbei-tung in der Küche wie Waschen, Zerkleinern, Garen und Warmhalten der Lebensmittel treten, bedingt durch den Einfluss von Wasser, Sauerstoff, Licht und Hitze, Vitaminverluste auf. Die Höhe dieser Verluste variiert je nach Lebensmittel und Zubereitungsart sehr stark, sollte aber beim Aufstellen von Kostplä-nen berücksichtigt werden.
Bei den »D-A-CH-Referenzwerten für die Nähr-stoffzufuhr« (vgl. Seite 79 bis 81) wurden Mittelwerte für einen Zuschlag zum Ausgleich der Zubereitungsverluste errechnet. Diese Mittelwerte beruhen auf allen verbrauchten Lebensmitteln bei landes-üblicher Ernährung und schonender Zubereitung. Sie stellen den Faktor dar, um den die empfohlene Vitaminzufuhr bei der Benutzung von Tabellen kor-rigiert werden muss.

Zuschlag für die Empfehlungen zur Vitaminzufuhr zum Ausgleich von Vitaminverlusten:

Vitamin A	+ 20%	Vitamin B_6	+ 20%
Vitamin E	+ 10%	Folsäure	+ 35%
Vitamin B_1	+ 30%	Vitamin B_{12}	+ 12%
Vitamin B_2	+ 20%	Vitamin C	+ 30%

Symbole und Abkürzungen

+	= Inhaltsstoff ist nur in Spuren vorhanden
(0)	= analytisch und ernährungs-physiologisch unbedeutende Mengen
*	= es liegen keine Daten vor
kcal	= Kilokalorie (1 kcal = 4,184 kJ)
kJ	= Kilojoule
MJ	= Megajoule (1 MJ = 1000 kJ)
mg	= Milligramm (1 mg = 0,001 g)
µg	= Mikrogramm (1 µg = 0,001 mg)
MUF	= mehrfach ungesättigte Fettsäuren, auch Polyensäuren
Ret.-Ä. µg	= Retinol-Äquivalent, wirkungsgleich mit 1 µg Vitamin A oder 6 µg Beta-Carotin
Toc.-Ä. mg	= Tocopherol-Äquivalent, wirkungsgleich mit 1 mg Vitamin E
i. D.	= im Durchschnitt
i. Tr.	= in der Trockenmasse (z. B. bei der Fettangabe von Käse)
X°	= Alkoholgehalt in Volumenprozent
Tr.-Pr.	= Trockenprodukt
D-A-CH	= Anlehnung an die Länderkenn-zeichen Deutschland (D), Österreich (A), Schweiz (CH)

GETREIDE, -PRODUKTE

Lebensmittel (je 100 g verzehrbarer Anteil)	ENERGIE		HAUPTNÄHRSTOFFE					Wasser	Choles-terin	MINERALSTOFFE	
			Eiweiß (Protein)	Fett Gesamt	Fett MUF	Kohlenhydrate verwertbar	nicht ver-wertbar (Ballast-stoffe)			Natrium	Kalium
	kcal	kJ	g	g	g	g	g	g	mg	mg	mg
Getreide, Mehle, Mahlprodukte											
Amaranth	370	1547	14,6	8,8	4,1	56,8	10,3	7,2	(0)	25	484
Buchweizen, Grütze	337	1411	8,1	1,6	0,6	72,6	3,2	13,2	(0)	1	218
Korn, geschält	336	1406	9,1	1,7	0,6	71	3,7	12,8	(0)	2	392
Vollmehl	354	1481	11,7	2,7	1,1	70,7	3,7	14,1	(0)	1	380
Gerste, Graupen	338	1415	10,4	1,4	0,2	71	4,6	12,2	(0)	5	250
Korn, entspelzt	314	1313	10,4	2,1	1,3	63,3	9,8	12,7	(0)	18	444
Mehl, Vollkorn	348	1454	10,6	1,9	0,2	72	5	12,8	(0)	5	458
Getreide, Sprossen, frisch, im Durchschnitt	68	286	3,2	0,4	0,2	13	2,5	80,4	(0)	1	100
Grünkern (Dinkel), Korn	324	1354	11,6	2,7	1,2	63,2	8,8	12,5	(0)	3	447
Mehl	332	1390	9,7	2,6	1,2	77	8,4	10	(0)	3	349
Hafer, Flocken (Vollkorn)	348	1455	12,5	7	2,6	58,7	10	13	(0)	5	397
Haferflocken (Instant)	350	1481	13,3	6,8	2,4	61	8,7	13,4	(0)	5	373
Kleieflocken	321	1352	19	8,5	3	42,2	18	9,5	(0)	8	700
Korn, entspelzt	326	1365	9,9	7,1	2,9	55,7	9,7	13	(0)	8	355
Hirse, Korn, entspelzt	350	1462	9,8	3,9	1,9	68,8	3,8	12,5	(0)	3	173
Mais, Grieß	339	1419	8,8	1,1	+	73,5	5	11	(0)	1	80
Korn	323	1351	8,5	3,8	1,7	64,2	9,7	12,5	(0)	6	294
Popcorn	368	1539	12,7	5	2	68	10	4	(0)	3	240
Vollmehl	323	1355	8,3	2,8	1,4	66,3	9,4	12	(0)	1	120
Quinoa, Reismelde	335	1400	13,8	5	2,6	58,5	6,6	12,6	(0)	10	804
Reis, Korn, Naturreis, entspelzt	345	1443	7,2	2,2	0,8	74,1	2,2	13,1	(0)	10	238
Mehl	352	1471	7,2	0,7	0,1	79,1	2	12,3	(0)	4	104
poliert, parboiled, gekocht	106	443	2	0,2	0,1	24	0,3	73	(0)	2	28
poliert, parboiled, roh	344	1438	6,8	0,6	0,2	77,7	1,4	12	(0)	6	92
poliert, roh	349	1459	7,4	0,6	0,2	78,4	1,4	12,9	(0)	4	109
Wildreis	338	1434	7	2	0,7	73	3	13	(0)	10	150
Roggen, Keime, getrocknet	400	1672	42	11,2	5,3	32,7	12	12	(0)	10	400
Korn	293	1227	8,8	1,7	0,8	60,7	13,2	13,7	(0)	4	510
Mehl, Type 1150	319	1333	8,9	1,3	0,4	67,8	8	13,6	(0)	1	297
Mehl, Type 815	321	1341	6,9	1	0,3	71	6,5	14,3	(0)	1	170
Mehl, Type 997	312	1303	6,9	1,1	0,3	68	8,6	14,6	(0)	1	285
Roggenflocken	307	1286	12	1,7	0,8	61	10	15,3	(0)	2	450
Speisekleie	176	736	18	4,3	*	16,3	47,5	14	(0)	*	*
Vollkornmehl/Backschrot, Type 1800	293	1225	10,8	1,5	0,4	59	13,9	14,3	(0)	2	490

VITAMINE

Calcium mg	Phosphor mg	Magnesium mg	Eisen mg	A (Ret.-Ä.) µg	E (Toc.-Ä.) mg	B1 (Thiamin) mg	B2 (Riboflavin) mg	Niacin mg	B6 (Pyridoxin) mg	C (Asc.-Säure) mg	Lebensmittel (je 100 g verzehrbarer Anteil)
											Getreide, Mehle, Mahlprodukte
214	582	308	9	3	1,4	0,8	0,19	1,1	0,4	0	Amaranth
12	150	48	2	0	1,2	0,28	0,08	2,9	0,4	0	Buchweizen, Grütze
21	320	142	3,5	0	0,8	0,24	0,15	2,9	0,58	0	Korn, geschält
33	263	50	2	0	2,1	0,58	0,15	2,9	0,58	0	Vollmehl
18	205	65	2,8	0	0,2	0,09	0,08	3,1	0,22	0	Gerste, Graupen
38	342	114	2,8	+	0,6	0,43	0,18	4,8	0,56	0	Korn, entspelzt
39	390	155	3	0	0,2	0,16	0,08	5,5	0,33	0	Mehl, Vollkorn
11	100	50	0,8	0	0,3	0,12	0,04	2,4	0,11	0	Getreide, Sprossen, frisch, im Durchschnitt
22	411	130	4,2	0	0,3	0,3	0,1	1,5	0,3	0	Grünkern (Dinkel), Korn
24	384	114	3	0	1,4	0,42	0,1	1,5	0,3	0	Mehl
57	470	140	5,1	0	1,2	0,55	0,15	1	0,16	0	Hafer, Flocken (Vollkorn)
51	441	131	4	0	1,2	0,55	0,15	1	0,94	0	Haferflocken (Instant)
100	811	280	7,8	0	2	0,85	0,13	+	0,15	0	Kleieflocken
80	342	129	5,8	0	0,8	0,67	0,17	2,4	0,96	+	Korn, entspelzt
10	275	123	6,9	0	0,4	0,43	0,11	1,8	0,52	0	Hirse, Korn, entspelzt
4	73	20	1	120	0,7	0,15	0,05	0,5	0,15	0	Mais, Grieß
8	213	91	1,5	185	2	0,36	0,2	1,5	0,4	0	Korn
11	281	81	1,7	80	2,9	0,3	0,12	1,2	0,22	0	Popcorn
18	281	47	2,3	50	1,5	0,44	0,13	2	0,06	0	Vollmehl
80	328	276	8	3	1,4	0,17	0,11	0,5	0,44	0	Quinoa, Reismelde
16	282	119	3,2	0	0,7	0,41	0,09	5,2	0,28	0	Reis, Korn, Naturreis, entspelzt
7	90	23	0,4	0	1	0,06	0,03	1,4	0,2	0	Mehl
10	28	10	0,9	0	0,1	0,11	0,01	1	0,2	0	poliert, parboiled, gekocht
24	94	28	2,9	0	0,3	0,44	0,03	3,5	0,4	0	poliert, parboiled, roh
6	114	32	0,8	0	0,2	0,06	0,03	1,3	0,15	0	poliert, roh
25	325	120	2	0	1	0,4	0,09	1,3	0,65	0	Wildreis
40	1000	110	9	340	12,6	1	0,84	2,3	1,8	0	Roggen, Keime, getrocknet
37	336	91	2,8	2	2	0,35	0,17	1,8	0,23	0	Korn
28	196	50	2,1	41	0,9	0,22	0,11	1,1	0,35	0	Mehl, Type 1150
22	126	26	2,1	0	0,5	0,18	0,09	0,6	0,11	0	Mehl, Type 815
25	200	46	1,9	0	1,3	0,19	0,11	0,8	0,2	0	Mehl, Type 997
30	350	120	4	2	1,8	0,35	0,2	1,8	0,3	0	Roggenflocken
*	*	*	*	*	*	*	*	*	*	0	Speisekleie
32	354	93	3,7	1	1,6	0,3	0,14	1,9	0,3	0	Vollkornmehl/Backschrot, Type 1800

GETREIDE, -PRODUKTE

Lebensmittel (je 100 g verzehrbarer Anteil)	ENERGIE		HAUPTNÄHRSTOFFE							MINERALSTOFFE	
			Eiweiß (Protein)	Fett Gesamt	Fett MUF	Kohlenhydrate verwert-bar	nicht ver-wertbar (Ballast-stoffe)	Wasser	Choles-terin	Natrium	Kalium
	kcal	kJ	g	g	g	g	g	g	mg	mg	mg
Weizen, Grieß	328	1373	10,8	1	0,4	69	7,1	13,1	(0)	1	112
Keime, getrocknet	312	1304	26,6	9,2	4	30,6	17,7	11,7	(0)	5	993
Korn	297	1241	10,6	1,8	0,8	59,5	13,3	12,8	(0)	8	381
Mehl, Type 1050	331	1383	11,6	1,8	0,7	67	5,2	13,7	(0)	2	203
Mehl, Type 405	335	1403	10,6	1	0,4	71	4	14,1	(0)	2	108
Mehl, Type 550	337	1409	10,9	1,1	0,4	70,8	4,1	13,7	(0)	2	146
Vollkornmehl/Backschrot, Type 1700	302	1262	12,1	2	0,8	59,7	11,7	12,6	(0)	2	378
Weizenkleie	172	721	14,9	4,7	2,3	17,7	45,1	11,5	(0)	2	1352
Stärkemehle											
Kartoffel-Stärke	336	1405	0,6	0,1	+	83,1	+	15,5	(0)	7	15
Mais-Stärke	346	1448	0,4	0,1	+	85,9	+	12,6	(0)	3	7
Pudding-Pulver	377	1600	0,6	0,7	0,4	92	0,5	5	(0)	320	60
Reis-Stärke	343	1436	0,8	0	+	85	+	13,8	(0)	61	8
Weizen-Stärke	347	1451	0,4	0,1	+	86,1	+	12,3	(0)	2	16
Backmehle und -teige											
1. BACKMISCHUNGEN, nach Anweisung verzehrfertig zubereitet											
Biskuit, leicht	320	1339	7	4	0,4	64	1,8	25	27	11	64
Gewürzkuchen	390	1640	5	15	1,5	58	1,4	22	74	99	133
Hefeteig	303	1268	8	7	0,7	52	2,3	33	58	323	119
Marmorkuchen	381	1593	5,2	15,9	1,6	52	1,6	27	141	141	105
Nusskuchen	417	1745	7,5	23,8	2,3	43,2	2,1	22,6	122,4	157	185
Rührteig	430	1805	7	19	1,9	58	1,7	16	117,1	201	120
Sachertorte	365	1535	6,6	17,5	2	42,4	1,5	32,4	161,7	44	263
Zitronenkuchen	360	1510	5	12	1,2	58	*	25	*	*	*
2. BACKTEIGE UND DAUERBACKWAREN tiefgefroren, backfertig											
Apfelstrudel	230	970	3	12	1,2	28	2,1	57	29,2	192	127
Apfeltaschen	268	1121	4	8	0,8	45	*	47	*	1	*
Blätterteig	375	1575	5	25	2,5	33	1,5	37	92	451	48
Hefeteig	270	1135	7	6	0,6	47	2,4	40	23	333	118
Käsekuchen	230	965	9	8	0,8	30	*	53	*	*	*
Mohnkuchen	355	1490	9	17	1,7	42	3,5	32	175	30	162
Pizzateig	258	1078	7,1	6,4	0,6	43	2,8	43,5	4	191	122

GETREIDE, -PRODUKTE

Calcium	Phos-phor	Magne-sium	Eisen	VITAMINE A (Ret.-Ä.)	E (Toc.-Ä.)	B1 (Thiamin)	B2 (Ribo-flavin)	Niacin	B6 (Pyri-doxin)	C (Asc.-Säure)	Lebensmittel (je 100 g verzehrbarer Anteil)
mg	mg	mg	mg	µg	mg	mg	mg	mg	mg	mg	
17	87	30	1	+	0,8	0,12	0,04	1,3	0,09	0	Weizen, Grieß
49	1100	285	8,5	10	24,7	2	0,72	4,5	0,49	0	Keime, getrocknet
33	341	97	3,3	3	1,4	0,46	0,11	5,1	0,27	0	Korn
24	208	53	2,2	+	1,4	0,43	0,07	1,4	0,24	0	Mehl, Type 1050
15	74	20	1,5	+	0,3	0,06	0,03	0,7	0,18	0	Mehl, Type 405
16	108	10	1,1	+	0,3	0,11	0,08	0,5	0,1	0	Mehl, Type 550
28	350	130	4,7	+	2,1	0,47	0,17	4,8	0,46	0	Vollkornmehl/Backschrot, Type 1700
67	1143	490	16	+	2,7	0,65	0,51	17,7	0,73	0	Weizenkleie
											Stärkemehle
35	7	6	1,8	0	(0)	+	+	0,1	0,01	0	Kartoffel-Stärke
0	30	2	0,5	0	(0)	+	0,01	+	+	0	Mais-Stärke
15	30	7	1,4	0	(0)	0	0	0	0	0	Pudding-Pulver
20	10	20	+	0	(0)	0	0	+	0	0	Reis-Stärke
0	20	+	0	0	(0)	0	0	+	0	0	Weizen-Stärke
											Backmehle und -teige
											1. BACKMISCHUNGEN, nach Anweisung verzehrfertig zubereitet
14	49	10	1	14	0,2	0,03	0,04	0,3	0,08	2,9	Biskuit, leicht
61	132	22	1,2	135	2,5	0,04	0,11	0,3	0,07	+	Gewürzkuchen
41	93	17	1,1	95	0,5	0,08	0,14	0,8	0,13	+	Hefeteig
39	163	15	1,2	209	1	0,03	0,08	0,3	0,06	+	Marmorkuchen
100	217	34	1,1	62	4,4	0,06	0,12	0,2	0,06	1	Nusskuchen
51	207	12	1,1	159	0,8	0,04	0,08	0,2	0,08	+	Rührteig
33	144	50	2,4	155	1	0,04	0,13	0,3	0,05	+	Sachertorte
*	*	*	*	*	*	*	*	*	*	*	Zitronenkuchen
											2. BACKTEIGE UND DAUERBACKWAREN tiefgefroren, backfertig
19	29	9	0,7	66	1,1	0,04	0,03	0,2	0,04	5	Apfelstrudel
*	*	*	*	*	*	*	*	*	*	*	Apfeltaschen
15	38	10	0,6	251	0,9	0,03	0,02	0,3	0,07	+	Blätterteig
45	82	17	1	62	0,4	0,07	0,12	0,8	0,13	+	Hefeteig
*	*	*	*	*	*	*	*	*	*	*	Käsekuchen
276	224	62	2,3	219	1,4	0,1	0,1	0,2	0,08	+	Mohnkuchen
46	87	18	1,2	36	0,7	0,07	0,11	0,9	0,13	2	Pizzateig

GETREIDE, -PRODUKTE

Lebensmittel (je 100 g verzehrbarer Anteil)	ENERGIE		HAUPTNÄHRSTOFFE					Wasser	Choles-terin	MINERALSTOFFE	
			Eiweiß (Protein)	Fett Gesamt	Fett MUF	Kohlenhydrate verwert-bar	nicht ver-wertbar (Ballast-stoffe)			Natrium	Kalium
	kcal	kJ	g	g	g	g	g	g	mg	mg	mg
Backwaren											
BROTE											
Baguette	260	1086	7,9	0,7	0,4	55,4	3	30	0	418	130
Grahambrot	199	833	7,8	1	0,6	39,7	8,4	41,5	(0)	430	209
Knäckebrot	318	1328	10	1,5	0,3	66	14	6,2	(0)	463	436
Laugenbrezel/-brötchen	226	945	7,1	1,8	0,5	45,3	1,9	42	+	500	100
Mehrkornbrot	216	904	7,6	1,6	0,8	42,8	9	37	+	523	290
Pumpernickel	185	772	7,4	1	0,5	36,5	9,3	45	(0)	370	338
Roggenbrot	219	915	6,7	1	0,5	45,7	6,5	40	(0)	523	244
Roggenmischbrot	212	888	6,9	1,1	0,6	43,7	6,2	41	(0)	537	185
Roggenmischbrot mit Kleie	207	866	6,3	1,5	0,6	42,1	7,4	40,7	(0)	511	223
Roggenschrot- und Vollkornbrot	195	817	7,3	1,2	0,6	38,8	8,1	43	(0)	527	291
Vollkornbrot mit Sonnenblumenkernen	231	965	9	3,9	2,1	39,9	5	40	0	590	250
Weißbrot	236	986	8,2	1,2	0,7	48	3	39	(0)	540	130
Weizenbrötchen (Semmeln)	274	1146	8,7	1,9	0,3	55,5	3	29,5	(0)	553	130
Weizenmischbrot	224	937	6,7	1,1	0,7	47,7	4,6	40	(0)	553	177
Weizenschrot- und Vollkornbrot	204	854	7,8	1	0,4	41	8,4	43	(0)	448	220
Weizentoastbrot	262	1175	7,4	4,5	0,6	48	3,6	36	(0)	551	160
FEIN- UND DAUERBACKWAREN											
Apfelkuchen	203	850	2,7	7,5	1,9	31,2	1,9	56	22	80	100
Berliner Pfannkuchen	317	1326	8,7	11,8	0,8	44	1,3	33	125	240	110
Biskuit (Löffel-)	407	1703	8,5	5	0,5	82	+	4	281	49	144
Butterkeks	422	1766	8	10	1	75	3	4	80	387	139
Butterkuchen	366	1531	6,1	16,8	0,9	47,6	1,3	28	44	10	110
Früchtebrot	289	1211	6,7	8,6	3,5	46,3	14	23	21,6	10	740
Gewürzkuchen	335	1403	6,5	12,5	2,7	49,2	1	30	93	130	130
Hefegebäck, einfach	249	1043	8,5	6,6	0,7	39	3	42	26,1	31	139
Kleingebäck	515	2155	6,7	26,7	2,7	62	+	4	62	266	257
Kräcker	450	1883	11	14	1,4	70	+	4	0	977	141
Mandelmakronen	376	1573	5	24	4	35	6	30	1	59	430
Müslikeks	443	1854	8	19	1,9	60	8	5	0	200	349
Nusskuchen	436	1824	6,6	29,1	2,1	36,9	2	24	39	190	200
Obstkuchen	176	736	3,9	3,5	0,4	32,2	2,6	57	26	10	10
Obsttortenboden	349	1460	8	5	0,5	68	3	15	*	*	*
Russisch Brot	388	1624	6,6	1	0,1	88,2	+	3	0	45	296

Calcium	Phosphor	Magnesium	Eisen	VITAMINE A (Ret.-Ä.)	E (Toc.-Ä.)	B1 (Thiamin)	B2 (Riboflavin)	Niacin	B6 (Pyridoxin)	C (Asc.-Säure)	Lebensmittel (je 100 g verzehrbarer Anteil)
mg	mg	mg	mg	µg	mg	mg	mg	mg	mg	mg	
											Backwaren
											BROTE
18	105	19	1,2	4	0,3	0,06	0,05	0,8	0,09	0	Baguette
42	244	42	1,6	1	0,3	0,21	0,11	2,5	0,24	0	Grahambrot
55	301	68	4,7	6	4	0,2	0,18	1,1	0,3	0	Knäckebrot
17	98	18	0,9	11	0,4	0,08	0,09	1,8	0,07	0	Laugenbrezel/-brötchen
27	270	70	2,2	1	1	0,13	0,12	1,5	0,19	0	Mehrkornbrot
55	147	80	2,4	1	1	0,05	0,08	1,2	0,1	0	Pumpernickel
29	118	35	2,5	0	1,1	0,18	0,12	0,9	0,2	0	Roggenbrot
47	136	30	1,3	0	0,7	0,18	0,08	1	0,12	0	Roggenmischbrot
27	295	86	3,2	1	1,1	0,2	0,11	2,1	0,18	0	Roggenmischbrot mit Kleie
37	198	54	2	80	1,2	0,18	0,15	0,6	0,3	0	Roggenschrot- und Vollkornbrot
35	298	106	2,8	1	0,7	0,21	0,1	4,9	0,25	0	Vollkornbrot mit Sonnenblumenkernen
58	90	24	0,7	4	0,6	0,09	0,06	1	0,02	0	Weißbrot
27	102	30	1,2	4	0,4	0,1	0,03	1	0,04	0	Weizenbrötchen (Semmeln)
36	127	40	1,7	0	0,6	0,14	0,07	1,2	0,09	0	Weizenmischbrot
31	196	60	2	1	0,8	0,23	0,15	3,3	0,08	0	Weizenschrot- und Vollkornbrot
58	90	24	1	20	0,7	0,08	0,05	1	0,11	0	Weizentoastbrot
											FEIN- UND DAUERBACKWAREN
55	66	9	0,6	50	1,6	0,03	0,04	0,7	0,04	5	Apfelkuchen
37	109	17	1,3	80	0,6	0,06	0,12	2,3	0,1	+	Berliner Pfannkuchen
31	184	9	1,3	87	1,5	0,04	0,14	0,2	0,06	0	Biskuit (Löffel-)
47	109	23	1,8	135	0,8	0,04	0,09	0,5	0,08	+	Butterkeks
41	80	18	0,9	80	1	0,05	0,09	1,7	0,07	+	Butterkuchen
98	220	96	3,3	70	3,5	0,11	0,1	2,9	0,2	35	Früchtebrot
102	133	19	1,1	90	1,8	0,04	0,11	1,6	0,06	+	Gewürzkuchen
35	71	17	0,9	49	0,5	0,04	0,08	0,6	0,07	1	Hefegebäck, einfach
136	245	43	1,6	173	0,8	0,14	0,19	0,6	0,18	1	Kleingebäck
64	458	15	1,6	16	0,8	0,09	0,07	0,5	0,08	+	Kräcker
115	209	94	1,9	4	12	0,08	0,39	1,3	0,03	+	Mandelmakronen
66	380	136	3,7	2	13,3	0,24	0,14	3,7	0,26	1	Müslikeks
254	252	47	1,4	110	6,9	0,12	0,09	1,9	0,17	+	Nusskuchen
22	51	11	0,8	30	0,5	0,04	0,07	1,2	0,06	7	Obstkuchen
*	*	*	*	*	*	*	*	*	*	*	Obsttortenboden
73	48	33	2,1	1	0,1	0,03	0,14	0,3	0,05	1	Russisch Brot

GETREIDE, -PRODUKTE

Lebensmittel (je 100 g verzehrbarer Anteil)	ENERGIE		HAUPTNÄHRSTOFFE							MINERALSTOFFE	
	kcal	kJ	Eiweiß (Protein) g	Fett Gesamt g	Fett MUF g	Kohlenhydrate verwertbar g	nicht verwertbar (Ballaststoffe) g	Wasser g	Cholesterin mg	Natrium mg	Kalium mg
Sahnetorte	365	1527	5	25	3	30	*	40	32,5	71	99
Salzstangen	347	1553	9,7	0,5	0,2	76	+	9	0	1790	124
Tortenboden	346	1448	6,5	5,2	*	68,3	1,4	17,8	*	*	*
Vollkorn-Fladenbrot	367	1536	10	3	0,3	75	6	5	0	535	190
Vollkornkeks	440	1841	10	20	0,2	55	10	4	0	333	317
Vollkornzwieback	364	1523	17	8	0,8	56	10	8	0	226	704
Waffelmischung	472	1975	5	20	0,9	68	0,8	4	131,3	62	57
Weihnachtsstollen	346	1449	5,8	13	1,7	51,5	4,1	25	61,7	17	226
Zwieback	368	1541	10	4	0,4	73,1	3,5	8,5	0	265	160
Frühstücksflocken (siehe auch Seite 63)											
Cornflakes, angereichert	372	1580	7,7	0,9	+	84	3	6	(0)	700	120
Früchte-Müsli, ohne Zucker	363	1518	10,7	8,8	2,7	60,2	7,7	12	(0)	55	580
Kleieflocken, gezuckert	243	1017	12	3	0,2	42	33	3	(0)	8	1000
Müsli-Mischung, Trockenprodukt	394	1648	9	10	+	67	5,5	10	(0)	15	420
Schoko-Müsli	399	1668	10	11,5	4,2	63,8	7	5	(0)	155	350
Teigwaren											
Eier-Teigwaren (Nudeln), roh	354	1480	12,3	2,8	0,9	69,9	3,4	10,7	86	17	219
Nudeln, eifrei, roh	362	1513	12,5	1,2	0,8	75,2	3,4	10	(0)	16	160
Tortellini, verzehrfertig	149	628	6,3	3,5	0,4	23	1,7	64,5	60	400	75
Vollkornnudeln, roh	343	1435	15	3	0,3	64	8	10	(0)	32	165
Verschiedenes											
Bäckerhefe	78	325	16,7	1,2	+	0	6,9	73	0	34	640
Backpulver	100	427	0,1	0	0	25	0	6	0	11800	50
Bierhefe, getrocknet	229	958	48	4,2	0,1	0	9,5	6	6,2	77	1410
Gelatine	338	1412	84,2	0,1	+	0	0	14	(0)	32	22
Paniermehl	349	1460	13	1	0,1	72	5,3	6,8	0	400	130
Vollkorn	322	1366	13	2	*	63	*	*	*	*	*
Senf	102	425	5,9	6,3	+	5,3	1	78	0	1307	130

Calcium	Phosphor	Magnesium	Eisen	VITAMINE A (Ret.-Ä.)	E (Toc.-Ä.)	B1 (Thiamin)	B2 (Riboflavin)	Niacin	B6 (Pyridoxin)	C (Asc.-Säure)	Lebensmittel (je 100 g verzehrbarer Anteil)
mg	mg	mg	mg	µg	mg	mg	mg	mg	mg	mg	
55	122	13	0,7	110	*	0,03	0,12	0,2	0,06	1	Sahnetorte
147	130	0	0,7	0	0,4	0,01	0,04	0,7	0	0	Salzstangen
*	*	*	*	*	*	*	*	*	*	*	Tortenboden
19	178	70	1,6	102	1,2	0,21	0,06	1,3	0,15	+	Vollkorn-Fladenbrot
40	368	86	4,3	8	15,5	0,64	0,82	7	0,25	+	Vollkornkeks
73	470	178	6,2	1	4,8	0,57	0,63	6,7	0,32	0	Vollkornzwieback
25	85	7	0,8	118	1,6	0,03	0,08	0,2	0,05	+	Waffelmischung
58	105	29	2	142	2,2	0,09	0,16	1	0,12	1	Weihnachtsstollen
40	132	16	1,5	0	0,2	0,13	0,07	1,5	0,08	0	Zwieback

Frühstücksflocken
(siehe auch Seite 63)

Calcium	Phosphor	Magnesium	Eisen	A	E	B1	B2	Niacin	B6	C	Lebensmittel
13	59	14	7,9	28	0,18	1,2	1,3	15	1,7	15	Cornflakes, angereichert
70	325	120	3,6	38	1,2	0,53	0,12	0,1	0,22	+	Früchte-Müsli, ohne Zucker
70	1000	145	7,3	0	12	1,4	1,6	17	6	75	Kleieflocken, gezuckert
75	140	65	3	27	3,4	0,25	0,15	2,3	0,17	+	Müsli-Mischung, Trockenprodukt
66	340	130	4,3	26	1,5	0,35	0,17	0,2	0,12	+	Schoko-Müsli

Teigwaren

Calcium	Phosphor	Magnesium	Eisen	A	E	B1	B2	Niacin	B6	C	Lebensmittel
23	153	42	3	60	0,2	0,17	0,07	2	0,06	0	Eier-Teigwaren (Nudeln), roh
22	165	*	1,5	0	0,3	0,09	0,06	2	0,17	0	Nudeln, eifrei, roh
18	70	10	1,5	50	0,3	0,05	0,1	1,9	0,08	4	Tortellini, verzehrfertig
25	172	53	3,8	0	0,3	0,31	0,13	3,1	0,2	0	Vollkornnudeln, roh

Verschiedenes

Calcium	Phosphor	Magnesium	Eisen	A	E	B1	B2	Niacin	B6	C	Lebensmittel
23	479	28	3,5	+	0,1	1,4	2,3	17,4	0,68	+	Bäckerhefe
1100	8430	9	0	0	0	0	0	0	0	0	Backpulver
50	1900	230	17,5	+	0,1	12	4	40	4,4	+	Bierhefe, getrocknet
11	0	11	0	0	0	0	0	0	5,8	0	Gelatine
50	100	23	1,2	0	0,4	0,2	0,05	0,8	0,11	0	Paniermehl
*	*	*	*	*	*	*	*	*	*	*	Vollkorn
124	134	48	1,8	5	0	0	0,2	4,9	0,07	0	Senf

OBST, -PRODUKTE

Lebensmittel (je 100 g verzehrbarer Anteil)	ENERGIE		HAUPTNÄHRSTOFFE							MINERALSTOFFE	
	kcal	kJ	Eiweiß (Protein) g	Fett Gesamt g	Fett MUF g	Kohlenhydrate verwertbar g	nicht verwertbar (Ballaststoffe) g	Wasser g	Cholesterin mg	Natrium mg	Kalium mg
Obst und Obstprodukte											
Acerola	16	66	0,2	0,2	0,1	2,6	2	89	0	3	83
Konzentrat	261	1093	5,6	2,7	1,1	57	0	1,5	0	210	2330
Saft	22	92	0,3	0,3	0,1	4,5	0	94,3	0	3	72
Ananas	56	232	0,5	0,2	0,1	12,4	1	84,7	0	2	172
in Dosen	66	277	0,4	0,2	+	15,2	1	82	0	1	123
Saft	53	220	0,4	0,1	0,1	12	+	85,6	0	1	149
Apfel	54	225	0,3	0,6	0,3	11,4	2	84,4	0	3	122
Gelee	258	1080	0,1	0,1	0,1	64	0,7	35	0	15	49
getrocknet (geschwefelt)	255	1067	1,4	1,6	1	57	10,1	24,5	0	10	622
Mus	79	328	0,2	0,4	0,2	19,2	2	84,3	0	2	114
Saft	57	208	0,1	+	+	11,7	+	88	0	2	109
Apfelsine (Orange)	42	177	1	0,2	0,1	8,3	1,6	85,9	0	1	165
Konfitüre	259	1085	0,4	0	+	63,6	0,5	38,7	0	11	53
Saft, frisch gepresst	46	192	0,7	0,2	0,1	9,4	0,2	88,2	0	1	143
Saft, ungesüßte Handelsware	44	185	0,7	0,2	0,1	0,9	*	87,6	0	1	142
Saft-Konzentrat	212	885	2,4	1,5	0,4	47,1	0	36,8	0	43	674
Aprikosen (Marillen)	43	180	0,9	0,1	0	8,5	1,5	86,3	0	2	280
getrocknet	240	1003	5	0,5	0,1	47,9	17,3	17	0	11	1370
in Dosen	71	298	0,6	0,1	+	17	2	80,5	0	13	171
Konfitüre	248	1037	0,3	0,1	+	60,6	0,6	36,9	0	5	75
Nektar, ca. 40 % Fruchtanteil	60	250	0,3	0,1	+	14,4	0	84,6	0	+	151
Avocado	221	923	1,9	23,5	1,8	0,4	6,3	66	0	3	487
Banane	88	369	1,2	0,2	0,1	20	1,8	73,9	0	1	382
getrocknet	326	1362	4,4	0,8	0,2	75,2	12	7,6	0	4	1477
Birne	55	231	0,5	0,3	0,1	12,4	3,3	84,3	0	2	128
getrocknet	213	890	3,1	1,8	0,6	46	13,5	33	0	7	573
in Dosen	67	281	0,3	0,2	+	16	2	80,4	0	4	65
Nektar, ca. 40 % Fruchtanteil	55	228	0,3	0,2	+	12,9	0,5	86,2	0	1	39
Brombeeren	44	183	1,2	1	0,6	6,2	3,2	84,6	0	2	180
Konfitüre	259	1084	0,5	0,4	0,2	63,1	1,2	34	0	6	42
Saft	38	158	0,3	0,6	0,5	7,8	0	90,9	0	1	170
Cherimoya (Anone)	63	264	1,5	0,3	0,1	13,6	1	74	0	8	250
Dattel, getrocknet	277	1160	2	0,5	0,2	65,2	9	22,3	0	35	649
Ebereschenfrucht	85	356	1,5	2	1,2	18	2,4	71,7	0	+	234

Calcium	Phosphor	Magnesium	Eisen	A (Ret.-Ä.)	E (Toc.-Ä.)	B1 (Thiamin)	B2 (Riboflavin)	Niacin	B6 (Pyridoxin)	C (Asc.-Säure)	Lebensmittel (je 100 g verzehrbarer Anteil)
mg	mg	mg	mg	µg	mg	mg	mg	mg	mg	mg	
											Obst und Obstprodukte
12	17	12	0,2	28	0,3	0,02	0,06	0,4	0,1	1700	Acerola
1	212	+	+	407	4,2	0,5	0,7	5,7	0,12	17000	Konzentrat
10	9	12	0,5	28	0,3	0,02	0,06	0,4	0,01	1000	Saft
16	9	17	0,4	10	0,1	0,08	0,03	0,2	0,08	20	Ananas
16	6	17	0,2	3	0,1	0,08	0,02	0,2	0,07	7	in Dosen
12	9	12	0,7	8	0,1	0,05	0,02	0,2	0,1	9	Saft
7	12	6	0,5	6	0,5	0,04	0,03	0,3	0,1	12	Apfel
10	3	2	0,4	2	0,1	+	+	+	0,1	+	Gelee
31	51	32	1,2	32	1,8	0,1	0,11	0,8	0,16	11	getrocknet (geschwefelt)
4	6	10	0,4	6	0,5	0,01	0,02	0,1	0,06	2	Mus
7	8	4	0,3	7	0,5	0,02	0,03	0,3	0,1	1	Saft
42	22	14	0,4	13	0,3	0,09	0,04	0,4	0,1	50	Apfelsine (Orange)
32	5	5	0,3	3	+	0,01	0,01	+	0,01	4	Konfitüre
11	16	12	0,2	12	0,2	0,07	0,02	0,4	0,05	52	Saft, frisch gepresst
13	17	12	0,3	1	0,7	0,06	0,01	0,3	0,13	42	Saft, ungesüßte Handelsware
34	86	83	1,3	101	1,5	0,4	0,1	1,7	0,3	237	Saft-Konzentrat
17	22	9	0,6	280	0,5	0,04	0,05	0,7	0,07	10	Aprikosen (Marillen)
82	111	50	4,4	5800	2,7	0,01	0,11	3,3	0,17	12	getrocknet
11	15	9	0,7	131	0,3	0,02	0,02	0,5	0,05	4	in Dosen
8	11	4	0,4	55	0,1	0,01	0,02	0,1	0,01	11	Konfitüre
9	12	5	0,2	105	0,2	0,01	0,01	0,2	0,02	3	Nektar, ca. 40 % Fruchtanteil
10	38	29	0,6	12	1,3	0,08	0,15	1,1	0,5	13	Avocado
8	27	31	0,3	8,5	0,3	0,05	0,06	0,7	0,37	11	Banane
32	104	110	2,8	13	0,7	0,2	0,2	2,8	0,9	7	getrocknet
9	13	8	0,2	2	0,4	0,03	0,04	0,2	0,02	5	Birne
35	48	34	1,3	12	1,5	0,01	0,18	0,6	0,04	7	getrocknet
6	8	4	0,4	2	0,2	0,01	0,02	0,1	0,01	2	in Dosen
3	5	4	0,1	+	0,2	+	0,02	+	0,01	+	Nektar, ca. 40 % Fruchtanteil
44	30	30	0,9	45	0,7	0,03	0,04	0,4	0,05	17	Brombeeren
17	14	11	0,5	9	0,1	+	0,02	+	0,01	+	Konfitüre
12	12	31	0,9	46	0,8	0,02	0,03	0,3	0,04	10	Saft
15	40	25	0,6	1	0,5	0,09	0,11	1	0,1	15	Cherimoya (Anone)
61	60	50	1,9	25	0,2	0,04	0,09	2	0,13	2	Dattel, getrocknet
42	33	17	2	408	0,5	0,03	0,06	0,2	0,05	98	Ebereschenfrucht

OBST, -PRODUKTE

Lebensmittel (je 100 g verzehrbarer Anteil)	ENERGIE		HAUPTNÄHRSTOFFE							MINERALSTOFFE	
			Eiweiß (Protein)	Fett Gesamt	Fett MUF	Kohlenhydrate verwertbar	nicht verwertbar (Ballaststoffe)	Wasser	Cholesterin	Natrium	Kalium
	kcal	kJ	g	g	g	g	g	g	mg	mg	mg
Erdbeeren	32	134	0,8	0,4	0,2	5,5	1,6	89,9	0	2	147
in Dosen	77	320	0,6	0,2	0,1	18,1	1	78,2	0	8	96
Konfitüre	256	1072	0,3	0,2	0,1	62,6	0,5	35	0	5	62
tiefgefroren	33	137	0,8	0,4	0,2	6,5	2	89,7	0	2	156
Feige	61	256	1,3	0,5	0,2	12,9	2	81	0	2	248
getrocknet	247	1032	3,9	1,3	1	54	12,9	24	0	37	850
kandiert	296	1238	3,5	0,2	0,1	70	6	27	0	68	145
Granatapfel	74	311	0,7	0,6	0,2	16,7	2,2	79	0	2	238
Grapefruit (Pampelmuse)	38	158	0,6	0,2	0,1	7,4	1,6	88,9	0	2	148
Saft	36	152	0,6	0,1	+	7,2	0,1	89,8	0	1	142
Saft, gesüßt	58	241	0,5	0,1	+	13,7	*	85,3	0	+	149
Saft, ungesüßte Handelsware	47	197	0,5	0,1	+	10,1	*	89,2	0	1	149
Guave	34	142	0,9	0,5	0,2	5,8	5,2	83,5	0	4	290
in Dosen, mit Sirup	65	273	0,6	0,3	0,1	15,7	4	77,6	0	7	120
Hagebutten	94	393	3,6	0,6	0,4	16,2	23,7	50	0	124	291
Fleisch und Schale	89	373	2	0,7	0,2	18,7	4	75,8	0	55	228
Konfitüre	252	1056	0,5	0,2	0,1	62,3	2	34,5	0	5	165
Heidelbeeren (Blaubeeren)	37	154	0,7	0,6	0,4	6,1	4,9	84,2	0	1	78
in Dosen, gesüßt, Gesamtinhalt	73	307	0,9	0,5	0,3	16	3	76,8	0	4	59
in Dosen, ungesüßt, Gesamtinhalt	24	98	0,4	0,4	0,3	3,9	2,2	90	0	1	27
Konfitüre	257	1077	0,3	+	+	63,6	2	36	0	0	64
Kulturheidelbeeren	83	349	0,7	0,5	*	19	5	73,8	0	*	80
tiefgefroren, ungesüßt	83	349	0,7	0,5	0,4	19	5	73,8	0	1	70
Himbeeren	33	140	1,3	0,3	0,2	4,8	4,7	84,5	0	1	200
Gelee	242	1011	+	+	+	59,9	+	38	0	*	72
in Dosen, gesüßt	70	249	0,7	0,3	0,2	16	4	80	0	7	92
in Dosen, ungesüßt	26	108	0,7	0,1	+	5,5	4,5	88,3	0	1	114
Konfitüre	251	1051	0,5	0,3	0,1	60,9	1,2	34	0	7	56
Saft, frisch gepresst	28	118	0,3	0	+	5,5	0	91	0	3	153
Sirup	263	1101	+	0	+	65,8	(0)	31,3	0	2	90
Holunderbeeren, schwarz	54	228	2,6	1,7	0,3	6,5	6,5	82,1	0	1	303
Saft	38	160	2	0,4	0,3	6,8	0	86,5	0	1	288
Honigmelone, Fruchtfleisch	54	228	0,9	0,1	0	12,4	0,7	85,4	0	20	330
Johannisbeeren (Ribisel), rot	33	136	1,1	0,2	0,1	4,8	3,5	84,7	0	1	257
schwarz	39	164	1,3	0,2	0,1	6,1	6,8	81,3	0	1	310

Calcium	Phos-phor	Magne-sium	Eisen	VITAMINE A (Ret.-Ä.)	E (Toc.-Ä.)	B1 (Thiamin)	B2 (Ribo-flavin)	Niacin	B6 (Pyri-doxin)	C (Asc.-Säure)	Lebensmittel (je 100 g verzehrbarer Anteil)
mg	mg	mg	mg	µg	mg	mg	mg	mg	mg	mg	
24	26	15	1	3	0,1	0,03	0,06	0,6	0,06	62	Erdbeeren
7	25	22	1,9	3	+	0,01	0,03	0,3	0,03	30	in Dosen
9	10	6	0,5	2	+	0,01	0,01	0,3	0,01	9	Konfitüre
24	25	15	1	13	0,2	0,03	0,06	0,6	0,06	60	tiefgefroren
54	32	20	0,6	8	0,5	0,05	0,05	0,4	0,1	3	Feige
190	108	70	3,2	8	2	0,11	0,1	1	0,12	2	getrocknet
26	16	10	0,7	3	0,2	0,03	+	0,1	0,04	1	kandiert
8	17	3	0,5	7	0,2	0,05	0,02	0,3	0,11	7	Granatapfel
24	16	10	0,2	1,9	0,3	0,05	0,03	0,2	0,03	44	Grapefruit (Pampelmuse)
10	13	9	0,2	1	0,3	0,04	0,02	0,2	0,01	40	Saft
8	13	7	0,4	*	*	0,03	0,02	0,2	0,01	35	Saft, gesüßt
8	13	8	0,5	*	*	0,03	0,02	0,2	0,01	35	Saft, ungesüßte Handelsware
17	31	13	0,7	119	0,4	0,03	0,04	1,1	0,14	273	Guave
8	11	6	0,4	20	0,2	0,04	0,03	0,9	0,06	180	in Dosen, mit Sirup
257	258	104	0,5	800	4,2	0,06	0,07	0,5	0,05	1250	Hagebutten
98	101	42	0,2	260	0,3	0,04	0,04	0,3	0,03	1500	Fleisch und Schale
71	57	24	0,3	74	0,1	0,01	0,01	0,1	0,01	51	Konfitüre
10	13	2	0,9	5,7	2,7	0,02	0,02	0,4	0,06	22	Heidelbeeren (Blaubeeren)
12	16	4	2,6	2	1,7	0,01	0,02	0,4	0,02	8	in Dosen, gesüßt, Gesamtinhalt
11	6	1	0,3	2	0,9	0,01	0,01	0,2	0,02	12	in Dosen, ungesüßt, Gesamtinhalt
5	14	1	0,5	1	0,4	+	+	+	0,01	1	Konfitüre
15	13	6	1	10	*	0,03	0,06	0,5	*	14	Kulturheidelbeeren
10	11	2	0,8	10	1,9	0,03	0,06	0,5	0,06	7	tiefgefroren, ungesüßt
40	44	30	1	4	0,9	0,03	0,07	0,3	0,08	25	Himbeeren
*	5	*	*	*	*	*	*	*	*	*	Gelee
18	13	13	1,8	3	0,8	0,01	0,06	0,3	0,04	5	in Dosen, gesüßt
15	15	11	0,6	4	0,4	0,01	0,04	0,5	0,02	9	in Dosen, ungesüßt
15	16	11	0,6	1	0,2	+	+	+	0,01	3	Konfitüre
18	13	16	2,6	10	1	0,03	0,04	0,3	0,06	25	Saft, frisch gepresst
16	15	7	2	24	7,5	0,06	+	0,2	0,03	16	Sirup
37	57	30	1,6	60	1	0,07	0,07	1,5	0,25	18	Holunderbeeren, schwarz
5	45	31	1,6	61	1	0,03	0,06	0,4	0,09	26	Saft
13	21	10	0,2	783	0,1	0,06	0,02	0,6	0,09	32	Honigmelone, Fruchtfleisch
29	27	13	0,9	4,2	0,7	0,04	0,03	0,2	0,05	36	Johannisbeeren (Ribisel), rot
43	40	17	1,3	14	1,9	0,05	0,05	0,3	0,08	177	schwarz

OBST, -PRODUKTE

OBST, -PRODUKTE		ENERGIE		HAUPTNÄHRSTOFFE					MINERALSTOFFE			
Lebensmittel (je 100 g verzehrbarer Anteil)				Eiweiß (Protein)	Fett Gesamt	Fett MUF	Kohlenhydrate verwert-bar	nicht ver-wertbar (Ballast-stoffe)	Wasser	Choles-terin	Natrium	Kalium
		kcal	kJ	g	g	g	g	g	g	mg	mg	mg
weiß	30	127	0,9	+	+	6,7	3	84,2	0	2	268
rot, Konfitüre	257	1073	0,5	0,2	0,1	62,2	2,1	35	0	14	83
rot, Nektar	61	224	0,4	+	+	12,4	0	85,6	0	+	110
schwarz, Nektar	64	236	0,4	+	+	13	0	85,3	0	5	98
Kaki	70	293	0,6	0,3	0,1	16	2,5	81	0	4	170
Kaktusfeige	38	160	0,8	0,7	0,2	7,1	5	85	0	4	90
Kirschen, süß[a]	63	262	0,9	0,3	0,1	13,3	1,3	81,6	0	3	229
sauer (Weichsel)	53	222	0,9	0,5	0,2	9,9	1	84,3	0	2	114
im Glas	83	347	0,7	0,2	+	19,6	1,5	80,2	0	2	131
Konfitüre	250	1046	0,5	0,1	+	60,8	0,5	36,6	0	11	90
Saft	41	175	0,1	0	0	10,2	0,2	89	0	1	100
Kiwi	50	209	0,9	0,6	0,2	9,1	2,1	83,5	0	4	314
Korinthen, schwarz und rot, getrocknet	259	1084	1,7	0,6	0,2	63,1	7	22	0	20	710
Kumquat	64	266	0,6	0,3	+	14,6	3,7	83,9	0	111	198
Limone	39	164	0,5	2,4	+	1,9	1	91	0	2	82
Litchi	75	315	0,9	0,3	+	17	1,6	80	0	3	182
Loganbeeren, ganze Frucht	64	269	1,1	+	+	15	1,1	81,5	0	3	260
in Dosen	107	449	0,6	0	0	26,2	3	66,3	0	1	97
Mandarine	46	192	0,6	0,3	+	10,2	2	86,7	0	2	150
in Dosen	60	257	0,5	0,1	0	14,4	0,3	84	0	6	50
Saft	46	193	0,9	0,3	+	9,6	0,2	89,1	0	1	158
Saft, ungesüßte Handelsware	44	185	0,5	0,2	+	10,1	*	88,8	0	1	158
Mango	57	240	0,6	0,5	0,1	12,5	1,7	83	0	5	170
in Dosen	82	345	0,3	0,2	+	20,3	1	74,8	0	3	100
Maulbeeren, ganze Frucht	38	157	1,3	0	0	8,1	2	85	0	2	260
Melone, grün[b]	25	105	1	+	+	5,3	1	93,6	0	14	320
Mirabellen[a]	67	282	0,7	0,2	+	15	0,9	82,4	0	+	230
Mispel, Fruchtfleisch	44	186	0,5	0,2	0,1	10,6	2,1	87,5	0	6	250
Moosbeeren	35	147	0,4	0,7	0,4	3,9	3,9	87,4	0	2	90
Nektarine, ohne Stein	53	223	0,9	0,1	+	12,4	2	80,2	0	9	270
Olive, grün, mariniert	138	577	1,4	13,9	1,3	1,8	2,4	75	0	2100	49
schwarz, griechische Art	351	1467	2,2	35,8	*	4,9	*	43,8	0	3288	*
schwarz, mariniert	135	555	1,1	13,8	1,3	1,5	1,4	75	0	2000	40
Papaya	32	134	0,5	0,1	0	7,1	1,9	88	0	3	191
Passionsfrucht, ohne Schale	63	263	2,4	0,4	0,2	9,5	1,5	76	0	28	267

a = mindestens 85 % der Ware ist verzehrbar   b = ohne Schale und Kern

Calcium	Phosphor	Magnesium	Eisen	VITAMINE A (Ret.-Ä.)	E (Toc.-Ä.)	B1 (Thiamin)	B2 (Riboflavin)	Niacin	B6 (Pyridoxin)	C (Asc.-Säure)	Lebensmittel (je 100 g verzehrbarer Anteil)
mg	mg	mg	mg	µg	mg	mg	mg	mg	mg	mg	
30	23	9	1	0	0,1	0,08	0,02	0,2	0,05	35	weiß
12	20	5	0,5	2	0,1	0,01	0,01	+	0,01	16	rot, Konfitüre
7	7	4	0,3	4	0,2	+	+	+	+	6	rot, Nektar
15	10	4	0,3	4	0,4	+	+	0,03	0,01	30	schwarz, Nektar
8	25	8	0,3	266	0,8	0,02	0,02	0,3	0,05	16	Kaki
28	28	85	0,3	9	0,5	0,01	0,03	0,4	0,11	25	Kaktusfeige
17	20	11	0,4	6	0,1	0,04	0,04	0,3	0,05	15	Kirschen, süß[a]
8	19	8	0,5	40	0,1	0,05	0,06	0,4	0,05	12	sauer (Weichsel)
12	14	21	0,5	70	*	0,03	0,02	0,2	0,01	4	im Glas
9	9	3	0,4	10	+	0,01	0,01	+	0,01	1	Konfitüre
8	10	4	0,2	0	0,1	0,01	0,01	0,2	0	5	Saft
40	31	24	0,8	7	0,5	0,02	0,05	0,4	0,02	46	Kiwi
95	40	36	1,8	5	0,6	0,03	0,08	0,5	0,11	0	Korinthen, schwarz und rot, getrocknet
16	44	13	0,6	29	0,3	0,09	0,08	0,5	0,03	38	Kumquat
13	11	15	0,2	1,7	0,4	0,03	0,02	0,2	0,05	44	Limone
8	30	10	0,4	0	0,5	0,05	0,05	0,5	0,02	39	Litchi
17	39	25	0,8	13	0,5	0,03	0,14	0,3	0,06	56	Loganbeeren, ganze Frucht
18	23	11	1,4	70	0,3	0,01	0,02	0,3	0,03	35	in Dosen
33	19	11	0,3	147	0,3	0,06	0,03	0,2	0,02	32	Mandarine
20	10	7	0,2	0	0,1	0,05	0,02	0,1	0,01	15	in Dosen
19	15	11	0,2	21	0,3	0,06	0,03	0,2	0,02	32	Saft
18	14	*	0,2	42	*	0,06	0,02	0,1	*	22	Saft, ungesüßte Handelsware
10	13	18	0,4	205	1	0,05	0,04	0,7	0,13	37	Mango
10	10	7	0,4	249	0,6	0,02	0,03	0,2	0,06	10	in Dosen
36	48	15	1,6	2	0,5	0,05	0,04	0,4	0,05	10	Maulbeeren, ganze Frucht
19	30	20	0,8	*	0,1	0,05	0,03	0,5	*	25	Melone, grün[b]
12	33	15	0,5	42	0,5	0,06	0,04	0,6	0,05	7	Mirabellen[a]
30	28	11	0,5	133	+	0,03	0,2	0,02	0,04	2	Mispel, Fruchtfleisch
14	10	7	0,9	3	0,5	0,03	0,02	0,1	0,07	11	Moosbeeren
4	24	13	0,5	73	0,5	0,02	0,05	1	0,03	8	Nektarine, ohne Stein
96	17	19	1,7	47	2	0,03	0,08	0,5	0,02	0	Olive, grün, mariniert
*	29	*	*	*	*	*	*	*	*	*	schwarz, griechische Art
80	20	16	1,6	0	1,9	0,02	0,07	0,1	0,01	0	schwarz, mariniert
28	27	41	0,3	9,2	0,7	0,03	0,04	0,3	0,03	23	Papaya
16	54	39	1,1	108	0,4	0,02	0,1	2,1	0,4	20	Passionsfrucht, ohne Schale

OBST, -PRODUKTE

Lebensmittel (je 100 g verzehrbarer Anteil)	ENERGIE		HAUPTNÄHRSTOFFE					Wasser	Choles-terin	MINERALSTOFFE	
			Eiweiß (Protein)	Fett Gesamt	Fett MUF	Kohlenhydrate verwert-bar	nicht ver-wertbar (Ballast-stoffe) g			Natrium	Kalium
	kcal	kJ	g	g	g	g		g	mg	mg	mg
Pfirsich[a]	42	174	0,8	0,1	0	8,9	1,9	87,5	0	1	194
getrocknet	244	1020	3,1	0,6	0,2	53,9	11,7	23	0	9	1340
in Dosen, Gesamtinhalt	69	289	0,4	0,1	+	16,5	1,1	81,5	0	3	103
Pflaumen (Zwetschgen)[a]	49	203	0,6	0,2	0,1	10,2	1,6	83,2	0	2	177
getrocknet	222	927	2,3	0,6	0,5	47,4	18,8	24	0	8	824
in Dosen, Gesamtinhalt	75	315	0,5	0,1	+	17,2	1,5	80,4	0	12	118
Konfitüre	242	1008	0,3	+	+	59,6	1	31	0	1	82
Mus	202	860	0,9	0,2	0,1	48	2,5	46,3	0	13	137
Preiselbeeren (Kronsbeeren)	35	145	0,3	0,5	0,3	6,2	2,9	89,7	0	2	77
in Dosen, gesüßt	182	763	0,5	0,3	*	44,4	2,1	51,7	0	16	69
in Dosen, ungesüßt	34	143	0,7	0,6	0,2	6,5	2,5	88,1	0	9	72
Quitte	38	159	0,4	0,5	0,2	7,3	5,9	83,5	0	2	183
Konfitüre	236	985	0,2	+	+	58,3	3	34	0	1	75
Reineclaude[a]	56	236	0,8	+	+	12,3	2,3	80,7	0	1	243
Sanddornbeeren	89	371	1,4	7,1	4,4	3,3	2	82,8	0	4	133
Saft	40	167	0,9	5,9	3,6	1,2	0	91,5	0	6	209
Stachelbeeren	37	155	0,8	0,2	0,1	7,1	3	87,3	0	1	203
in Dosen, heavy sirup	90	377	0,5	0,1	+	21,8	2,5	74,6	0	1	98
Sultaninen, getrocknet, ganze Frucht	266	1113	1,8	0,6	0,2	64,7	5,4	26	0	53	860
Wassermelone	37	156	0,6	0,2	0,1	8,3	0,2	90,3	0	1	114
Weintrauben	67	282	0,7	0,3	0,1	15,2	1,5	81,3	0	2	192
getrocknet (Rosinen)	292	1223	2,5	0,6	0,2	68	5,2	15,7	0	21	782
Saft	68	286	0,2	+	+	16,6	0	82,5	0	3	148
Zitrone, geschält	36	149	0,7	0,6	0,3	3,2	0	89,3	0	3	170
Saft	27	111	0,4	0,1	0,1	2,4	0	91	0	1	138
Zucker(Honig) Melone	54	231	0,9	0,1	0	12,4	0,7	86	0	17	309

a = mindestens 85 % der Ware ist verzehrbar

Calcium	Phosphor	Magnesium	Eisen	VITAMINE A (Ret.-Ä.)	E (Toc.-Ä.)	B1 (Thiamin)	B2 (Riboflavin)	Niacin	B6 (Pyridoxin)	C (Asc.-Säure)	Lebensmittel (je 100 g verzehrbarer Anteil)
mg	mg	mg	mg	µg	mg	mg	mg	mg	mg	mg	
8	21	9	0,5	15	1	0,03	0,05	0,9	0,03	10	Pfirsich[a]
46	122	54	6,5	83	5,3	0,01	0,14	3,3	0,15	17	getrocknet
4	13	5	0,3	29	0,5	0,01	0,02	0,6	0,02	4	in Dosen, Gesamtinhalt
8	18	10	0,4	65	0,8	0,07	0,04	0,4	0,05	5	Pflaumen (Zwetschgen)[a]
41	73	27	2,3	23	4,3	0,15	0,12	1,7	0,15	4	getrocknet
10	14	6	1,1	11	0,5	0,03	0,03	0,4	0,02	2	in Dosen, Gesamtinhalt
6	9	4	0,3	12	0,2	0,01	0,01	+	0,01	+	Konfitüre
*	*	*	*	*	*	0,02	0,03	0,1	0,01	1	Mus
14	10	6	0,5	4	1	0,02	0,02	0,1	0,01	12	Preiselbeeren (Kronsbeeren)
11	10	7	2,7	*	*	*	*	*	*	*	in Dosen, gesüßt
13	14	10	1,5	2	0,6	0,01	0,01	+	0,01	4	in Dosen, ungesüßt
10	19	8	0,6	6	0,4	0,03	0,03	0,2	0,04	14	Quitte
4	9	3	0,4	1	0,1	+	+	+	0,01	+	Konfitüre
13	25	10	1,1	30	*	*	*	*	*	6	Reineclaude[a]
42	9	30	0,4	250	3,2	0,03	0,21	0,3	0,11	450	Sanddornbeeren
43	9	31	0,4	252	0,5	0,03	0,18	0,3	0,09	266	Saft
29	30	15	0,6	18	0,6	0,02	0,02	0,3	0,02	34	Stachelbeeren
11	9	9	0,3	19	0,4	0,01	0,01	0,1	0,01	10	in Dosen, heavy sirup
52	95	35	1,8	30	0,7	0,1	0,08	0,5	0,11	0	Sultaninen, getrocknet, ganze Frucht
8	11	9	0,4	38	0,1	0,05	0,05	0,2	0,07	6	Wassermelone
12	20	9	0,5	1	0,7	0,05	0,03	0,3	0,07	4	Weintrauben
80	110	41	2,3	5	0,6	0,1	0,05	0,5	0,11	1	getrocknet (Rosinen)
12	12	9	0,4	4	0,7	0,04	0,02	0,2	0,02	1	Saft
11	16	28	0,6	0,6	0,4	0,05	0,02	0,2	0,06	53	Zitrone, geschält
11	11	10	0,1	2	0,4	0,04	0,01	0,1	0,05	53	Saft
13	23	13	0,2	784	0,14	0,06	0,02	0,6	0,09	32	Zucker(Honig)-Melone

OBST, -PRODUKTE

GEMÜSE, KRÄUTER, PILZE, HÜLSENFRÜCHTE

Lebensmittel (je 100 g verzehrbarer Anteil)	ENERGIE		HAUPTNÄHRSTOFFE					Wasser	Choles-terin	MINERALSTOFFE	
			Eiweiß (Protein)	Fett Gesamt	Fett MUF	Kohlenhydrate verwert-bar	nicht ver-wertbar (Ballast-stoffe)			Natrium	Kalium
	kcal	kJ	g	g	g	g	g	g	mg	mg	mg
Gemüse und Gemüseprodukte											
Artischocke	22	91	2,4	0,1	+	2,6	10,8	82,5	0	47	350
Aubergine (Eierfrucht)	17	72	1,2	0,2	+	2,5	2,8	92,6	0	3	224
Bambussprossen	17	72	2,5	0,3	0,2	1	2,6	91	0	6	470
Bleichsellerie (Stauden-)	15	64	1,2	0,2	+	2,2	2,6	92,9	0	132	344
Blumenkohl (Karfiol)	22	92	2,5	0,3	0,1	2,3	2,9	91,7	0	16	328
gekocht	18	76	2,1	0,2	+	2	2	93	0	11	161
tiefgefroren	22	93	1,8	0,2	+	3,3	1	92	0	13	237
Bohnen (Fisolen), grün	33	137	2,4	0,2	0,1	5,1	1,9	90	0	2	243
getrocknet	290	1215	20,7	1,4	+	47,4	16,9	13,1	0	17	1770
in Dosen	22	92	1,2	0,1	+	3,9	1	92,8	0	249	148
Brennnessel	44	185	7	0,6	+	1,3	3,1	83	0	18	320
Broccoli	26	108	3,3	0,2	+	2,5	3	89,4	0	19	256
gekocht	22	92	2,8	0,2	+	2	2,7	91,2	0	9	324
Chicorée	16	69	1,3	0,2	0,1	2,4	1,3	94,4	0	4	192
Chinakohl	12	52	1,2	0,3	+	1,2	1,9	95,4	0	19	144
Eisbergsalat	13	55	0,7	0,3	+	1,9	0,6	95,6	0	2	160
Endivien	14	59	1,8	0,2	+	1,2	1,2	93,3	0	53	346
Erbsen, grün, Samen	81	338	6,6	0,5	0,3	12,3	4,3	78,5	0	1	340
gekocht, abgetropft, Samen	68	283	5,4	0,5	+	10,4	4,1	81,5	0	2	213
in Dosen, abgetropft, Samen	48	202	3,6	0,4	+	4,8	4	84,2	0	222	150
tiefgefroren, Samen	86	359	7,1	0,5	0,1	12,7	5,4	72,9	0	2	298
Feldsalat (Rapunzel)	14	57	1,8	0,4	+	0,7	1,5	93,4	0	4	420
Fenchel	19	82	1,4	0,3	+	2,8	2	86	0	27	395
Frühlingszwiebel	23	98	2	0,5	+	3	1,5	92,2	0	7	260
Gartenkresse	33	138	4,2	0,7	0,4	2,5	3,5	87,2	0	5	550
Grünkohl (Braunkohl)	37	153	4,3	0,9	0,5	2,5	4,2	86,3	0	44	490
Gurke	12	51	0,6	0,2	0,1	1,8	0,5	96,4	0	8	160
Salz-Dill-Gurken	30	126	1	0,2	+	2,5	0,4	90,7	0	960	83
Ingwer (Wurzel)	61	256	2,5	0,8	+	11	*	81	0	34	910
Kartoffel (Erdapfel)	68	285	2	0,1	0,1	14,8	2,1	77,8	0	3	411
Chips	539	2254	5,5	39,4	+	40,5	4,2	2,3	0	450	1000
gebacken (mit Schale)	82	345	2,5	0,1	+	18	3,1	73	0	4	547
gekocht (mit Schale)	70	292	2	0,1	+	14,8	1,7	77,8	0	3	443

Calcium	Phosphor	Magnesium	Eisen	VITAMINE A (Ret.-Ä.)	E (Toc.-Ä.)	B1 (Thiamin)	B2 (Riboflavin)	Niacin	B6 (Pyridoxin)	C (Asc.-Säure)	Lebensmittel (je 100 g verzehrbarer Anteil)
mg	mg	mg	mg	µg	mg	mg	mg	mg	mg	mg	
											Gemüse und Gemüseprodukte
53	130	26	1,5	17	0,2	0,14	0,01	0,9	0,1	8	Artischocke
13	21	11	0,4	7	0,03	0,04	0,04	0,6	0,08	5	Aubergine (Eierfrucht)
15	55	3	0,7	2	0,3	0,13	0,08	0,6	0,1	6	Bambussprossen
80	48	12	0,2	118	0,2	0,05	0,08	0,6	0,09	7	Bleichsellerie (Stauden-)
22	54	17	0,6	2	0,1	0,1	0,11	0,6	0,2	69	Blumenkohl (Karfiol)
18	41	16	0,4	2	0,09	0,09	0,08	0,5	0,14	45	gekocht
16	54	17	0,6	2	0,1	0,06	0,06	0,6	0,18	46	tiefgefroren
56	38	26	0,8	53	0,1	0,08	0,11	0,5	0,28	19	Bohnen (Fisolen), grün
197	419	194	7	236	0,5	0,5	0,4	3,4	1,9	24	getrocknet
34	24	20	1,3	33	0,05	0,07	0,04	0,3	0,03	4	in Dosen
713	138	80	4,1	800	0,8	0,2	0,15	0,8	0,16	300	Brennnessel
58	63	24	0,8	146	0,6	0,1	0,2	1,1	0,28	115	Broccoli
87	65	23	0,9	137	0,7	0,09	0,18	0,9	0,12	90	gekocht
26	26	13	0,7	572	0,1	0,05	0,03	0,2	0,05	10	Chicorée
40	30	11	0,6	71	0,24	0,03	0,04	0,4	0,12	26	Chinakohl
19	18	5	0,4	73	0,6	0,11	0,01	0,03	0,03	15	Eisbergsalat
54	54	10	1,4	280	1	0,06	0,1	0,4	0,05	10	Endivien
26	100	30	1,9	60	0,3	0,32	0,15	2,5	0,16	25	Erbsen, grün, Samen
22	91	33	1,3	53	0,3	0,23	0,16	2	0,12	17	gekocht, abgetropft, Samen
20	62	20	1,5	43	0,3	0,1	0,06	0,9	0,05	9	in Dosen, abgetropft, Samen
24	106	33	1,8	74	0,3	0,3	0,2	3,4	0,2	18	tiefgefroren, Samen
32	49	13	2	663	0,6	0,07	0,08	0,4	0,25	35	Feldsalat (Rapunzel)
38	51	12	2,7	783	6	0,03	0,11	0,2	0,1	93	Fenchel
39	29	12	1,9	103	0,1	0,05	0,03	0,7	0,13	26	Frühlingszwiebel
214	38	40	2,9	365	0,7	0,15	0,19	1,8	0,3	59	Gartenkresse
212	87	31	1,9	1447	1,7	0,1	0,2	2,1	0,25	105	Grünkohl (Braunkohl)
15	15	8	0,2	65	0,1	0,02	0,03	0,2	0,04	8	Gurke
30	30	7	1,6	41	0,1	+	0,02	0,1	0,02	2	Salz-Dill-Gurken
97	140	130	17	1	0	0,02	0,04	0,7	0,16	5	Ingwer (Wurzel)
6	50	20	0,4	1	0,05	0,1	0,05	1,2	0,3	17	Kartoffel (Erdapfel)
52	147	64	2,3	10	6,1	0,22	0,1	3,4	0,89	8	Chips
12	61	*	0,9	*	*	0,11	0,05	1,4	*	17	gebacken (mit Schale)
10	50	15	0,8	1	+	0,1	0,05	1	0,19	14	gekocht (mit Schale)

GEMÜSE, PILZE, HÜLSENFRÜCHTE

GEMÜSE, KRÄUTER, PILZE, HÜLSENFRÜCHTE

Lebensmittel (je 100 g verzehrbarer Anteil)	ENERGIE		HAUPTNÄHRSTOFFE					Wasser	Choles-terin	MINERALSTOFFE	
	kcal	kJ	Eiweiß (Protein) g	Fett Gesamt g	Fett MUF g	Kohlenhydrate verwert-bar g	nicht ver-wertbar (Ballast-stoffe) g	g	mg	Natrium mg	Kalium mg
Kartoffelflocken (Püree, trocken)	334	1403	7,1	0,5	+	75	6	7,2	0	138	1290
Pommes frites, verzehrfertig, gesalzen	290	1214	4,2	14,5	+	35,7	4	43,6	0	6	926
Knoblauch	139	582	6,1	0,1	0,1	28,4	1,8	64	0	19	530
Knollensellerie	19	78	1,6	0,3	0,2	2,3	4,2	88,6	0	77	323
Kohlrabi	23	97	1,9	0,1	0,1	3,7	1,4	91,6	0	30	322
Kohlrübe (Steckrübe)	29	122	1,2	0,2	0,1	5,7	2,9	87	0	10	227
Kopfsalat	11	48	1,2	0,2	0,1	1,1	1,4	95	0	8	172
Kürbis	25	103	1,1	0,1	0,1	4,6	2,2	91,3	0	1	304
Löwenzahnblätter	27	112	2,9	0,6	0,4	2,4	3	85,7	0	76	483
Mangold	14	58	2,1	0,3	+	0,7	2	92,2	0	90	376
Meerrettich (Kren)	63	263	2,8	0,3	0,2	11,7	0	76,6	0	9	628
Möhre (Karotte)	25	108	1	0,2	0,1	4,8	3,6	86,2	0	60	320
getrocknet	194	811	6,8	1,5	0,8	36,8	38	9,4	0	495	2640
in Dosen	14	59	0,6	0,3	0,1	2	1,6	91,4	0	212	173
Saft	22	92	0,6	+	+	4,8	2,4	92,7	0	52	219
Okra (Lady's Finger)	19	81	2,1	0,2	0,1	2,2	4,9	86	0	4,2	199
Paprikafrucht	19	78	1,1	0,2	0,1	2,9	3,6	91	0	2	177
Pastinake	59	247	1,3	0,4	0,3	12,1	2,1	80,2	0	8	523
Petersilienwurzel	40	168	2,9	0,5	0,3	6,1	0	82	0	12	400
Porree (Lauch)	25	103	2,2	0,3	0,1	3,3	2,3	89	0	5	267
Portulak	11	46	1,5	0,3	+	0,6	2	92,5	0	2	390
Radicchio	13	54	1,2	0,2	0,1	1,5	1,5	95	0	10	240
Radieschen	14	60	1,1	0,1	0,1	2,1	1,6	94,4	0	17	255
Rettich	15	64	1,1	0,2	0,1	2,4	2,5	94	0	18	432
Rhabarber	13	56	0,6	0,1	0,1	1,4	3,2	92,7	0	2	270
Rosenkohl	36	151	4,5	0,3	0,2	3,3	4,4	85	0	9	450
Rote Rübe (Bete)	41	172	1,5	0,1	0	8,4	2,5	86,2	0	58	407
gekocht	25	106	1,1	0,1	+	5	2	92	0	48	208
Saft	36	152	1	+	+	8	0,3	88,4	0	200	242
Rotkohl (Blaukraut)	22	90	1,5	0,2	0,1	3,5	2,5	91,8	0	11	267
Rucola (Rauke)	24	101	2,6	0,7	+	2,1	1,6	91,7	0	27	369
Sauerampfer	25	105	3,2	0,4	+	2	2	92,7	0	4	287
Sauerkraut, abgetropft	17	70	1,5	0,3	0,2	0,8	2,2	90,7	0	355	288
Schwarzwurzel	16	67	1,4	0,4	+	1,6	17	78,6	0	5	320

| Calcium | Phos-phor | Magne-sium | Eisen | VITAMINE | | | | | | | Lebensmittel |
| | | | | A (Ret.-Ä.) | E (Toc.-Ä.) | B1 (Thiamin) | B2 (Ribo-flavin) | Niacin | B6 (Pyri-doxin) | C (Asc.-Säure) | (je 100 g verzehrbarer Anteil) |
mg	mg	mg	mg	µg	mg	mg	mg	mg	mg	mg	
33	310	69	3,7	0	0,3	0,1	0,19	5,6	0,84	20	Kartoffelflocken (Püree, trocken)
20	112	*	1,9	1	0,2	0,14	0,09	2,5	0,25	18	Pommes frites, verzehrfertig, gesalzen
38	134	35	1,4	0	0,01	0,2	0,08	0,6	0,38	14	Knoblauch
50	74	43	0,5	3	0,5	0,04	0,07	0,9	0,2	8	Knollensellerie
68	51	43	0,5	2	0,4	0,05	0,05	1,8	0,07	63	Kohlrabi
47	31	11	0,5	17	0,2	0,05	0,07	0,9	0,2	33	Kohlrübe (Steckrübe)
20	22	9	0,3	187	0,6	0,06	0,08	0,3	0,06	13	Kopfsalat
22	44	8	0,8	128	1,1	0,05	0,07	0,5	0,1	12	Kürbis
158	70	36	3,1	1300	2,5	0,2	0,17	0,8	0,2	68	Löwenzahnblätter
103	39	81	2,7	588	1,5	0,09	0,16	0,6	0,09	39	Mangold
105	93	33	1,4	4	0,1	0,14	0,11	0,6	0,2	114	Meerrettich (Kren)
41	36	17	0,4	1700	0,5	0,07	0,05	0,6	0,3	7	Möhre (Karotte)
256	103	142	4,7	16000	5	0,3	0,3	3,4	0,14	19	getrocknet
24	22	12	0,7	1000	0,3	0,02	0,02	0,3	0,02	3	in Dosen
27	31	12	1,2	437	0,3	0,02	0,03	0,3	0,03	4	Saft
64	75	38	0,7	68	0,1	0,07	0,08	0,8	0,08	36	Okra (Lady's Finger)
10	29	12	0,4	180	2,5	0,05	0,04	0,3	0,24	120	Paprikafrucht
51	73	26	0,6	3,3	1	0,08	0,13	0,9	0,1	18	Pastinake
39	56	26	0,9	5	1,7	0,1	0,1	2	0,23	41	Petersilienwurzel
63	46	18	1	11	0,5	0,09	0,07	0,5	0,26	26	Porree (Lauch)
95	35	151	3,6	177	0,5	0,03	0,1	0,5	0,15	72	Portulak
40	27	11	1,5	133	0,5	0,04	0,03	0,3	0,1	28	Radicchio
26	18	8	0,4	3,8	+	0,04	0,04	0,2	0,06	27	Radieschen
40	30	18	0,8	2	+	0,03	0,03	0,4	0,06	29	Rettich
52	24	13	0,5	10	0,3	0,02	0,03	0,2	0,04	10	Rhabarber
31	84	22	1,1	94	0,6	0,13	0,13	0,7	0,3	112	Rosenkohl
29	45	25	0,9	2	0,05	0,03	0,04	0,2	0,05	10	Rote Rübe (Bete)
22	36	20	0,5	2	+	0,03	0,03	0,1	0,04	6	gekocht
20	29	26	0,9	2	+	0,01	0,03	0,2	0,03	3	Saft
35	32	18	0,5	2,5	1,7	0,07	0,05	0,4	0,15	50	Rotkohl (Blaukraut)
160	49	13	1,5	233	0,6	0,04	0,09	0,3	0,07	35	Rucola (Rauke)
54	51	33	2,1	231	1,9	0,07	0,16	0,5	0,03	117	Sauerampfer
48	43	14	0,6	3	0,2	0,03	0,05	0,2	0,2	20	Sauerkraut, abgetropft
53	76	23	3,3	3	6	0,11	0,03	0,3	0,07	4	Schwarzwurzel

GEMÜSE, PILZE, HÜLSENFRÜCHTE

GEMÜSE, KRÄUTER, PILZE, HÜLSENFRÜCHTE

Lebensmittel (je 100 g verzehrbarer Anteil)	ENERGIE		HAUPTNÄHRSTOFFE					Wasser	Choles- sterin	MINERALSTOFFE	
	kcal	kJ	Eiweiß (Protein) g	Fett Gesamt g	Fett MUF g	Kohlenhydrate verwertbar g	nicht verwertbar (Ballaststoffe) g	g	mg	Natrium mg	Kalium mg
Spargel	18	74	1,9	0,2	0,1	2	1,3	93,5	0	4	203
in Dosen	13	52	1,9	0,1	+	1	1,3	93,5	0	355	104
Spinat	16	68	2,7	0,3	0,2	0,6	2,6	92,7	0	65	554
tiefgefroren	14	59	2,3	0,3	+	0,5	2,3	94,5	0	40	320
Süßkartoffel (Batate)	108	453	1,6	0,6	+	24,1	3,1	69,2	0	4	400
Tomate (Paradeiser)	17	73	1	0,2	0,1	2,6	1	94,2	0	3	242
in Dosen	19	78	1,2	0,2	+	2,7	0,9	93,9	0	9	193
Ketchup	104	434	2	0,3	0,1	24,7	0,9	71	0	1200	600
Mark, gesalzen	39	162	2,3	0,5	+	5,5	0,5	86	0	590	1160
Saft	17	72	0,8	0,1	+	2,9	0,1	94,2	0	5	230
Topinambur	30	128	2,4	0,4	0,2	4	12,1	78,9	0	3	480
Wegerich, Breit-	25	105	3,4	0,4	+	1,8	3	84	0	*	537
Weiße Rübe	25	104	1	0,2	+	4,7	3,5	90,5	0	58	240
Weißkohl (Weißkraut)	25	104	1,4	0,2	0,1	4,2	3	90,4	0	13	255
Wirsing	25	105	3	0,4	+	2,4	2,5	90	0	9	236
Zucchini	19	79	1,6	0,4	+	2,2	1,1	93	0	3	177
Zuckermais	86	361	3	1,2	+	15,8	4	78,2	0	+	300
gedämpft	54	224	2,7	1,2	+	8	4	83	0	+	176
in Dosen	110	461	3,2	1,5	0,3	21	2	72,9	0	209	230
Zwiebel	27	114	1,2	0,3	0,1	4,9	1,8	88	0	3	162
getrocknet	198	828	10,8	0,9	+	35,3	36,5	10,8	0	105	1040
Kräuter											
Bärlauch	12	50	+	+	*	3	2,2	89	(0)	+	336
Basilikum	46	194	2,4	0,7	0,4	7,5	3,1	85	(0)	6	600
Brunnenkresse	22	95	1,2	1	0,4	0,4	1,5	92,5	(0)	49	230
Dill	54	229	3,7	0,8	0,5	8	2,2	83,9	(0)	27	647
Kerbel	69	293	3,8	0,9	0,6	11,5	3	79	(0)	10	600
Liebstöckel	41	174	3,5	0,8	0,6	5	3	86,5	(0)	20	400
Majoran	50	209	2,3	1,2	0,7	7,4	3,2	84,5	(0)	15	270
Petersilie	50	214	1,8	0,4	0,3	7,4	4,3	81,9	(0)	33	1000
Rosmarin	99	416	1,4	4,4	2,5	13,5	3	73,5	(0)	15	280
Salbei	119	502	3,9	4,6	2,5	15,6	3,1	66,4	(0)	4	390
Schnittlauch	27	113	3,6	0,7	0,4	1,6	6,3	83,3	(0)	3	434
Thymian	95	401	3	2,5	1,6	15,1	3,3	69	(0)	18	270

Calcium mg	Phosphor mg	Magnesium mg	Eisen mg	A (Ret.-Ä.) µg	E (Toc.-Ä.) mg	B1 (Thiamin) mg	B2 (Riboflavin) mg	Niacin mg	B6 (Pyridoxin) mg	C (Asc.-Säure) mg	Lebensmittel (je 100 g verzehrbarer Anteil)
26	46	18	0,7	+	2,1	0,11	0,11	1	0,06	20	Spargel
17	28	6	0,9	58	1,3	0,06	0,08	0,8	0,03	15	in Dosen
117	55	58	4,1	795	1,4	0,1	0,2	0,6	0,2	51	Spinat
120	45	46	2,1	500	1,4	0,09	0,16	0,5	0,19	29	tiefgefroren
25	45	19	0,8	1300	4,6	0,06	0,05	0,6	0,3	30	Süßkartoffel (Batate)
9	18	14	0,3	114	0,8	0,06	0,04	0,5	0,1	25	Tomate (Paradeiser)
27	11	13	0,5	81	0,5	0,06	0,03	0,7	0,06	17	in Dosen
50	40	20	1,2	100	0,4	1	0,09	2,1	0,13	2	Ketchup
60	34	32	1	207	9,9	0,09	0,06	1,5	0,18	9	Mark, gesalzen
15	15	9,5	0,6	90	0,8	0,05	0,04	0,7	0,11	17	Saft
10	80	20	3,7	2	0,2	0,2	0,06	1,3	0,09	4	Topinambur
412	65	43	4,3	*	*	*	*	*	*	*	Wegerich, Breit-
50	28	7	0,4	12	0	0,04	0,05	0,6	0,08	20	Weiße Rübe
45	36	14	0,5	12	1,7	0,05	0,05	0,3	0,19	47	Weißkohl (Weißkraut)
64	55	12	0,5	7,5	2,5	0,05	0,07	0,5	0,2	50	Wirsing
30	25	18	1,5	37	0,5	0,2	0,09	0,4	0,12	16	Zucchini
2	83	27	0,5	12	0,1	0,15	0,12	1,7	0,2	12	Zuckermais
7	93	36	0,4	8	0,1	0,11	0,1	1,3	0,2	7	gedämpft
6	68	30	0,3	5	0,1	0,09	0,06	0,8	0,13	4	in Dosen
31	33	11	0,3	1	0,1	0,03	0,03	0,2	0,13	10	Zwiebel
162	243	109	3,3	43	0,7	0,26	0,18	1,1	0,5	42	getrocknet
											Kräuter
76	50	22	2,9	*	*	*	*	*	*	150	Bärlauch
369	86	74	7,3	(0)	(0)	0,03	0,06	1,1	(0)	11	Basilikum
170	52	15	2,2	(0)	1,5	0,16	0,06	0,8	0,23	62	Brunnenkresse
230	85	28	5,5	(0)	1,7	0,19	0,43	3	0,3	50	Dill
400	50	35	1,6	(0)	2,5	0,12	0,3	2,3	0,03	36	Kerbel
150	50	30	2	(0)	1	0,08	0,15	1,7	0,05	45	Liebstöckel
350	55	60	7	(0)	0,1	0,05	0,06	1,1	0,01	9	Majoran
245	128	41	5,5	(0)	1,7	0,14	0,3	2,8	0,2	10	Petersilie
370	20	64	8,5	(0)	0,1	0,1	+	1	+	29	Rosmarin
600	33	160	4,7	(0)	0	0,11	0,06	1,2	0	2	Salbei
129	75	44	1,6	(0)	1,6	0,14	0,15	0,6	0,42	47	Schnittlauch
630	67	73	5	(0)	0	0,16	0,07	1,1	0	2	Thymian

GEMÜSE, KRÄUTER, PILZE, HÜLSENFRÜCHTE

Lebensmittel (je 100 g verzehrbarer Anteil)	ENERGIE		HAUPTNÄHRSTOFFE			Kohlenhydrate		Wasser	Choles-terin	MINERALSTOFFE	
			Eiweiß (Protein)	Fett Gesamt	Fett MUF	verwert-bar	nicht ver-wertbar (Ballast-stoffe) g			Natrium	Kalium
	kcal	kJ	g	g	g	g		g	mg	mg	mg
Pilze											
Austernpilz	11	47	2,3	0,2	0,1	+	5,9	90,9	0	6	254
Birkenpilz	18	74	3,1	0,6	+	+	6,5	92	0	2	360
Butterpilz	12	49	1,7	0,4	+	0,3	5,9	91,1	0	3	190
Champignon (Zucht-)	16	66	2,7	0,3	0,1	0,6	2	93,6	0	8	390
in Dosen	20	84	3,4	0,5	+	0,5	2	94	0	319	121
Hallimasch	19	80	3,2	0,7	+	0,1	6,8	88	0	3	429
Morchel (Speise-)	15	63	2,5	0,3	+	0,5	7	89	0	2	390
Pfifferling (Eierschwammerl)	15	63	2,4	0,5	+	0,2	4,7	91,5	0	3	367
getrocknet	126	530	24,7	2,2	+	1,8	46,5	10	0	32	5370
in Dosen	15	63	2,1	0,7	+	0,2	4,7	88	0	165	155
Reizker	18	76	2,8	0,7	+	0,1	5,5	89,8	0	6	310
Rotkappe	18	76	2,2	0,8	+	0,3	4,7	91,3	0	+	314
Steinpilz	27	113	5,4	0,4	+	0,5	6	87,6	0	6	341
getrocknet	163	685	29,5	3,2	+	4,1	55,3	11,6	0	14	2000
Trüffel	27	113	5,5	0,5	+	7,4	16,5	75,5	0	77	526
Hülsenfrüchte											
Alfalfa-Luzerne, Sprossen, frische	31	128	4	0,7	0,4	2,1	1,6	90,9	(0)	6	79
Bohnen, weiß, reif	238	994	21,1	1,6	0,9	34,7	23,2	10,3	(0)	3,5	1337
Bohnensprossen, frische	34	140	4,5	0,7	0,2	2,3	3	86,6	(0)	153	307
Erbsen, reif	271	1135	22,9	1,4	0,8	41,2	16,6	11	(0)	26	941
Kichererbsen	306	1282	19	5,9	1,5	44,3	15,5	9,3	(0)	25	756
Sprossen, frische, gekeimt	144	600	8,8	0,7	0,2	25,5	2,8	89,7	(0)	13	380
Kidneybohnen, in Dosen	104	442	6,9	0,6	0,3	17,8	6,2	67,5	(0)	390	280
Limabohnen, reif	275	1151	20,6	1,4	0,8	45	14,2	11,5	(0)	13	1750
Linsen	270	1129	23,5	1,5	0,6	40,6	17	11,5	(0)	7	837
Mungobohnen, reif	269	1126	23,1	1,2	0,7	41,5	17,3	9,1	(0)	9	171
Saubohnen, reif	309	1294	23,9	2	0,8	48,9	22	9,7	(0)	11	108
Sojabohnen, reif	330	1379	34,9	18,3	10,7	6,3	22	8,5	(0)	5	1799
Sojafleisch	249	1043	44	2,2	0,5	13,4	21	10	(0)	779	2100
Sojakäse (Tofu)	85	356	8,8	4,8	2	1,9	0,5	85	(0)	7	121
Sojamehl	361	1510	40,8	20,6	12,1	3,1	18,5	9,1	(0)	4	1870
Sojasprossen	50	211	5,8	1	0,7	4,7	2,4	85,6	(0)	30	235
Sojawurst, i. D.	313	1311	12,6	27,3	6,5	4,3	1,8	51	(0)	512	302

Calcium mg	Phosphor mg	Magnesium mg	Eisen mg	VITAMINE A (Ret.-Ä.) µg	E (Toc.-Ä.) mg	B1 (Thiamin) mg	B2 (Riboflavin) mg	Niacin mg	B6 (Pyridoxin) mg	C (Asc.-Säure) mg	Lebensmittel (je 100 g verzehrbarer Anteil)
											Pilze
12	67	13	1,23	*	*	0,19	0,29	10	0,09	+	Austernpilz
2	83	10	1,6	0	0,1	0,1	0,44	4,9	0,05	7	Birkenpilz
25	70	6	1,3	0	0,1	0,1	0,4	5	0,05	8	Butterpilz
10	120	13	1,1	2	0,1	0,1	0,45	4,7	0,06	4	Champignon (Zucht-)
19	69	15	0,8	1	0,1	0,02	0,22	1,6	0,06	2	in Dosen
4	121	12	0,9	0	0,1	0,1	0,4	5	0,05	5	Hallimasch
11	162	16	1,2	0	0,2	0,13	0,06	5	0,05	5	Morchel (Speise-)
4	56	14	6,5	217	0,1	0,02	0,23	6,5	0,04	6	Pfifferling (Eierschwammerl)
85	581	135	17,2	1355	0,6	0,16	1,68	57,6	0,33	2	getrocknet
5	33	6	1	217	+	0,01	0,11	3	0,04	3	in Dosen
6	74	12	1,3	0	0,1	0,1	0,06	5	0,05	6	Reizker
30	70	9	1	0	0,1	0,1	0,4	5	0,05	5	Rotkappe
4	85	12	1	1	0,2	0,03	0,37	4,9	0,03	3	Steinpilz
34	642	83	8,4	8	0,2	0,19	1,95	31,3	0,18	8	getrocknet
24	62	24	3,5	2	0,1	0,1	0,4	5	0,05	5	Trüffel
											Hülsenfrüchte
30	70	27	1	0	0,1	0,08	0,13	0,5	0,03	8	Alfalfa-Luzerne, Sprossen, frische
113	426	140	6,1	67	0,2	0,5	0,2	2,1	0,41	2	Bohnen, weiß, reif
30	60	50	1	0	0,1	0,37	0,22	2	0,1	20	Bohnensprossen, frische
51	375	118	5,2	13	1	0,76	0,27	2,8	0,12	1	Erbsen, reif
124	332	129	6,1	30	2,9	0,5	0,13	1,6	0,55	5	Kichererbsen
36	165	56	2,3	+	0,1	0,23	0,15	0,9	0,27	10	Sprossen, frische, gekeimt
71	130	30	2	0	0,2	0,2	0,06	0,4	0,11	1	Kidneybohnen, in Dosen
90	353	207	6,3	1	1,1	0,5	0,19	1,9	0,47	0	Limabohnen, reif
65	412	129	8	17	1,1	0,48	0,26	2,5	0,58	7	Linsen
90	365	166	6,8	6	1,9	0,5	0,23	2,3	0,4	15	Mungobohnen, reif
100	421	190	5,5	6	0,3	0,5	0,26	2,6	0,37	1	Saubohnen, reif
201	550	220	6,6	63	1,5	1	0,5	2,5	1	0	Sojabohnen, reif
250	650	300	11	6	13	1,1	0,3	2,5	0,29	0	Sojafleisch
105	98	99	5,4	4	0,5	0,08	0,05	0,2	0,05	+	Sojakäse (Tofu)
195	553	247	12,1	14	1,5	0,77	0,28	2,2	0,51	0	Sojamehl
32	75	19	0,9	4	0,1	0,16	0,16	1,5	0,16	20	Sojasprossen
45	111	23	1,6	51	4,6	0,06	0,3	1,1	0,03	3	Sojawurst i. D.

GEMÜSE, PILZE, HÜLSENFRÜCHTE

MILCH, -PRODUKTE

Lebensmittel (je 100 g verzehrbarer Anteil)	ENERGIE		HAUPTNÄHRSTOFFE							MINERALSTOFFE	
	kcal	kJ	Eiweiß (Protein) g	Fett Gesamt g	Fett MUF g	Kohlenhydrate verwertbar g	nicht verwertbar (Ballaststoffe) g	Wasser g	Cholesterin mg	Natrium mg	Kalium mg
Milch											
Kuhmilch, H-Milch, 3,5 % Fett	64	267	3,3	3,5	0,1	4,8	0	87,5	11	48	157
H-Milch, entrahmt	35	146	3,5	0,1	0	4,9	0	90,5	3	50	150
H-Milch, fettarm, 1,5 % Fett	47	195	3,4	1,5	0,1	4,9	0	89,3	5	49	155
Rohmilch, Vorzugsmilch	67	280	3,3	3,8	0,1	4,8	0	87,5	12	48	157
Trinkmilch, 3,5 % Fett	64	267	3,3	3,5	0,1	4,8	0	87,5	11	48	157
Trinkmilch, entrahmt	35	146	3,5	0,1	+	4,9	0	90,5	3	50	150
Trinkmilch, fettarm, 1,5 % Fett	47	195	3,4	1,5	+	4,9	0	89,3	5	49	155
Muttermilch	67	278	1,2	3,7	0,4	7,1	0	87,7	25	13	47
Schafmilch	97	405	5,3	6,3	0,3	4,7	0	82,7	11	30	182
Sojamilch	53	223	3,5	1,8	1,3	5,8	(0)	88,7	(0)	3	191
Stutenmilch	47	197	2,2	1,5	0,1	6,2	0	89,7	5	64	9
Ziegenmilch	69	289	3,7	3,9	0,1	4,8	0	86,6	11	42	177
Milchprodukte											
Buttermilch	37	155	3,5	0,5	0	4	0	91,2	4	57	147
Buttermilchpulver	380	1590	38,6	5,5	*	44	0	3,1	18	628	1597
Crème fraîche, 40 % Fett	378	1582	2	40	1,6	2,5	0	54,5	131	39	105
Dickmilch aus Trinkmilch, 3,5 % Fett	61	254	3,3	3,5	0,1	4	0	87,5	11	48	157
entrahmt	32	133	3,5	0,1	+	4,2	0	89,8	+	50	150
Joghurt, fettarm, 1,5 % Fett	47	195	3,4	1,5	0	4,1	0	89,4	5	49	155
fettarm, 1,5 % Fett, mit Früchten, gezuckert	78	327	3	1,3	*	13,6	*	80,7	4	40	130
aus Magermilch	34	144	3,5	0,1	0	4,2	0	89,8	3	50	150
aus Trinkmilch, 3,5 % Fett	64	267	3,3	3,5	0	4	0	87,5	11	48	157
aus Trinkmilch, 3,5 % Fett, mit Früchten, gezuckert	94	391	2,9	3,1	ʌ	13,5	ʌ	85	10	40	130
Kakaotrunk aus Magermilch	52	219	3,5	0,3	+	8,9	*	85,7	1	50	170
Kefir[a] aus Trinkmilch, 3,5 % Fett	61	254	3,3	3,5	0,1	4	0	87,5	11	48	157
Kondensmagermilch, gezuckert	269	1124	10	0,2	+	56,7	0	29	1	180	500
ungezuckert	83	347	8,2	0,2	+	12,1	0	77,3	2	120	390
Kondensmilch, 4 % Fett	128	534	9,4	4,1	0,1	13,3	0	71,2	13	137	448
7,5 % Fett	133	558	6,5	7,6	0	9,6	0	74,7	25	98	322
10 % Fett	177	742	8,8	10,1	0	12,5	0	66,7	33	128	420
gezuckert, 8 % Fett	320	1337	8,2	8,8	0,2	51,9	0	26,1	29	88	360
Milchpudding	94	393	2,8	1,2	*	18	*	76,1	5	40	120

a = handelsüblicher Kefir enthält bis zu 0,5 % Alkohol

Calcium	Phosphor	Magnesium	Eisen	VITAMINE A (Ret.-Ä.)	E (Toc.-Ä.)	B1 (Thiamin)	B2 (Riboflavin)	Niacin	B6 (Pyridoxin)	C (Asc.-Säure)	Lebensmittel (je 100 g verzehrbarer Anteil)
mg	mg	mg	mg	µg	mg	mg	mg	mg	mg	mg	
											Milch
120	102	12	0,1	31	0,1	0,04	0,18	0,1	0,05	2	Kuhmilch, H-Milch, 3,5 % Fett
125	96	14	0,1	2	+	0,04	0,19	0,1	0,05	1	H-Milch, entrahmt
123	94	12	0,1	13	+	0,04	0,18	0,1	0,05	2	H-Milch, fettarm, 1,5 % Fett
120	102	12	0,1	33	0,1	0,04	0,18	0,1	0,05	2	Rohmilch, Vorzugsmilch
120	92	12	0,1	31	0,1	0,04	0,18	0,1	0,05	1	Trinkmilch, 3,5 % Fett
125	96	14	0,1	1	+	0,04	0,19	0,1	0,05	1	Trinkmilch, entrahmt
123	94	12	0,1	13	+	0,04	0,18	0,1	0,05	1	Trinkmilch, fettarm, 1,5 % Fett
31	15	4	0,1	69	0,2	0,02	0,04	0,2	0,01	4	Muttermilch
183	115	11	0,1	50	0,2	0,05	0,23	0,5	0,08	4	Schafmilch
3	234	28	0,8	26	0,7	0,12	0,04	0,2	0,06	+	Sojamilch
110	54	9	0,1	17	0,1	0,03	0,03	0,1	0,03	15	Stutenmilch
123	103	13	0,1	73	0,1	0,05	0,15	0,3	0,03	2	Ziegenmilch
											Milchprodukte
109	90	16	0,1	9	+	0,03	0,16	0,1	0,04	1	Buttermilch
1200	991	176	1,1	66	1	0,35	1,5	1	0,34	5	Buttermilchpulver
73	59	8	+	*	1,1	0,03	0,11	+	0,01	1	Crème fraîche, 40 % Fett
120	102	12	0,1	31	0,1	0,03	0,18	0,1	0,05	1	Dickmilch aus Trinkmilch, 3,5 % Fett
125	96	14	0,1	2	+	0,03	0,19	0,1	0,05	1	entrahmt
123	94	14	0,1	13	+	0,03	0,18	0,1	0,05	1	Joghurt, fettarm, 1,5 % Fett
100	90	10	+	10	0,1	0,03	0,15	0,1	0,04	2	fettarm, 1,5 % Fett, mit Früchten, gezuckert
125	96	12	0,1	2	+	0,03	0,19	0,1	0,05	1	aus Magermilch
120	102	12	0,1	31	0,1	0,03	0,18	0,1	0,05	1	aus Trinkmilch, 3,5 % Fett
100	90	10	+	20	0,1	0,03	0,15	0,1	0,04	2	aus Trinkmilch, 3,5 % Fett, mit Früchten, gezuckert
120	110	12	0,3	*	*	0,04	0,18	0,1	0,05	1	Kakaotrunk aus Magermilch
120	92	12	0,1	31	0,1	0,03	0,18	0,1	0,05	1	Kefir[a] aus Trinkmilch, 3,5 % Fett
340	270	38	0,3	4	*	0,12	0,41	0,3	0,07	2	Kondensmagermilch, gezuckert
290	240	29	0,1	0	0	0,7	0,44	0,2	0,07	+	ungezuckert
336	262	37	0,1	29	0,1	0,1	0,51	0,3	0,08	3	Kondensmilch, 4 % Fett
242	189	27	0,1	53	0,2	0,07	0,37	0,2	0,06	2	7,5 % Fett
315	246	35	0,1	72	0,2	0,09	0,48	0,3	0,08	3	10 % Fett
238	236	25	0,3	114	0,3	0,09	0,39	0,2	0,06	4	gezuckert, 8 % Fett
100	80	10	+	30	+	0,03	0,14	0,1	0,04	2	Milchpudding

MILCH, -PRODUKTE

Lebensmittel (je 100 g verzehrbarer Anteil)	ENERGIE		HAUPTNÄHRSTOFFE							MINERALSTOFFE	
			Eiweiß (Protein)	Fett Gesamt	Fett MUF	Kohlenhydrate verwertbar	nicht verwertbar (Ballaststoffe)	Wasser	Cholesterin	Natrium	Kalium
	kcal	kJ	g	g	g	g	g	g	mg	mg	mg
Molke, süß	24	100	0,8	0,2	+	4,7	0	93,6	82	45	129
Molkenpulver	345	1445	11,6	2,9	+	68,2	0	7,1	4	653	1873
Sahne, 10 % Fett (Kaffeerahm)	123	516	3,1	10,5	0	4,1	0	81,7	34	40	132
30 % Fett (Schlagsahne)	309	1291	2,4	31,7	0	3,4	0	62	109	34	112
Schlagsahne, extra	346	1446	2,2	36	1,1	3,2	0	58,1	124	32	105
Saure Sahne, 10 % Fett	117	490	3,1	10	0,7	3,7	0	81,8	33	58	158
extra	189	790	2,8	18	0	3,4	0	74,5	59	53	144
Schmand, 24 % Fett	239	1001	2,6	24	0,9	3,2	0	69	79	49	133
Trockenmilchpulver, aus Magermilch	348	1455	35,3	1	+	49,4	0	4,3	3	504	1642
aus Vollmilch	486	2034	25,5	26,2	0,7	37,1	0	3,5	85	371	1160

Käse

1. FRISCHKÄSE UND SPEISEQUARK

Lebensmittel	kcal	kJ	g	g	g	g	g	g	mg	mg	mg
Doppelrahmfrischkäse	339	1419	11,3	31,5	0	2,6	0	52,8	103	375	95
Feta, 40 % Fett i. Tr.	218	910	18,4	16	0,6	+	0	63	38	1300	150
45 % Fett i. Tr.	236	987	16,7	18,1	0	0,5	0	59,1	45	1272	150
Frischkäsezubereitung mit Kräutern, 20 % Fett i. Tr.	134	559	13,2	7,5	0,3	3,3	0	73	28	390	120
60 % Fett i. Tr.	251	1049	8,5	23	1	2,4	0	63	85	350	90
Fruchtquark, 20 % Fett i. Tr.	124	519	10	3,7	+	12,7	1	70	13	30	100
Körniger Frischkäse	81	337	13,6	2,9	0,1	+	0	79,4	10	400	50
Mascarpone	460	1926	4,6	47,5	1,9	3,6	0	46,8	138	40	80
Mozzarella	253	1057	18,6	19,8	0	+	0	57	46	500	100
Robiola, 75 % Fett i. Tr.	333	1392	7	33	1,3	1,9	0	57	100	520	80
Schichtkäse, 10 % Fett i. Tr.	88	367	12,7	2,4	0,1	3,8	0	78,6	7	40	127
50 % Fett i. Tr.	175	733	8,3	14,5	0,6	2,9	0	72	54	40	110
Speisequark (Topfen), 20 % Fett i. Tr.	109	455	12,5	5,1	0	2,7	0	78	17	35	87
40 % Fett i. Tr.	160	667	11,1	11,4	0	2,6	0	73,5	37	34	82
mager	72	300	13,5	0,3	+	3,2	0	81,3	1	40	95

2. HARTKÄSE, SCHMELZKÄSE, SCHNITTKÄSE UND WEICHKÄSE

Lebensmittel	kcal	kJ	g	g	g	g	g	g	mg	mg	mg
Appenzeller, 50 % Fett i. Tr.	386	1615	25,4	31,6	1,3	+	0	39	74	600	100
Back-Camembert, 45 % Fett i. Tr.	229	958	19	17	0,7	+	0	47	40	700	190
Bavaria Blue, 70 % Fett i. Tr.	413	1727	13,2	40	1,6	+	0	44	112	700	100
Bel Paese	373	1562	25,4	30,2	0,3	+	0	38,9	100	1300	140
Bergkäse, 45 % Fett i. Tr.	386	1613	28,9	30	1,2	+	0	36	70	300	100

Calcium	Phosphor	Magnesium	Eisen	VITAMINE A (Ret.-Ä.)	E (Toc.-Ä.)	B1 (Thiamin)	B2 (Ribo-flavin)	Niacin	B6 (Pyridoxin)	C (Asc.-Säure)	Lebensmittel (je 100 g verzehrbarer Anteil)
mg	mg	mg	mg	µg	mg	mg	mg	mg	mg	mg	
68	43	1	0,1	3	+	0,04	0,15	0,2	0,04	1	Molke, süß
987	624	15	1,5	15	0,1	0,49	2,5	0,8	0,6	5	Molkenpulver
101	85	11	0,1	74	0,3	0,03	0,16	0,1	0,04	1	Sahne, 10 % Fett (Kaffeerahm)
80	63	10	+	275	0,8	0,03	0,15	0,1	0,04	1	30 % Fett (Schlagsahne)
75	59	9	+	312	0,9	0,03	0,14	0,1	0,03	1	Schlagsahne, extra
110	88	12	0,1	120	0,5	0,04	0,16	0,1	0,02	1	Saure Sahne, 10 % Fett
100	80	11	0,1	*	0,5	0,04	0,15	0,1	0,02	1	extra
93	74	10	0,1	240	0,7	0,04	0,14	0,1	0,02	1	Schmand, 24 % Fett
1259	967	121	1	12	+	0,34	2,18	1,1	0,28	2	Trockenmilchpulver, aus Magermilch
926	710	110	0,8	253	0,5	0,27	1,4	0,7	0,2	11	aus Vollmilch
											Käse
											1. FRISCHKÄSE UND SPEISEQUARK
79	137	7	0,6	325	0,7	0,05	0,23	0,1	0,06	0	Doppelrahmfrischkäse
500	400	25	0,7	180	0,5	0,04	0,3	0,2	0,1	0	Feta, 40 % Fett i. Tr.
429	337	19	0,7	210	0,5	0,04	0,3	0,2	0,1	0	45 % Fett i. Tr.
120	180	11	0,1	80	0,2	0,03	0,29	0,1	0,06	+	Frischkäsezubereitung mit Kräutern, 20 % Fett i. Tr.
90	150	7	0,1	250	0,7	0,02	0,23	0,1	0,06	+	60 % Fett i. Tr.
70	150	8	0,2	2	0,1	0,03	0,28	0,1	0,03	2	Fruchtquark, 20 % Fett i. Tr.
100	170	9	0,1	30	0,1	0,03	0,28	0,1	0,06	0	Körniger Frischkäse
60	130	6	0,1	520	1,4	0,02	0,21	0,1	0,04	0	Mascarpone
450	350	20	0,3	220	0,6	0,04	0,35	0,3	0,1	0	Mozzarella
70	130	6	0,1	360	1	0,02	0,21	0,1	0,06	*	Robiola, 75 % Fett i. Tr.
91	172	11	0,1	22	0,1	0,03	0,3	0,1	0,06	0	Schichtkäse, 10 % Fett i. Tr.
85	170	10	0,1	160	0,4	0,04	0,26	0,1	0,06	0	50 % Fett i. Tr.
85	165	11	0,4	44	0,1	0,04	0,27	0,1	0,09	1	Speisequark (Topfen), 20 % Fett i. Tr.
95	187	10	0,3	99	0,3	0,03	0,24	0,1	0,08	1	40 % Fett i. Tr.
92	160	12	0,4	2	+	0,04	0,3	0,2	0,1	1	mager
											2. HARTKÄSE, SCHMELZKÄSE, SCHNITTKÄSE UND WEICHKÄSE
800	500	36	0,3	350	0,9	0,04	0,44	0,1	0,07	0	Appenzeller, 50 % Fett i. Tr.
310	300	26	0,7	190	0,5	0,06	0,45	1,3	0,16	0	Back-Camembert, 45 % Fett i. Tr.
360	200	18	0,3	440	1,2	0,04	0,35	1,2	0,15	0	Bavaria Blue, 70 % Fett i. Tr.
604	480	48	0,5	493	0,5	0,03	0,22	0,3	0,18	0	Bel Paese
1100	700	43	0,3	330	0,9	0,04	0,32	0,1	0,11	0	Bergkäse, 45 % Fett i. Tr.

MILCH, -PRODUKTE

MILCH, -PRODUKTE

Lebensmittel (je 100 g verzehrbarer Anteil)	ENERGIE		HAUPTNÄHRSTOFFE							MINERALSTOFFE	
			Eiweiß (Protein)	Fett Gesamt	Fett MUF	Kohlenhydrate verwertbar	nicht verwertbar (Ballaststoffe) g	Wasser	Cholesterin	Natrium	Kalium
	kcal	kJ	g	g	g	g		g	mg	mg	mg
Bleu d'Auvergne, 50 % Fett i. Tr.	358	1498	22,9	29,6	1,2	+	0	43	69	850	100
Bleu de Bresse, 50 % Fett i. Tr.	358	1498	22,9	29,6	1,2	+	0	43	69	850	100
Brie, 50 % Fett i. Tr.	345	1442	22,6	27,9	0	0,1	0	44,5	100	640	152
Butterkäse, 30 % Fett i. Tr.	244	1020	26,3	15,4	0,6	+	0	52	36	800	100
60 % Fett i. Tr.	380	1591	17	34,7	1,4	+	0	44	81	700	100
Cambozola, 70 % Fett i. Tr.	413	1727	13,2	40	1,6	+	0	44	112	700	100
Camembert, 30 % Fett i. Tr.	216	902	23,5	13,5	0	+	0	58,2	38	680	120
45 % Fett i. Tr.	285	1194	21	22,3	0	0,1	0	52	62	680	110
60 % Fett i. Tr.	378	1580	17,9	34	0	+	0	43,9	93	720	95
Chester (Cheddar), 50 % Fett i. Tr.	391	1638	25,4	32,2	0	0	0	36,3	84	632	102
Edamer, 30 % Fett i. Tr.	254	1064	26,4	16,2	0	+	0	49,1	37	520	95
45 % Fett i. Tr.	355	1485	24,3	28,3	0	+	0	41,9	59	520	67
Edelpilzkäse, 60 % Fett i. Tr.	355	1484	21,1	29,8	0,8	+	0	42,8	88	800	128
Emmentaler, 45 % Fett i. Tr.	398	1664	28,9	31,2	0	+	0	35,1	87	280	95
Favorel, Danbo, 45 % Fett i. Tr.	325	1360	24,1	25,4	1	+	0	46	59	600	100
Gorgonzola	360	1507	19,4	31,2	0,9	+	0	42,4	102	1400	260
Gouda, 40 % Fett i. Tr.	300	1253	24,7	22,3	0,9	+	0	48	52	600	100
deutscher, 48 % Fett i. Tr.	343	1434	22,7	28	1,1	+	0	45	65	600	100
Gruyère	399	1669	26,9	32,1	0	+	0	35,6	*	588	86
Harzer, Korbkäse, Mainzer Handkäse	126	528	30	0,7	+	+	0	64	3	1520	100
Hobelkäse, 50 % Fett i. Tr.	474	1983	33	38	1,5	+	0	25	89	1000	100
Jarlsberg, 45 % Fett i. Tr.	349	1460	26,7	26,9	1,1	+	0	42	69	600	120
Käsepastete mit Walnüssen, 50 % Fett i. Tr.	314	1315	12,5	28	1,1	3,1	*	51	65	1200	160
Kochkäse, 10 % Fett i. Tr.	101	423	14,7	3	0,1	3,8	0	73	7	400	100
40 % Fett i. Tr.	187	781	12	13,9	0,6	3,4	0	67	32	400	100
Leerdamer, 45 % Fett i. Tr.	352	1473	25,9	27,6	1,1	+	0	42	64	600	100
Limburger, 20 % Fett i. Tr.	184	768	26,4	8,6	0	+	0	58,5	21	720	147
40 % Fett i. Tr.	268	1120	22,4	19,7	0	+	0	56,7	90	720	128
Lindenberger, 45 % Fett i. Tr.	386	1613	28,9	30	1,2	+	0	36	70	300	100
light, 30 % Fett i. Tr.	286	1197	31	18	0,7	+	0	44	42	300	100
Maaslander, 50 % Fett i. Tr.	355	1486	22,2	29,6	1,2	+	0	44	69	600	100
Morbier, 40 % Fett i. Tr.	297	1242	23,8	22,4	0,9	+	0	47,5	52	600	100
Parmesan, 37 % Fett i. Tr.	375	1569	35,6	25,8	0	+	0	30	68	600	131
Provolone	365	1528	26,3	28,9	0,9	+	0	39,6	70	615	120
Pyrenäenkäse, 50 % Fett i. Tr.	356	1488	22,3	29,6	1,2	+	0	44	69	600	100

Calcium	Phosphor	Magnesium	Eisen	VITAMINE A (Ret.-Ä.)	E (Toc.-Ä.)	B1 (Thiamin)	B2 (Riboflavin)	Niacin	B6 (Pyridoxin)	C (Asc.-Säure)	Lebensmittel (je 100 g verzehrbarer Anteil)
mg	mg	mg	mg	µg	mg	mg	mg	mg	mg	mg	
700	500	50	0,4	330	0,9	0,04	0,43	0,6	0,12	0	Bleu d'Auvergne, 50 % Fett i. Tr.
700	500	50	0,4	330	0,9	0,04	0,43	0,6	0,12	0	Bleu de Bresse, 50 % Fett i. Tr.
400	188	20	0,5	157	0,8	0,05	0,34	1,1	0,23	0	Brie, 50 % Fett i. Tr.
800	500	40	0,4	170	0,5	0,04	0,35	0,1	0,06	0	Butterkäse, 30 % Fett i. Tr.
600	300	27	0,4	380	1	0,05	0,3	0,1	0,06	0	60 % Fett i. Tr.
360	200	18	0,3	440	1,2	0,04	0,35	1,2	0,15	0	Cambozola, 70 % Fett i. Tr.
600	385	20	0,2	217	0,3	0,05	0,67	1,2	0,28	0	Camembert, 30 % Fett i. Tr.
570	350	17	0,2	362	0,5	0,05	0,6	1,1	0,25	+	45 % Fett i. Tr.
490	310	15	0,1	552	0,8	0,04	0,37	1	0,2	0	60 % Fett i. Tr.
752	489	30	0,6	440	1	0,04	0,44	0,1	0,06	0	Chester (Cheddar), 50 % Fett i. Tr.
800	570	34	0,3	166	0,5	0,06	0,35	0,1	0,07	0	Edamer, 30 % Fett i. Tr.
678	403	29	0,3	290	0,8	0,06	0,35	0,1	0,06	0	45 % Fett i. Tr.
526	362	39	0,2	290	0,8	0,04	0,5	0,8	0,18	0	Edelpilzkäse, 60 % Fett i. Tr.
1029	627	33	0,3	291	0,5	0,05	0,3	0,2	0,11	1	Emmentaler, 45 % Fett i. Tr.
800	550	36	0,3	280	0,8	0,04	0,3	0,1	0,07	0	Favorel, Danbo, 45 % Fett i. Tr.
612	356	20	0,3	257	0,6	0,05	0,43	0,3	0,11	0	Gorgonzola
800	443	28	0,5	250	0,7	0,04	0,3	0,1	0,07	0	Gouda, 40 % Fett i. Tr.
750	440	28	0,5	310	0,8	0,04	0,3	0,1	0,06	0	deutscher, 48 % Fett i. Tr.
881	581	33	0,3	*	*	0,02	0,32	0,1	0,13	0	Gruyère
125	270	15	0,3	10	+	0,03	0,35	0,7	0,03	0	Harzer, Korbkäse, Mainzer Handkäse
1200	800	44	0,6	420	1,1	0,03	0,5	0,2	0,1	0	Hobelkäse, 50 % Fett i. Tr.
800	530	40	0,4	300	0,8	0,02	0,37	0,1	0,06	0	Jarlsberg, 45 % Fett i. Tr.
400	600	30	1	310	0,8	0,07	0,37	0,4	0,07	0	Käsepastete mit Walnüssen, 50 % Fett i. Tr.
200	300	20	0,3	30	0,1	0,04	0,38	0,2	0,07	0	Kochkäse, 10 % Fett i. Tr.
160	240	16	0,2	150	0,4	0,04	0,3	0,2	0,07	0	40 % Fett i. Tr.
750	500	40	0,3	300	0,8	0,04	0,35	0,1	0,06	0	Leerdamer, 45 % Fett i. Tr.
610	285	20	0,4	165	0,3	0,06	0,4	0,1	0,1	0	Limburger, 20 % Fett i. Tr.
534	256	21	0,6	380	0,6	0,05	0,35	0,1	0,09	+	40 % Fett i. Tr.
1100	700	43	0,3	330	0,9	0,04	0,32	0,1	0,11	0	Lindenberger, 45 % Fett i. Tr.
1200	730	46	0,3	200	0,5	0,04	0,34	0,1	0,11	0	light, 30 % Fett i. Tr.
700	500	33	0,4	330	0,9	0,04	0,3	0,1	0,06	0	Maaslander, 50 % Fett i. Tr.
800	550	40	0,4	250	0,7	0,04	0,35	0,1	0,06	0	Morbier, 40 % Fett i. Tr.
1178	743	41	1	359	0,7	0,02	0,62	0,2	0,1	0	Parmesan, 37 % Fett i. Tr.
881	576	31	0,5	297	0,5	0,02	0,32	0,2	0,08	0	Provolone
700	500	36	0,4	330	0,9	0,04	0,32	0,1	0,06	0	Pyrenäenkäse, 50 % Fett i. Tr.

MILCH, -PRODUKTE

Lebensmittel (je 100 g verzehrbarer Anteil)	ENERGIE		HAUPTNÄHRSTOFFE							MINERALSTOFFE	
			Eiweiß (Protein)	Fett Gesamt	Fett MUF	Kohlenhydrate verwert-bar	nicht ver-wertbar (Ballast-stoffe)	Wasser	Choles-sterin	Natrium	Kalium
	kcal	kJ	g	g	g	g	g	g	mg	mg	mg
Raclette, 48 % Fett i. Tr.	343	1434	22,7	28	1,1	+	0	45	65	600	100
Reibekäse, 45 % Fett i. Tr.	386	1613	28,9	30	1,2	+	0	36	70	300	100
Romadur, 20 % Fett i. Tr.	187	781	26,4	9	0,4	+	0	60	21	800	100
30 % Fett i. Tr.	226	946	24,8	14,1	0,6	+	0	57	33	1230	117
Schmelzkäse, 20 % Fett i. Tr.	188	787	17	10	0,4	7,5	0	60	23	1200	200
30 % Fett i. Tr.	209	874	15	14	0,6	5,7	0	59	32	1100	200
45 % Fett i. Tr.	270	1130	14,4	23,6	0,4	+	0	51,3	53	1260	65
Scheibletten, 20 % Fett i. Tr.	207	866	22	11	0,4	5	0	57	25	1200	200
Zubereitung mit Champignons oder Schinken, 40 % Fett i. Tr.	251	1050	15	19	0,8	5	*	54	44	1100	200
Steppenkäse, 45 % Fett i. Tr.	325	1360	24,1	25,4	1	+	0	46	59	600	100
Tête de Moine, 50 % Fett i. Tr.	386	1615	24,5	32	*	+	0	40	74	700	100
Tilsiter, 30 % Fett i. Tr.	270	1128	28,7	17,2	0	+	0	46,2	37	584	69
45 % Fett i. Tr.	358	1496	26,3	27,7	0	+	0	40,1	59	584	60
Trappistenkäse, 45 % Fett i. Tr.	342	1429	25,1	26,8	1,1	+	0	44	62	600	100
Weichkäse mit grünem Pfeffer oder Knoblauch, 60 % Fett i. Tr.	366	1531	16,8	33,2	1,3	+	0	46	93	700	120
Westberg, 45 % Fett i. Tr.	352	1473	25,9	27,6	1,1	+	0	42	64	600	100
Westlight, 30 % Fett i. Tr.	271	1133	26,1	18,5	0,7	+	0	50	43	600	100
Ziegenkäse, Schnittkäse, 48 % Fett i. Tr.	329	1378	21,6	27	*	+	0	46	45	600	290
Weichkäse, 45 % Fett i. Tr.	280	1172	21	21,8	0,5	+	0	54	36	800	230

Laktosegehalt
Alle Milchprodukte einschließlich Käse enthalten kleinere oder auch größere Mengen an Laktose.
Bei vergorenen Milcherzeugnissen wie Joghurt, Kefir und Sauermilch sind geringere Konzentrationen zu erwarten. Für »zusammengesetzte« Lebensmittel muss der eventuelle Gehalt an Laktose der jeweiligen Zutatenliste entnommen werden.

Calcium	Phosphor	Magnesium	Eisen	VITAMINE A (Ret.-Ä.)	E (Toc.-Ä.)	B1 (Thiamin)	B2 (Riboflavin)	Niacin	B6 (Pyridoxin)	C (Asc.-Säure)	Lebensmittel (je 100 g verzehrbarer Anteil)
mg	mg	mg	mg	µg	mg	mg	mg	mg	mg	mg	
750	500	34	0,3	310	0,8	0,04	0,3	0,1	0,06	0	Raclette, 48 % Fett i. Tr.
1100	700	43	0,3	330	0,9	0,04	0,32	0,1	0,11	0	Reibekäse, 45 % Fett i. Tr.
448	300	25	0,4	100	0,3	0,05	0,4	0,2	0,1	0	Romadur, 20 % Fett i. Tr.
370	316	20	0,3	160	0,4	0,05	0,35	0,2	0,1	0	30 % Fett i. Tr.
600	1100	30	0,9	110	0,3	0,03	0,38	0,2	0,07	0	Schmelzkäse, 20 % Fett i. Tr.
600	900	30	0,9	150	0,4	0,03	0,38	0,2	0,07	0	30 % Fett i. Tr.
547	944	30	0,9	300	0,7	0,03	0,38	0,2	0,07	0	45 % Fett i. Tr.
700	1200	30	0,9	120	0,3	0,03	0,38	0,2	0,07	0	Scheibletten, 20 % Fett i. Tr.
											Zubereitung mit Champignons oder
500	700	30	0,9	210	0,6	0,03	0,38	0,2	0,07	0	Schinken, 40 % Fett i. Tr.
750	500	36	0,4	280	0,8	0,04	0,35	0,1	0,06	0	Steppenkäse, 45 % Fett i. Tr.
900	600	40	0,3	330	*	0,05	0,3	0,1	0,06	*	Tête de Moine, 50 % Fett i. Tr.
910	580	36	0,4	74	0,5	0,07	0,4	0,2	0,06	0	Tilsiter, 30 % Fett i. Tr.
843	512	29	0,1	120	0,8	0,04	0,35	0,1	0,06	1	45 % Fett i. Tr.
750	500	37	0,4	300	0,8	0,04	0,35	0,1	0,06	0	Trappistenkäse, 45 % Fett i. Tr.
											Weichkäse mit grünem Pfeffer oder
280	250	16	0,3	370	1	0,04	0,4	1,2	0,12	0	Knoblauch, 60 % Fett i. Tr.
750	500	40	0,3	300	0,8	0,04	0,35	0,1	0,06	0	Westberg, 45 % Fett i. Tr.
900	600	40	0,3	180	0,5	0,05	0,35	0,1	0,07	0	Westlight, 30 % Fett i. Tr.
700	500	43	0,5	330	*	0,06	0,31	0,4	0,03	*	Ziegenkäse, Schnittkäse, 48 % Fett i. Tr.
430	400	25	0,4	250	0,2	0,05	0,5	3,5	0,2	0	Weichkäse, 45 % Fett i. Tr.

MILCH, -PRODUKTE

FISCH, MEERESTIERE

Lebensmittel (je 100 g verzehrbarer Anteil)	ENERGIE		HAUPTNÄHRSTOFFE					Wasser	Choles-terin	MINERALSTOFFE	
	kcal	kJ	Eiweiß (Protein) g	Fett Gesamt g	Fett MUF g	Kohlenhydrate verwert-bar g	nicht ver-wertbar (Ballast-stoffe) g	g	mg	Natrium mg	Kalium mg
Seefische											
Flunder	72	303	16,5	0,7	0,2	+	(0)	81,4	48	92	332
Heilbutt (Weißer Heilbutt)	95	397	20,1	1,6	0,7	+	(0)	76,1	24	67	446
Hering (Atlantikhering)	233	975	18,2	17,8	4,2	+	(0)	62,4	77	117	360
Filet	207	866	18	15	4,1	+	(0)	65	60	120	315
Kabeljau (Dorsch)	76	319	17,7	0,6	0,3	+	(0)	80,5	34	72	352
Filet	68	285	17	+	+	+	(0)	80	30	85	350
Leber	609	2548	6	65	*	+	(0)	27,1	*	*	*
Katfisch (Steinbeißer)	80	336	15,8	1,9	0,6	+	(0)	80,3	33	105	282
Makrele	182	761	18,7	11,9	2,7	+	(0)	68,2	82	95	396
Ostseehering	155	647	18,1	9,2	2,6	+	(0)	71,2	44	74	310
Rotbarsch (Goldbarsch)	105	441	18,2	3,6	0,9	+	(0)	76,9	30	80	308
Sardine	118	496	19,4	4,5	1,6	+	(0)	74,5	15	100	420
Schellfisch	77	323	17,9	0,6	0,3	+	(0)	74,5	35	116	301
Scholle	86	358	17,1	1,9	0,7	+	(0)	80,7	63	104	311
Seehecht	94	393	17,2	2,5	0,9	+	(0)	80,8	50	101	294
Seelachs (Köhler)	81	340	18,3	0,9	0,5	+	(0)	79,5	39	81	374
Seezunge	82	346	17,5	1,4	0,3	+	(0)	80	50	100	309
Steinbutt	82	344	16,7	1,7	0,6	+	(0)	80,4	25	114	290
Thunfisch	226	943	21,5	15,5	4,7	+	(0)	61,5	70	43	407
Sonstige Meerestiere											
Austern	66	276	9	1,2	0,3	4,8	(0)	83	260	289	184
Garnele (Speisekrabbe)	87	364	18,6	1,4	0,5	+	(0)	78,4	138	146	266
Hummer	81	338	15,9	1,9	0,7	+	(0)	79,8	89	270	220
Krebs (Flusskrebs)	65	270	15	0,5	0,1	+	(0)	83,1	158	253	254
Languste	84	351	17,2	1,1	0,6	1,3	(0)	79,1	140	182	500
Miesmuschel (Blau- od. Pfahlmuschel)	69	290	10,5	2	0,5	2,4	(0)	83,2	126	290	277
Steckmuschel (Klaffmuschel)	54	225	10,5	1,3	0,4	+	(0)	83,1	113	121	800
Tintenfisch (Sepia)	73	303	16,1	0,9	1	+	(0)	81	275	387	273
Süßwasserfische											
Aal, Flussaal	281	1174	15	24,5	3,2	+	(0)	59,3	164	65	217
Barsch (Flussbarsch)	81	338	18,4	0,8	0,2	+	(0)	79,5	72	47	330
Brasse	116	485	16,6	5,5	1,6	+	(0)	76,7	70	23	310

Calcium	Phosphor	Magnesium	Eisen	VITAMINE A (Ret.-Ä.)	E (Toc.-Ä.)	B1 (Thiamin)	B2 (Riboflavin)	Niacin	B6 (Pyridoxin)	C (Asc.-Säure)	Lebensmittel (je 100 g verzehrbarer Anteil)
mg	mg	mg	mg	µg	mg	mg	mg	mg	mg	mg	
											Seefische
27	200	24	0,5	10	0,4	0,22	0,21	3,4	0,25	+	Flunder
14	202	28	0,6	32	0,9	0,08	0,07	5,9	0,42	+	Heilbutt (Weißer Heilbutt)
34	250	31	1,1	38	1,5	0,04	0,22	3,8	0,45	+	Hering (Atlantikhering)
35	250	31	1,1	40	1,5	0,05	0,25	4	0,3	+	Filet
26	194	24	0,3	7	1	0,06	0,05	2,3	0,2	2	Kabeljau (Dorsch)
11	190	19	0,5	12	0,4	0,05	0,05	2	0,25	2	Filet
*	*	*	*	*	*	*	*	*	*	*	Leber
20	179	27	1	18	2,1	0,2	0,06	2,4	*	+	Katfisch (Steinbeißer)
12	238	30	1	100	1,6	0,14	0,35	7,7	0,63	+	Makrele
68	210	22	1	10	2	0,06	0,24	4,3	*	+	Ostseehering
22	201	29	0,7	12	1,3	0,11	0,08	2,5	*	1	Rotbarsch (Goldbarsch)
85	258	24	2,5	20	0,5	0,02	0,25	9,7	0,97	+	Sardine
18	176	24	0,6	17	0,4	0,05	0,17	3,1	0,3	+	Schellfisch
61	198	22	0,9	3	0,8	0,21	0,22	4	0,22	2	Scholle
41	142	25	0,7	15	0,6	0,1	0,2	2,9	0,24	+	Seehecht
14	300	25	1	6	0,4	0,09	0,35	4	0,29	+	Seelachs (Köhler)
29	195	49	0,8	+	0,8	0,06	0,1	3	0,25	0	Seezunge
17	159	45	0,5	+	0,6	0,02	0,15	3	0,29	+	Steinbutt
40	200	34	1	450	1,2	0,16	0,16	8,5	0,46	+	Thunfisch
											Sonstige Meerestiere
82	157	40	5,8	0,12	0,9	0,16	0,2	2,2	0,22	+	Austern
92	224	67	1,8	0,16	4	0,05	0,03	2,4	0,13	2	Garnele (Speisekrabbe)
61	234	22	1	0,21	1,5	0,13	0,09	1,8	1,18	5	Hummer
43	224	25	2	1	0,1	0,15	0,1	2	2,1	3	Krebs (Flusskrebs)
68	215	20	1,3	25	0,2	0,01	0,08	3	0,21	2	Languste
27	250	36	5,1	*	0,8	0,16	0,22	1,6	0,08	3	Miesmuschel (Blau- od. Pfahlmuschel)
12	310	63	0,6	33	0,8	0,1	0,19	1,5	0,08	2	Steckmuschel (Klaffmuschel)
27	143	34	0,8	10	2,4	0,07	0,05	2,6	0,39	5	Tintenfisch (Sepia)
											Süßwasserfische
17	223	21	0,6	0,02	*	0,18	0,32	2,6	0,28	2	Aal, Flussaal
20	198	20	1	7	1,1	0,08	0,12	1,7	0,23	2	Barsch (Flussbarsch)
89	200	30	0,6	11	1,5	0,11	0,08	4	0,33	1	Brasse

FISCH, MEERESTIERE

Lebensmittel (je 100 g verzehrbarer Anteil)	ENERGIE		HAUPTNÄHRSTOFFE					Wasser	Choles-terin	MINERALSTOFFE	
			Eiweiß (Protein)	Fett Gesamt	Fett MUF	Kohlenhydrate verwert-bar	nicht ver-wertbar (Ballast-stoffe)			Natrium	Kalium
	kcal	kJ	g	g	g	g	g	g	mg	mg	mg
Felchen (Renke)	100	418	17,8	3,2	1	+	(0)	77,7	60	36	318
Forelle (Bachforelle)	103	429	19,5	2,7	1	+	(0)	76,3	56	63	413
Hecht	81	340	18,4	0,9	0,4	+	(0)	79,6	63	74	304
Karpfen	115	482	18	4,8	1,1	+	(0)	75,8	75	30	378
Lachs (Salm)	202	845	19,9	13,6	4,2	+	(0)	65,5	44	51	371
Schleie	77	323	17,7	0,7	0,2	+	(0)	76,5	70	33	369
Zander	83	348	19,2	0,7	0,2	+	(0)	78,4	70	24	377
Fischdauerwaren											
Aal, geräuchert	329	1377	17,9	28,6	2,9	+	(0)	52,9	190	500	243
Brathering	204	854	16,8	15,2	2	+	(0)	62	87	569	182
Bückling	224	938	21,2	15,5	2,9	+	(0)	62	90	689	343
Flunder, geräuchert	110	461	23,3	1,9	0,4	+	(0)	71,9	53	481	410
Hering, in Gelee	164	687	12,7	12,6	*	+	(0)	72,4	36	594	159
mariniert (Bismarckhering)	210	879	16,5	16	3,8	+	(0)	62,2	*	1030	98
Heringsfilet in Tomatensoße	204	853	14,8	15	*	2,4	(0)	65,6	42	526	352
Kaviar, echt (Russischer Kaviar)	244	1020	26,1	15,5	5	+	(0)	47,1	300	1940	164
Ersatz (Deutscher Kaviar)	115	479	14	6,5	0,8	+	(0)	71,2	332	2120	73
Krabben in Dosen	92	385	17,4	2,5	*	+	(0)	77,2	100	1000	110
Krebsfleisch in Dosen	87	365	18	1,7	*	+	(0)	78,4	*	356	296
Lachs, geräuchert	289	1208	28,5	19,4	0,2	+	(0)	50	42	64	475
in Dosen	165	688	21,1	8,9	*	+	(0)	67	35	540	300
in Öl	271	1133	16,4	22,8	13,3	+	(0)	49,4	28	4070	282
Makrele, geräuchert	222	930	20,7	15,5	4,4	+	(0)	62,3	*	261	275
Matjeshering	267	1119	16	22,6	5	+	(0)	54,4	60	2500	235
Ölsardinen in Dosen	222	927	24,1	13,9	3,2	+	(0)	55,6	140	366	388
Rotbarsch, geräuchert	145	605	23,8	5,5	1,4	+	(0)	68,4	45	550	367
Salzhering	218	911	19,8	15,4	3,6	+	(0)	48,8	*	5930	240
Schellfisch, geräuchert	93	389	22,1	0,5	0,2	+	(0)	75,3	61	557	300
Schillerlocken	302	1264	21,3	24,1	6,8	+	(0)	52,5	58	623	58
Seeaal, geräuchert	167	700	26,1	7	3,4	+	(0)	64,4	78	626	311
Seelachs, geräuchert	98	412	22,8	0,8	0,5	+	(0)	73,6	44	648	398
in Öl (Lachsersatz)	150	628	19,5	8	5,7	+	(0)	62,8	65	2900	55
Stockfisch (Kabeljau, getrocknet)	339	1420	79,2	2,5	*	+	(0)	15,2	*	500	1500
Thunfisch in Öl (ganzer Inhalt)	283	1185	23,8	20,9	*	+	(0)	52,5	32	291	248

Calcium	Phos-phor	Magne-sium	Eisen	VITAMINE							Lebensmittel (je 100 g verzehrbarer Anteil)
				A (Ret.-Ä.)	E (Toc.-Ä.)	B1 (Thiamin)	B2 (Ribo-flavin)	Niacin	B6 (Pyri-doxin)	C (Asc.-Säure)	
mg	mg	mg	mg	µg	mg	mg	mg	mg	mg	mg	
60	290	30	0,5	21	2	0,09	0,11	3,3	0,38	1	Felchen (Renke)
12	242	27	0,4	12	1	0,08	0,08	3,4	0,23	4	Forelle (Bachforelle)
20	215	25	0,6	15	0,7	0,09	0,06	1,6	0,15	*	Hecht
63	216	51	0,7	44	0,5	0,07	0,05	1,9	0,15	1	Karpfen
13	266	29	1	15	0,9	0,18	0,16	7,2	0,98	1	Lachs (Salm)
58	207	50	0,8	1	0,1	0,08	0,18	4	0,29	1	Schleie
49	151	50	0,8	1	1,5	0,16	0,25	2,3	0,24	1	Zander
											Fischdauerwaren
19	250	18	0,7	940	7,9	0,19	0,37	3,5	0,16	1	Aal, geräuchert
36	240	23	1,1	20	1,2	0,01	0,13	3,9	0,18	0	Brathering
35	256	32	1,1	28	1,2	0,04	0,25	4,3	0,5	0	Bückling
22	190	25	0,5	7	0,7	0,19	0,16	2,7	0,2	1	Flunder, geräuchert
*	*	*	*	*	*	*	*	*	*	*	Hering, in Gelee
38	149	12	*	36	*	0,05	0,21	*	0,15	*	mariniert (Bismarckhering)
49	190	61	1,9	240	3,1	0,06	0,18	2,6	*	1	Heringsfilet in Tomatensoße
51	300	3	1,4	560	10	0	0,5	1	0,33	14	Kaviar, echt (Russischer Kaviar)
51	420	30	0,5	125	8,9	0,98	0,71	1,3	0,23	21	Ersatz (Deutscher Kaviar)
45	182	48	0,8	18	1,2	0,08	0,08	2,5	0,35	+	Krabben in Dosen
45	180	*	0,8	*	*	0,14	0,05	1,6	*	+	Krebsfleisch in Dosen
23	308	38	1	89	0,9	0,2	0,18	8,2	0,64	+	Lachs, geräuchert
185	292	30	1,1	59	*	0,3	0,17	6,8	0,45	0	in Dosen
15	212	25	0,8	23	14	0,11	0,09	4,1	0,45	+	in Öl
5	240	33	1,2	30	1,3	0,14	0,35	10	0,5	0	Makrele, geräuchert
43	200	35	1,3	46	2,2	0,04	0,22	3,5	0,28	2	Matjeshering
330	434	205	2,7	49	12,7	0,04	0,3	6,5	0,22	0	Ölsardinen in Dosen
25	230	29	4,7	10	1,3	0,09	0,06	2	0,31	1	Rotbarsch, geräuchert
112	341	39	2	48	*	0,04	0,29	3	0,22	0	Salzhering
20	262	25	1	+	0,4	0,05	0,1	2,5	0,24	+	Schellfisch, geräuchert
18	230	28	1,1	132	0,5	0,03	0,08	2,9	0,11	1	Schillerlocken
20	260	34	0,8	173	0,7	0,04	0,11	4	0,16	1	Seeaal, geräuchert
20	160	26	0,9	9	0,4	0,03	0,2	2	0,23	1	Seelachs, geräuchert
31	240	22	0,4	4	7,2	0,03	0,1	1,8	0,16	1	in Öl (Lachsersatz)
60	450	*	4,3	23	*	0,09	0,11	3,5	0,2	0	Stockfisch (Kabeljau, getrocknet)
7	294	28	1,2	370	*	0,05	0,06	10,8	0,25	*	Thunfisch in Öl (ganzer Inhalt)

FLEISCH, GEFLÜGEL, EIER

Lebensmittel (je 100 g verzehrbarer Anteil)	ENERGIE		HAUPTNÄHRSTOFFE						MINERALSTOFFE	
			Eiweiß (Protein)	Fett Gesamt	Fett MUF	Kohlenhydrate verwertbar	nicht verwertbar (Ballaststoffe) g	Wasser	Cholesterin	Natrium	Kalium
	kcal	kJ	g	g	g	g		g	mg	mg	mg
Geflügel											
Ente	227	951	18,1	17,2	2,2	+	(0)	63,7	70	38	270
Gans	342	1430	15,7	31	3,3	+	(0)	52,4	86	86	420
Huhn, Brathuhn	166	695	19,9	9,6	2,5	+	(0)	70,1	99	83	359
Brust, mit Haut	145	605	22,2	6,2	1,5	+	(0)	70,6	66	66	264
Keule (Schlegel), mit Haut	174	726	18,2	11,2	2,6	+	(0)	69,7	85	95	250
Huhn, Suppenhuhn	257	1074	18,5	20,3	5,6	+	(0)	60	75	100	190
Herz	124	519	17,3	5,3	1,2	1,8	(0)	74,3	170	111	262
Leber	131	547	22,1	4,7	0,7	1,2	(0)	70,3	492	68	218
Puter (Truthahn), ausgewachsene Tiere	157	658	20,2	8,5	2,4	+	(0)	70,4	74	63	300
Brust, ohne Haut	105	441	24,1	1	0,2	+	(0)	73,7	60	46	333
Jungtiere	151	631	22,4	6,8	1,7	+	(0)	69,7	75	66	315
Keule, ohne Haut	114	479	20,5	3,6	1	+	(0)	74,7	75	86	289
Hammel- und Lammfleisch											
Brust	381	1594	12	37	1,3	+	(0)	48	66	93	294
Filet	112	469	20,4	3,4	0,1	+	(0)	75	65	94	289
Herz	158	661	16,8	10	0,4	0,2	(0)	72	140	118	248
Hirn	128	535	10,9	9,1	*	0,6	(0)	78	2200	*	*
Keule (Schlegel)	234	979	18	18	0,6	+	(0)	64	70	78	380
Kotelett	348	1454	14,9	32	1,1	+	(0)	52	70	90	345
Leber	133	556	21,2	4	0,8	3	(0)	70,4	300	95	282
Lende	194	810	18,7	13,2	0,5	+	(0)	66,7	65	75	295
Lunge	95	398	18,4	2,3	0,2	0,2	(0)	78	215	205	292
Muskelfleisch (ohne Fett)	117	487	20,8	3,7	0,1	+	(0)	74,3	63	67	289
Schnitzel	131	549	19,1	6,1	0,2	+	(0)	73,5	67	80	417
Zunge	194	812	13,5	14,8	0,9	1,7	(0)	69,2	156	105	277
Kalbfleisch											
Bries	99	416	17,2	3,4	*	+	(0)	77,7	250	87	386
Brust	131	549	18,6	6,3	0,4	+	(0)	73,7	73	105	329
Filet	95	397	20,6	1,4	0,2	+	(0)	76,7	70	95	348
Haxe	98	410	20,9	1,6	0,4	+	(0)	76,1	90	115	300
Herz	113	473	15,9	5,1	0,3	1	(0)	77	140	104	265
Hirn	111	464	10,1	7,6	0,3	0,5	(0)	80,4	2000	158	280

Calcium	Phosphor	Magnesium	Eisen	VITAMINE							Lebensmittel
				A (Ret.-Ä.)	E (Toc.-Ä.)	B1 (Thiamin)	B2 (Riboflavin)	Niacin	B6 (Pyridoxin)	C (Asc.-Säure)	(je 100 g verzehrbarer Anteil)
mg	mg	mg	mg	µg	mg	mg	mg	mg	mg	mg	
											Geflügel
14	187	22	2,5	51	0	0,3	0,2	3,5	0,33	7	Ente
12	184	23	1,9	65	*	0,12	0,26	6,4	0,58	*	Gans
12	200	37	1,8	10	0,1	0,08	0,16	6,8	0,5	3	Huhn, Brathuhn
14	212	27	1,1	27	0,3	0,07	0,09	10,5	0,53	0	Brust, mit Haut
15	188	30	1,8	36	0,1	0,1	0,24	5,6	0,25	0	Keule (Schlegel), mit Haut
11	178	30	1,4	260	0,3	0,06	0,17	8,8	0,35	0	Huhn, Suppenhuhn
22	164	*	1,7	9	1,2	0,43	1,24	6	*	6	Herz
18	240	13	7,4	12800	0,4	0,32	2,49	11,6	0,8	28	Leber
25	226	27	1,4	13	2,5	0,1	0,18	10,5	0,46	0	Puter (Truthahn), ausgewachsene Tiere
13	200	20	1	*	0,9	0,05	0,08	11,3	0,46	0	Brust, ohne Haut
26	238	28	1,5	+	1,9	0,08	0,14	7,9	*	*	Jungtiere
17	180	17	2	*	1,2	0,09	0,18	4,7	0,32	0	Keule, ohne Haut
											Hammel- und Lammfleisch
9	155	25	2,3	0	0,2	0,14	0,19	4,5	0,16	0	Brust
12	162	19	1,8	0	0,4	0,18	0,25	5,8	0,2	0	Filet
4	160	16	6,1	1	0,4	0,31	0,86	4,6	0,29	0	Herz
5	305	15	3,8	*	*	0,24	0,25	3,2	*	15	Hirn
10	213	23	2,7	0	0,5	0,16	0,22	5,2	0,29	0	Keule (Schlegel)
9	138	14	2,2	0	0,6	0,13	0,18	4,3	0,33	0	Kotelett
4	364	14	12,4	9500	0,5	0,36	3,33	15,3	0,37	31	Leber
9	140	*	2	0	*	0,16	0,23	4,3	*	0	Lende
17	66	21	6,4	27	0,4	0,11	0,47	4,7	0,03	31	Lunge
3	189	22	1,6	0	1,2	0,15	0,37	6,2	0,13	+	Muskelfleisch (ohne Fett)
8	178	24	2	0	0,2	0,13	0,23	6,2	0,15	0	Schnitzel
19	119	33	3,1	+	0,2	0,08	0,28	4,2	0,17	7	Zunge
											Kalbfleisch
1	120	22	2	0	0,2	0,08	0,17	2,6	0,03	56	Bries
11	237	22	3	+	0,2	0,14	0,24	6,1	0,42	1	Brust
12	200	25	1,4	+	0,3	0,15	0,3	6,5	0,56	1	Filet
12	200	26	3	+	0,3	0,15	0,23	5,4	0,45	0	Haxe
16	180	25	3,7	6	0,4	0,6	1,1	6,3	0,29	5	Herz
12	350	15	2,5	0	2	0,16	0,26	3,6	0,16	23	Hirn

FLEISCH, GEFLÜGEL, EIER

FLEISCH, GEFLÜGEL, EIER

Lebensmittel (je 100 g verzehrbarer Anteil)	ENERGIE		HAUPTNÄHRSTOFFE						MINERALSTOFFE	
			Eiweiß (Protein)	Fett Gesamt	Fett MUF	Kohlenhydrate verwertbar	nicht ver-wertbar (Ballast-stoffe) g	Wasser	Choles-terin	Natrium	Kalium
	kcal	kJ	g	g	g	g		g	mg	mg	mg
Keule (Schlegel)	97	407	20,7	1,6	0,1	+	(0)	76,2	90	86	343
Kotelett	112	470	21,1	3,1	0,2	+	(0)	74,5	70	93	369
Leber	130	544	19,2	4,1	0,4	4,1	(0)	71,2	360	87	316
Lunge	90	376	17,5	2,2	+	+	(0)	79,2	370	154	303
Muskelfleisch (ohne Fett)	95	397	21,9	0,8	0,3	+	(0)	75,8	70	94	358
Niere	128	534	16,7	6,4	0,1	0,8	(0)	75	380	200	290
Schnitzel	99	414	20,7	1,8	0,3	+	(0)	76,1	70	83	355
Zunge	128	535	17,1	6,2	0,9	0,9	(0)	76,4	140	84	200
Rindfleisch											
Corned Beef (deutsch)	141	589	21,7	6	0,3	0	(0)	69,8	70	833	131
Filet	121	505	21,2	4	0,3	+	(0)	75,1	70	42	340
Hackfleisch (Faschiertes)	216	904	22,5	14	*	+	(0)	61	*	*	199
Herz	121	507	16,8	6	0,2	0	(0)	75,5	125	108	286
Hirn	130	542	10,4	9,6	*	0,4	(0)	78,1	2000	167	281
Hochrippe (dicke Rippe, Rostbraten)	154	643	20,2	8,1	0,3	+	(0)	63,7	*	53	316
in Dosen (i.D.)	196	822	18,5	13,6	*	+	(0)	65,3	70	600	*
Kamm (Hals)	150	628	19,3	8,1	0,3	+	(0)	73	60	45	300
Keule (Schlegel)	148	619	21	7,1	0,2	+	(0)	71	120	80	357
Leber	130	543	19,5	3,4	0,2	5,3	(0)	69,9	260	116	292
Lende (Roastbeef)	130	542	22,4	4,5	0,2	+	(0)	68,2	49	55	335
Luncheon meat (Frühstücksfleisch)	294	1229	14,7	25,4	*	1,6	(0)	55,3	85	1060	212
Lunge	99	412	18,1	2,9	*	+	(0)	77,5	235	198	228
Muskelfleisch (ohne Fett)	105	438	21,3	1,9	0,1	0,1	(0)	75,1	70	66	355
Niere	116	486	16,6	5,1	0,2	0,9	(0)	76,1	340	235	245
Ochsenschwanz	184	769	20,1	11,5	0,6	+	(0)	66,8	58	107	206
Schabefleisch (Tatar)	112	468	21,2	3	0,1	+	(0)	73,7	70	66	360
Zunge	209	873	16	15,9	0,2	0,4	(0)	66,8	108	100	255
Schweinefleisch											
Backe	539	2256	9,9	55,5	*	+	(0)	34,1	*	*	*
Bauch	261	1092	17,8	21,1	1	+	(0)	53,3	80	59	157
Bug (Schulter)	217	906	17	16,5	1,2	+	(0)	59,6	70	74	291
Eisbein (Hinterhaxe)	186	777	19	12,2	0,9	+	(0)	72	70	59	247
Filet	104	435	21,5	2	0,1	+	(0)	77,5	70	74	348

Calcium	Phosphor	Magnesium	Eisen	VITAMINE A (Ret.-Ä.)	E (Toc.-Ä.)	B1 (Thiamin)	B2 (Riboflavin)	Niacin	B6 (Pyridoxin)	C (Asc.-Säure)	Lebensmittel (je 100 g verzehrbarer Anteil)
mg	mg	mg	mg	µg	mg	mg	mg	mg	mg	mg	
13	198	16	2,3	+	0,3	0,15	0,27	6,6	0,4	+	Keule (Schlegel)
13	195	16	2,1	+	0,6	0,14	0,26	6,5	0,4	+	Kotelett
9	306	19	7,9	21900	0,2	0,28	2,61	15	0,9	35	Leber
5	220	15	5	30	0,5	0,11	0,36	4	0,07	39	Lunge
13	198	16	2,1	+	0,3	0,14	0,27	6,3	0,4	0	Muskelfleisch (ohne Fett)
10	260	18	11,5	210	0,2	0,37	2,5	6,5	0,5	13	Niere
15	206	26	3	+	0,3	0,18	0,3	7,5	0,46	1	Schnitzel
9	190	17	3	0	0,1	0,15	0,29	3,7	0,13	3	Zunge
											Rindfleisch
33	128	15	2,5	0	0,2	0,03	0,1	3,1	0,14	0	Corned Beef (deutsch)
3	164	22	2,3	20	0,5	0,1	0,13	4,6	0,5	0	Filet
4	190	33	2,4	0	0,4	0,09	0,15	2,1	0,16	*	Hackfleisch (Faschiertes)
9	195	25	5,1	6	0,6	0,53	0,88	6,8	0,28	6	Herz
10	366	12	2,5	0	*	0,13	0,24	3,5	0,16	17	Hirn
4	149	18	2,1	15	0,5	0,08	0,15	4,3	0,18	0	Hochrippe (dicke Rippe, Rostbraten)
*	*	*	*	21	*	0,02	0,15	4,6	*	0	in Dosen (i.D.)
4	200	17	2,1	3	0,5	0,09	0,19	5,2	0,19	0	Kamm (Hals)
3	195	20	2,6	10	0,5	0,09	0,17	4,5	*	*	Keule (Schlegel)
7	352	17	6,5	15300	0,7	0,3	2,9	13,6	0,71	31	Leber
3	157	23	2,5	15	1,1	0,09	0,16	4,9	*	*	Lende (Roastbeef)
12	220	59	2,2	0	0,5	0,05	0,19	4,7	*	1	Luncheon meat (Frühstücksfleisch)
13	224	*	7,5	55	0,5	0,09	0,34	4,3	0,07	39	Lunge
4	194	21	2,2	20	0,5	0,23	0,26	7,5	0,4	+	Muskelfleisch (ohne Fett)
11	248	20	9,5	330	0,2	0,3	2,26	6,2	0,39	11	Niere
4	190	22	2,2	20	0,5	0,23	0,26	7,5	0,19	0	Ochsenschwanz
6	190	22	2,2	20	0,5	0,23	0,26	7,5	0,19	0	Schabefleisch (Tatar)
10	229	10	3	0	0,2	0,14	0,29	4,6	0,13	0	Zunge
											Schweinefleisch
*	*	*	*	*	*	*	*	*	*	*	Backe
1	55	25	1,1	6	0,4	0,81	0,21	*	0,45	0	Bauch
9	149	25	1,8	9	0,4	0,89	0,22	4,6	0,57	0	Bug (Schulter)
11	90	18	1,5	6	0,4	0,32	0,19	3,3	0,45	0	Eisbein (Hinterhaxe)
2	173	22	3	6	0,4	1,1	0,31	6,5	0,5	0	Filet

FLEISCH, GEFLÜGEL, EIER

FLEISCH, GEFLÜGEL, EIER

Lebensmittel (je 100 g verzehrbarer Anteil)	ENERGIE		HAUPTNÄHRSTOFFE							MINERALSTOFFE	
			Eiweiß (Protein)	Fett Gesamt	Fett MUF	Kohlenhydrate verwertbar	nicht verwertbar (Ballaststoffe)	Wasser	Cholesterin	Natrium	Kalium
	kcal	kJ	g	g	g	g	g	g	mg	mg	mg
Flomen	854	3575	1,2	94,4	*	+	(0)	4,3	*	28	17
Herz	97	408	16,9	2,6	1	1,6	(0)	78,8	154	80	257
Kamm	191	799	16,7	13,8	1	+	(0)	65,1	64	76	252
Kasseler	151	632	20,9	7,5	0,6	+	(0)	58,7	70	958	324
Keule (Schlegel, Hinterschinken)	274	1145	16,9	22,9	3,5	+	(0)	59,3	85	72	292
Kotelett	150	626	20,3	5,2	0,4	+	(0)	66,9	60	62	326
Leber	129	539	21,2	4,5	1,4	0,9	(0)	72,2	368	77	350
Mett	279	1165	19	22,5	1,1	+	(0)	54,5	*	*	*
Muskelfleisch (ohne Fett)	105	438	22	1,9	0,3	+	(0)	74,7	65	60	387
Niere	96	402	16	3,2	1,1	0,8	(0)	78,5	405	173	242
Rückenspeck, frisch	759	3175	4,1	82,5	*	+	(0)	13,1	100	21	14
Schnitzel (Oberschale)	106	443	22,2	1,9	0,1	+	(0)	74,9	70	72	292
Zunge	198	829	13,7	15,7	*	0,5	(0)	69,1	*	93	234
Wild											
Hase	113	474	21,6	3	0,1	+	(0)	73,3	65	50	276
Hirsch	112	469	20,6	3,3	0,2	+	(0)	74,7	110	61	330
Reh, Keule (Schlegel)	97	407	21,4	1,3	*	+	(0)	75,7	110	60	309
Rücken	122	510	22,4	3,6	0,1	+	(0)	72,2	110	84	342
Wildschwein	162	676	19,5	9,3	0,7	+	(0)	70,2	63	94	359
Sonstige Fleischarten											
Kaninchen	152	634	20,8	7,6	1,5	+	(0)	69,6	70	47	382
Pferd	107	446	20,6	2,7	0,6	0,4	(0)	75,2	60	44	332
Ziege	149	624	19,5	7,9	0,4	+	(0)	70	70	50	300
Fleisch- und Wurstwaren											
Bierschinken	169	707	16,6	11,4	1,1	+	(0)	58,8	85	753	261
Bockwurst	277	1159	12,3	25,3	2,7	+	(0)	59,1	100	700	249
Bratwurst (Schweinsbratwurst)	298	1249	9,8	28,8	3,5	+	(0)	57,4	100	520	140
Cervelatwurst	394	1650	20,3	34,8	2,7	+	(0)	34,8	85	1260	300
Dosenwürstchen	306	1280	13	28,3	2	+	(0)	65,7	100	711	165
Fleischkäse (Leberkäse)	297	1243	12,4	27,5	4	+	(0)	57	85	599	299
Fleischwurst	296	1239	9,9	28,5	3	0	(0)	56,4	85	829	199
Frankfurter Würstchen	272	1138	13,1	24,4	2	+	(0)	57,7	65	1150	154
Geflügelwurst, mager	108	452	16,2	4,8	1,8	+	(0)	78,5	81	987	310

Calcium mg	Phosphor mg	Magnesium mg	Eisen mg	VITAMINE A (Ret.-Ä.) µg	E (Toc.-Ä.) mg	B1 (Thiamin) mg	B2 (Riboflavin) mg	Niacin mg	B6 (Pyridoxin) mg	C (Asc.-Säure) mg	Lebensmittel (je 100 g verzehrbarer Anteil)
2	12	*	*	*	*	*	*	*	*	*	Flomen
20	176	20	4,3	9	1,4	0,46	1,06	6,6	0,43	5	Herz
5	139	17	2,2	*	0,6	0,92	0,18	3,9	*	2	Kamm
6	160	*	2,5	+	0,2	0,63	0,16	2,1	0,44	0	Kasseler
9	172	21	1,7	0	*	0,8	0,19	4,3	0,39	*	Keule (Schlegel, Hinterschinken)
11	150	24	1,8	9	0,6	0,8	0,19	4,3	0,5	0	Kotelett
10	362	21	15,8	39100	0,2	0,31	3,17	15,7	0,59	23	Leber
*	*	*	*	*	*	*	*	*	*	*	Mett
3	204	27	1	6	0,3	0,9	0,23	4,5	0,5	2	Muskelfleisch (ohne Fett)
11	260	16	10	39	0,3	0,34	1,8	8,4	0,55	16	Niere
2	13	*	0,3	0	0,8	0,1	0,02	0,5	0	0	Rückenspeck, frisch
9	172	21	1,7	6	0,7	0,8	0,19	4,3	0,39	0	Schnitzel (Oberschale)
9	187	*	3,3	*	*	0,49	0,5	5,3	0,35	4	Zunge
											Wild
14	220	28	2,8	0	0,5	0,09	0,06	8,1	0,3	*	Hase
7	197	21	2,3	1	0,1	0,25	0,25	0	0,3	0	Hirsch
5	220	*	3	0	*	*	0,25	*	*	0	Reh, Keule (Schlegel)
25	220	20	3	0	0,8	0,1	0,25	0	0,3	0	Rücken
10	167	22	1,8	8	0,2	0,1	0,2	5,1	0,4	0	Wildschwein
											Sonstige Fleischarten
14	224	29	3,5	+	1	0,11	0,07	8,6	0,3	3	Kaninchen
13	185	23	4,7	21	0,2	0,11	0,15	4,6	0,5	1	Pferd
10	185	20	2	36	1	0,15	0,28	4,9	0,3	0	Ziege
											Fleisch- und Wurstwaren
15	152	18	1,5	0	*	0,31	0,18	3,8	*	0	Bierschinken
12	67	20	0,8	16	0,3	0,5	0,15	1,9	0,31	23	Bockwurst
5	190	15	1	4	0,3	0,28	0,22	3,2	0,39	0	Bratwurst (Schweinsbratwurst)
24	155	11	1,7	0	0,4	0,1	0,2	4	0,38	0	Cervelatwurst
10	185	9	2,7	*	0,2	0,03	0,08	3	*	*	Dosenwürstchen
4	130	15	2	3	0,3	0,05	0,15	2,4	0,3	24	Fleischkäse (Leberkäse)
14	129	13	1,7	15	0,3	0,2	0,25	2,5	0,27	22	Fleischwurst
8	107	11	1,8	3	0,6	0,18	0,19	2,3	0,14	0	Frankfurter Würstchen
23	186	27	1,3	35	0,1	0,18	0,19	3,9	0,5	26	Geflügelwurst, mager

FLEISCH, GEFLÜGEL, EIER

FLEISCH, GEFLÜGEL, EIER

Lebensmittel (je 100 g verzehrbarer Anteil)	ENERGIE		HAUPTNÄHRSTOFFE							MINERALSTOFFE	
			Eiweiß (Protein)	Fett Gesamt	Fett MUF	Kohlenhydrate verwertbar	nicht verwertbar (Ballaststoffe) g	Wasser	Choles- terin	Natrium	Kalium
	kcal	kJ	g	g	g	g		g	mg	mg	mg
Gelbwurst (Hirnwurst)	281	1174	9,6	26,9	*	+	(0)	58,3	46	640	285
Hackfleisch (halb und halb)	260	1088	20	20	1,3	+	(0)	59,5	65	35	290
Jagdwurst	205	858	14,8	16,2	2,2	+	(0)	64,4	85	818	260
Kalbsbratwurst	266	1114	10,3	25	*	+	(0)	63	100	*	*
Knackwurst	300	1254	11,9	28	*	+	(0)	50,1	36	1190	195
Leberpastete	314	1315	14,2	28,6	*	+	(0)	53,9	150	738	173
Leberwurst, grob	326	1366	15,9	29,2	1,9	+	(0)	51,6	85	810	143
Leberwurst, mager	257	1075	17	21	*	+	*	*	85	400	140
Mettwurst (Braunschweiger)	390	1633	13,9	37,2	2	+	0,1	37,8	85	1090	213
Mortadella	345	1443	12,4	32,8	3,9	+	*	52,3	85	668	207
Münchner Weißwurst	287	1202	11,1	27	2,7	+	0,1	59,9	100	620	122
Rotwurst (Blutwurst)	301	1259	10	29	3,5	+	0,2	55,9	85	680	38
Salami	371	1552	18,5	33	5	+	0,5	27,7	85	2080	224
Schinken, geräuchert (Schinkenspeck)	152	635	20,7	7,7	0,8	+	*	70,6	70	2580	277
Schinken (Kochschinken)	125	524	22,5	3,7	0,3	+	*	63,9	85	965	270
Schinken (Lachsschinken)	116	485	18,3	4,4	0,5	+	*	69,5	51	2470	258
Speck, durchwachsen	621	2600	9,1	65	3,4	+	*	20	*	1770	225
Wiener Würstchen	296	1236	10,2	28,3	3,1	+	0,1	56,4	85	941	204
Eier und Trockeneipulver											
1 Eidotter, mittelgroß, 19 g	67	280	3,1	6,1	1	0,1	0	9,5	239	10	26
1 Eiklar, mittelgroß, 33 g	16	66	3,7	0	0	0,2	0	28,8	0	56	50,8
1 Hühnerei, St. 48 g (Gew.-Kl. S)[a]	67	280	5,5	4,9	0,8	0,3	0	32	170	62	63
St. 58 g (Gew.-Kl. M)[b]	81	339	6,7	5,9	1	0,4	0	38,7	206	75	76
Hühnerei (Gesamtinhalt)	156	651	12,8	11,3	1,8	0,7	0	74,4	396	144	147
Hühnereigelb	353	1476	16,1	31,9	5,5	0,3	0	50	1260	51	138
getrocknet	669	2799	31,7	59,3	8,3	2,1	0	3,4	2430	91	267
Hühnereiklar	47	199	11,1	0	0	0,7	0	87,3	0	170	154
getrocknet	343	1434	77,3	0,1	+	8,1	0	9	0	1420	1070
Hühnervollei, getrocknet	570	2384	46	41,8	5,6	2,4	0	6,1	1440	521	490

a = Schalenanteil = 5 g   b = Schalenanteil = 6 g

| Calcium | Phosphor | Magnesium | Eisen | **VITAMINE** | | | | | | | Lebensmittel |
| | | | | A (Ret.-Ä.) | E (Toc.-Ä.) | B1 (Thiamin) | B2 (Riboflavin) | Niacin | B6 (Pyridoxin) | C (Asc.-Säure) | |
mg	mg	mg	mg	µg	mg	mg	mg	mg	mg	mg	(je 100 g verzehrbarer Anteil)
9	70	18	0,7	2	0,3	0,49	0,12	2,3	0,25	0	Gelbwurst (Hirnwurst)
8	135	17	2,2	5	*	0,4	0,15	4	*	*	Hackfleisch (halb und halb)
14	144	19	2,9	0	0,3	0,11	0,12	4,2	0,41	21	Jagdwurst
*	*	*	*	*	*	*	*	*	*	*	Kalbsbratwurst
28	144	14	1,6	15	5,5	0,11	0,13	3,3	0,22	198	Knackwurst
10	191	15	6,4	950	0,4	0,03	0,6	3,3	*	2	Leberpastete
41	154	*	5,3	8300	0,3	0,2	0,92	3,6	*	*	Leberwurst, grob
9	240	7	5,5	1700	*	0,15	1,1	4,5	*	*	Leberwurst, mager
13	160	11	1,6	28	0,4	0,2	0,15	0,3	0,2	0	Mettwurst (Braunschweiger)
42	143	19	3,1	0	*	0,1	0,15	3,1	*	0	Mortadella
25	126	20	1,3	12	0,3	0,04	0,13	2,4	0,28	0	Münchner Weißwurst
7	22	8	6,4	3	0,2	0,07	0,13	1,2	0,12	0	Rotwurst (Blutwurst)
35	167	11	2,1	+	0,1	0,18	0,2	2,6	0,33	0	Salami
2	157	23	1,1	4	0,3	0,88	0,23	6,9	0,51	0	Schinken, geräuchert (Schinkenspeck)
15	136	24	2,5	0	0,3	0,61	0,26	3,5	0,36	*	Schinken (Kochschinken)
32	132	58	1,6	5	0,2	0,69	0,17	5,7	0,5	*	Schinken (Lachsschinken)
9	108	15	0,8	0	0,4	0,43	0,14	2,3	0,35	0	Speck, durchwachsen
13	170	20	2,4	7	0,3	0,1	0,12	3,1	0,29	23	Wiener Würstchen
											Eier und Trockeneipulver
27	112	3	1,3	168	1,2	0,06	0,08	+	0,06	0	1 Eidotter, mittelgroß, 19 g
3,6	7	4	0,1	+	*	0,01	0,11	+	+	0	1 Eiklar, mittelgroß, 33 g
23	92	5	0,9	117	1	0,06	0,18	0	0,03	0	1 Hühnerei, St. 48 g (Gew.-Kl. S)[a]
28	111	6	1	141	1	0,07	0,21	0,1	0,04	0	St. 58 g (Gew.-Kl. M)[b]
54	214	12	2	272	2	0,13	0,41	0,1	0,08	0	Hühnerei (Gesamtinhalt)
140	590	16	7	886	6,3	0,29	0,4	0,1	0,3	0	Hühnereigelb
282	1120	28	14	1100	4,2	0,5	0,66	0,1	0,58	0	getrocknet
11	21	12	0,2	+	*	0,02	0,32	0,1	0,01	0	Hühnereiklar
84	110	72	0,9	0	*	0,04	2,1	0,7	0,02	0	getrocknet
190	757	46	8,8	800	2,9	0,44	1,4	0,2	0,08	0	Hühnervollei, getrocknet

FETTE, ÖLE, SAMEN, NÜSSE

Lebensmittel (je 100 g verzehrbarer Anteil)	ENERGIE		HAUPTNÄHRSTOFFE							MINERALSTOFFE	
	kcal	kJ	Eiweiß (Protein) g	Fett Gesamt g	Fett MUF g	Kohlenhydrate verwertbar g	nicht verwertbar (Ballaststoffe) g	Wasser g	Cholesterin mg	Natrium mg	Kalium mg
Tierische Fette und Öle											
Butter, Milchhalbfett	388	1624	4	39,8	0,9	3,5	0	52	140	80	160
Süß- und Sauerrahm	754	3156	0,7	83,2	1,8	0,7	0	15,3	240	5	16
Butterschmalz	897	3752	0,3	99,5	2,3	0	0	0,3	340	2	3
Gänseschmalz	896	3747	+	99,5	10,5	0	0	0	100	5	1
Hammeltalg	747	3127	3,9	81,3	3,3	0	0	14,7	100	2	4
Lebertran	899	3762	0	99,9	29,6	0	0	0	500	+	1
Rindertalg	896	3747	+	99,5	3,2	0	0	0,4	89	11	6
Schweineschmalz	898	3756	0,1	99,7	12,1	0	0	0,2	85	1	1
Pflanzliche Fette und Öle											
Baumwollsamenöl	900	3766	0	100	50,4	0	0	0,3	2	1	0
Erdnussöl	900	3766	0	100	22,3	0	0	0,4	1	0	0
Kokosfett, gereinigt	900	3766	0	100	1,7	0	0	0,1	1	2	2
Kürbiskernöl	900	3766	0	100	49,7	0	0	0	3	0	1
Leinöl	900	3766	0	100	67,1	0	0	0	4	1	1
Maiskeimöl	900	3766	0	100	56,5	0	0	0	2	1	1
Margarine (Pflanzenmargarine)	722	3023	0,2	80	19,7	0,4	0	19,1	7	101	7
Diätmargarine	722	3019	0,2	80	32,7	0,2	0	19,1	1	39	7
Halbfettmargarine	368	1540	1,6	40	12,9	0,4	*	57,9	4	390	7
Mayonnaise, 50 % Fett	490	2050	0,5	52	17,2	5	0	38,9	52	750	9
80 % Fett	727	3040	1,1	78,9	32[a]	3	0	15,1	142	481	18
Olivenöl	900	3766	0	100	9,1	0	0	0,2	1	1	+
Palmöl	900	3766	0	100	10,1	0	0	+	1	1	1
Rapsöl (Rüböl)	900	3766	0	100	31,5	0	0	0	2	1	1
Safloröl (Distelöl)	900	3766	0	100	75,6	0	0	+	0	0	1
Sesamöl	900	3766	0	100	43,7	0	0	+	1	2	20
Sojaöl	900	3766	0	100	60,6	0	0	+	2	0	1
Sonnenblumenöl	900	3766	0	100	63,6	0	0	0,2	0,5	1	1
Traubenkernöl	900	3766	0	100	66,4	0	0	0	1	0	1
Walnussöl	900	3766	0	100	64,6	0	0	+	1	0	1
Weizenkeimöl	900	3766	0	100	63,5	0	0	0	3	1	1

a = mit Maisöl zubereitet

| Calcium mg | Phosphor mg | Magnesium mg | Eisen mg | VITAMINE | | | | | | | Lebensmittel (je 100 g verzehrbarer Anteil) |
				A (Ret.-Ä.) µg	E (Toc.-Ä.) mg	B1 (Thiamin) mg	B2 (Riboflavin) mg	Niacin mg	B6 (Pyridoxin) mg	C (Asc.-Säure) mg	
											Tierische Fette und Öle
115	90	14	+	360	1,4	0,03	0,01	0,1	0,02	+	Butter, Milchhalbfett
13	21	3	0,1	653	2,2	0,01	0,02	+	0,01	+	Süß- und Sauerrahm
6	1	1	0,2	890	3,6	*	*	+	+	0	Butterschmalz
1	5	0	+	*	2,7	*	*	*	*	*	Gänseschmalz
0	10	1	0,1	*	0,5	*	*	*	*	*	Hammeltalg
1	1	0	0,1	25500	3,3	*	0	0	*	*	Lebertran
0	7	3	0,1	280	1,3	0	0	0	*	1	Rindertalg
+	2	+	0,1	0	1,5	0	0	0	*	0	Schweineschmalz
											Pflanzliche Fette und Öle
1	1	1	+	+	52	*	*	*	*	*	Baumwollsamenöl
0	1	1	0,1	0	25,5	*	*	*	*	*	Erdnussöl
2	1	+	+	+	0,6	0	0	0	*	*	Kokosfett, gereinigt
0	*	*	*	*	4	*	*	*	*	*	Kürbiskernöl
1	1	1	*	*	5,2	*	*	*	*	*	Leinöl
15	*	*	1,3	23	31,1	*	*	*	*	*	Maiskeimöl
10	10	13	+	608[b]	13,6	+	+	+	*	+	Margarine (Pflanzenmargarine)
12	8	1	*	533[b]	12,5	+	0,03	+	+	0	Diätmargarine
12	8	0,5	0,1	500	6	+	0,03	+	+	0	Halbfettmargarine
10	30	2	0,3	30	5	0,01	0,02	*	*	*	Mayonnaise, 50 % Fett
18	60	23	1	84	15	0,02	0,04	+	0,01	0	80 % Fett
1	*	*	0,1	120	13,2	0	0	0	0	0	Olivenöl
1	1	1	*	9400	24,5	*	*	*	*	*	Palmöl
1	1	1	0,1	550	30	*	*	*	*	*	Rapsöl (Rüböl)
*	*	*	*	*	48,2	*	*	*	*	*	Safloröl (Distelöl)
10	*	*	0,1	*	28,3	0,01	0,07	0,1	*	*	Sesamöl
*	*	*	*	583	29	*	*	*	*	*	Sojaöl
1	1	1	*	4	50	0	*	*	*	*	Sonnenblumenöl
*	*	*	*	*	37	*	*	*	*	*	Traubenkernöl
*	*	*	*	*	8	*	*	*	*	*	Walnussöl
1	1	1	0,1	*	185	*	*	*	*	*	Weizenkeimöl

b = je nach Höhe der Vitaminierung

FETTE, ÖLE, SAMEN, NÜSSE

Lebensmittel (je 100 g verzehrbarer Anteil)	ENERGIE		HAUPTNÄHRSTOFFE							MINERALSTOFFE	
			Eiweiß (Protein)	Fett Gesamt	Fett MUF	Kohlenhydrate verwert-bar	nicht ver-wertbar (Ballast-stoffe) g	Wasser	Choles-terin	Natrium	Kalium
	kcal	kJ	g	g	g	g		g	mg	mg	mg
Samen und Nüsse											
Cashewnuss	571	2387	17,2	42,2	7,5	30,5	2,9	4	0	15	552
Erdnuss	564	2360	25,3	48,1	14,4	7,5	11,7	5,2	0	11	661
geröstet	585	2446	25,6	49,4	14,8	9,4	11,4	1,6	0	5	777
Erdnussflocken	520	2176	13	28	10	54	4,9	3	0	770	165
Erdnusspaste (-mus)	630	2636	28	50	12	17	8,1	1,8	0	17	670
Haselnuss	644	2696	12	61,6	8,6	10,5	8,2	5,6	0	2	630
Kastanie (Marone)	196	818	3,4	1,9	0,5	41,2	8,4	48	0	2	707
Kokosmilch	9	36	0,3	0,2	+	1,4	0	94,2	0	47	282
Kokosnuss, reif	363	1520	3,9	36,5	0,7	4,8	9	48	0	35	379
Kokosraspel	606	2536	5,6	62	1	6,4	24	2,2	0	28	750
Kürbiskerne	565	2363	24,4	45,6	23,6	14,2	8,8	2,1	0	18	814
Leinsamen, ungeschält	376	1558	24,4	30,9	20,8	0	35	6,1	0	60	725
Macadamianuss	703	2941	7,5	73	1,7	4	11,4	3	0	5	265
Mandel, süß	583	2441	18,7	54,1	13,1	5,4	13,5	5	0	20	835
Mohnsamen	477	1997	20,2	42,2	31,1	4,2	20,5	6,1	0	21	705
Paranuss	670	2803	13,6	66,8	29,8	3,6	6,7	5,6	0	2	644
Pekannuss	703	2941	9,3	72	16	4,4	9,5	3	0	3	604
Pinienkerne	674	2820	13	60	22,7	20,5	1	3	0	4	600
Pistazienkerne	594	2485	20,8	51,6	7,6	11,6	10,6	5,3	0	6	1020
Sesamsamen	565	2365	17,7	50,4	19,4	10,2	11,2	5	0	45	458
Sonnenblumenkerne, geschält	580	2428	22,5	49	28	12,3	6,3	6,6	0	2	725
Walnuss	663	2772	14,4	62,5	42,1	10,6	6,1	5	0	2	570

Calcium mg	Phosphor mg	Magnesium mg	Eisen mg	VITAMINE A (Ret.-Ä.) µg	E (Toc.-Ä.) mg	B1 (Thiamin) mg	B2 (Riboflavin) mg	Niacin mg	B6 (Pyridoxin) mg	C (Asc.-Säure) mg	Lebensmittel (je 100 g verzehrbarer Anteil)
											Samen und Nüsse
31	375	270	2,8	10	0,8	0,63	0,25	1,8	0,42	0	Cashewnuss
40	341	163	1,8	0,3	10,3	0,9	0,15	15,3	0,44	0	Erdnuss
65	410	180	2,3	110	10	0,25	0,14	14,3	0,4	0	geröstet
16	107	43	0,9	27	5	0,18	0,04	3,3	0,13	0	Erdnussflocken
65	410	175	2	0	8,6	0,13	0,13	15	0,4	0	Erdnusspaste (-mus)
225	330	150	3,8	5	26,6	0,4	0,2	1,4	0,31	3	Haselnuss
33	87	45	1,4	4	1,2	0,23	0,22	0,9	0,35	27	Kastanie (Marone)
27	33	28	0,1	0	0	+	+	0,1	0,03	2	Kokosmilch
20	94	39	2,3	0	0,8	0,06	0,01	0,4	0,06	2	Kokosnuss, reif
22	160	90	3,6	0	0,1	0,04	0,6	0,8	0,2	1	Kokosraspel
41	830	402	12,5	38	4	0,22	0,32	7,8	0,9	+	Kürbiskerne
198	662	90	8,2	0	1,3	0,17	0,16	1,4	0,2	1	Leinsamen, ungeschält
51	201	108	0,2	0	1,5	0,28	0,12	1,5	0,28	0	Macadamianuss
252	454	170	4,1	23	25,2	0,22	0,6	4,1	0,16	0	Mandel, süß
1460	854	333	9,5	5	4	0,86	0,17	1	0,44	0	Mohnsamen
130	674	160	3,4	3	7,6	1	0,04	0,2	0,11	2	Paranuss
73	290	142	2,4	13	3,1	0,86	0,13	2	*	2	Pekannuss
12	605	235	5,2	8	13,7	1,3	0,23	4,5	0,11	2	Pinienkerne
130	500	160	7,3	25	5,2	0,69	0,2	1,5	0,25	7	Pistazienkerne
783	607	347	10	7	2,5	0,8	0,25	4,5	0,79	0	Sesamsamen
98	618	420	6,3	3	21,8	1,9	0,14	4,1	0,6	0	Sonnenblumenkerne, geschält
87	410	135	2,1	10	6	0,35	0,1	1	0,87	3	Walnuss

FETTE, ÖLE
SAMEN, NÜSSE

EXTRAS, FERTIGGERICHTE

Lebensmittel (je 100 g verzehrbarer Anteil)	ENERGIE		HAUPTNÄHRSTOFFE					Wasser	Choles-terin	MINERALSTOFFE	
			Eiweiß (Protein)	Fett Gesamt	Fett MUF	Kohlenhydrate verwert-bar	nicht ver-wertbar (Ballast-stoffe)			Natrium	Kalium
	kcal	kJ	g	g	g	g	g	g	mg	mg	mg
Getränke, alkoholische											
Alkoholfreies Schankbier (0,04°–0,6°)[a]	25	105	0,3	0	0	5,4	0	93,2	0	3	40
Altbier (5°)[a]	43	180	0,5	0	0	3,5	0	92,1	0	6	49
Apfelwein (5°)	45	189	+	0	0	2,6	0	93	0	1	120
Bockbier, hell, untergärig (7°)[a]	62	259	0,7	0	0	4,6	0	88,6	0	3	72
Branntwein (32°)	117	743	0	0	0	0	0	68	0	+	1
Branntwein (38°)	210	882	0	*	*	*	0	62	*	1	1
Dessertweine (16°–18°)	160	672	0,1	*	*	15	*	75	*	2	100
Diät-Vollbier (5°)[a]	33	140	0,4	0	0	0,8	0	94,4	0	4	45
Doppelbockbier, dunkel (8°)[a]	69	289	0,8	0	0	3,8	0	87,2	0	2	79
Exportbier, hell (5°)[a]	47	195	0,5	0	0	2,9	0	91,5	0	2	51
Fruchtwein (8°–10°)	74	311	+	*	*	5	*	88	*	2	100
Kölschbier (5°)[a]	42	176	0,4	0	0	4	0	92,4	0	6	48
Lagerbier (Vollbier), hell (5°)[a]	37	156	0,5	0	0	2,8	0	92,2	0	2	46
Leichtbier, untergärig (2,5°–3,0°)[a]	27	113	0,4	0	0	2	0	94	0	2	34
Liköre (30°)	166	697	*	*	*	30	0	50	*	1	2
Malzbier, Malztrunk (0,04°–0,6°)[a]	48	199	0,4	0	0	11,6	0	88,4	0	7	27
Obstbranntwein (40°–45°)	248	987	*	*	*	*	*	55	*	*	3
Pilsener Lagerbier (5°)[a]	43	173	0,5	0	0	3,1	0	92	0	3	50
Qualitätswein, rot (10°–12°)	67	278	0,2	*	*	2,6	0	88	*	3	90
weiß (10°–12°)	70	294	0,1	*	*	2,6	0	88	*	2	82
Sekt (11°–12°)	83	349	0,1	*	*	5	0	86	*	3	70
Tafelwein, weiß (9°–10°)	65	273	0,1	*	*	2,5	*	88	*	1	90
Weinbrand (38°)	240	1003	*	*	*	2	0	65	*	2	+
Weizenvollbier, hefefrei (5°)[a]	46	190	0,5	0	0	3	0	91,6	0	3	49
hefehaltig (5°)[a]	46	190	0,5	0	0	3	0	91,7	0	2	44
Whisky (43°)	247	1033	*	*	*	+	0	64,7	*	+	3
Getränke, alkoholfreie											
Colagetränke	43	182	+	*	*	10,9	*	89	*	4	1
Fruchtsaftgetränke	49	206	0,2	*	*	12	0,3	92,5	*	4	*
Kalorienarme Erfrischungsgetränke											
Limonaden	49	206	*	*	*	12	*	92,5	*	7	1
Orange, ca. 30 % Saftgehalt	12	50	0,2	+	*	2,8	*	95	*	*	*
Orange, ca. 8 % Saftgehalt	9	38	+	+	*	2	*	96	*	*	*
Zitrone, ca. 5 % Saftgehalt	7	29	+	+	*	1,5	*	98,5	*	5	1

Calcium mg	Phosphor mg	Magnesium mg	Eisen mg	VITAMINE A (Ret.-Ä.) µg	E (Toc.-Ä.) mg	B1 (Thiamin) mg	B2 (Riboflavin) mg	Niacin mg	B6 (Pyridoxin) mg	C (Asc.-Säure) mg	Lebensmittel (je 100 g verzehrbarer Anteil)
											Getränke, alkoholische
5	20	7	+	0	0	+	0,02	0,62	0,04	0	Alkoholfreies Schankbier (0,04°–0,6°)[a]
4	29	11	+	0	0	+	0,05	0,76	0,04	0	Altbier (5°)[a]
10	7	5	0,5	*	*	*	*	*	0,01	*	Apfelwein (5°)
4	50	12	+	0	0	+	0,04	1,27	0,04	0	Bockbier, hell, untergärig (7°)[a]
*	6	*	*	*	*	0,01	0,01	*	*	*	Branntwein (32°)
*	*	*	*	*	*	0,01	0,01	*	*	*	Branntwein (38°)
10	10	8	0,5	*	*	*	0,02	0,1	0,01	*	Dessertweine (16°–18°)
4	31	10	+	0	0	+	0,03	0,71	0,04	0	Diät-Vollbier (5°)[a]
3	51	13	+	0	0	+	0,06	1,4	0,04	0	Doppelbockbier, dunkel (8°)[a]
3	36	10	+	0	0	+	0,04	0,95	0,05	0	Exportbier, hell (5°)[a]
10	6	4	0,5	*	*	*	*	*	0,01	*	Fruchtwein (8°–10°)
4	26	9	+	0	0	+	0,03	0,78	0,04	0	Kölschbier (5°)[a]
2	32	8	+	1	0	+	0,03	0,91	0,05	0	Lagerbier (Vollbier), hell (5°)[a]
4	25	8	+	0	0	+	0,02	0,7	0,03	0	Leichtbier, untergärig (2,5°–3,0°)[a]
2	3	1	*	*	*	*	*	*	*	*	Liköre (30°)
4	17	7	0,1	0	0	+	0,03	0,53	+	0	Malzbier, Malztrunk (0,04°–0,6°)[a]
2	*	*	*	*	*	*	*	*	*	*	Obstbranntwein (40°–45°)
4	31	10	+	0	0	+	0,03	0,79	0,06	0	Pilsener Lagerbier (5°)[a]
10	10	9	0,9	0	+	+	+	0,02	0,02	2	Qualitätswein, rot (10°–12°)
10	15	10	0,6	0	*	+	0,01	0,1	0,02	*	weiß (10°–12°)
10	10	8	0,5	*	*	*	0,01	0,1	0,02	*	Sekt (11°–12°)
6	10	8	0,5	*	*	*	0,01	0,1	0,02	*	Tafelwein, weiß (9°–10°)
*	*	1	*	*	*	*	*	*	*	*	Weinbrand (38°)
3	31	10	+	0	0	+	0,04	0,83	0,04	0	Weizenvollbier, hefefrei (5°)[a]
3	32	8	+	0	0	+	0,04	0,73	0,04	0	hefehaltig (5°)[a]
+	+	+	*	*	*	*	*	*	*	*	Whisky (43°)
											Getränke, alkoholfreie
4	6	1	*	0	*	*	*	*	*	*	Colagetränke
19	*	2	0,4	*	*	*	*	*	*	6	Fruchtsaftgetränke
											Kalorienarme Erfrischungsgetränke
1	5	1	2	*	*	*	*	*	*	*	Limonaden
*	*	*	*	*	*	*	*	*	*	*	Orange, ca. 30 % Saftgehalt
*	*	*	*	*	*	*	*	*	*	*	Orange, ca. 8 % Saftgehalt
20	3	2	0,4	*	*	*	*	*	*	*	Zitrone, ca. 5 % Saftgehalt

a = Quelle: Prof. Dr. A. Piendl, persönl. Mitteilung Freising-Weihenstephan, 1988; die Höhe des Alkoholgehalts, ausgedrückt in Volumenprozent (X°), wurde auf der Basis von Angaben in g/100 g errechnet.

EXTRAS, FERTIGGERICHTE

Lebensmittel (je 100 g verzehrbarer Anteil)	ENERGIE		HAUPTNÄHRSTOFFE					Wasser	Choles-terin	MINERALSTOFFE	
	kcal	kJ	Eiweiß (Protein) g	Fett Gesamt g	Fett MUF g	Kohlenhydrate verwert-bar g	nicht ver-wertbar (Ballast-stoffe) g	g	mg	Natrium mg	Kalium mg
Süßwaren											
Bienenhonig (im Durchschnitt)	327	1367	0,3	0	*	81	(0)	17	(0)	2	45
Bonbons, Hartkaramellen	388	1623	0,5	0,3	*	97	(0)	2,5	*	25	9
Milchkaramellen	393	1651	3	5	0,1	84	(0)	8	11	121	117
Brotaufstrich auf Nussbasis	528	2210	4	31	4,8	58,4	4,7	0,6	*	44	442
Gummibärchen	328	1377	6	*	*	76	*	18	*	60	360
Kakaopulver, schwach entölt (dunkel)	340	1423	20	24	0,4	11	30	5	(0)	17	1920
stark entölt (hell)	343	1427	19,8	24,5	1	10,8	35	5,6	(0)	17	2000
Kaugummi, 1 St. zu 3,3 g	10	42	0	0	*	2,6	(0)	+	*	*	*
Konfitüre (im Durchschnitt)	266	1119	0,6	+	0,1	66	3	29	(0)	10	15
Marzipan	493	2063	8	25	5	59	1	9	(0)	5	210
Nougat	500	2092	5	24	3,1	66	+	1	(0)	3	155
Rübensirup	270	1146	2,9	0	0	64,5	6	*	0	20	*
Schokolade, 70 % Kakaomasse	520	2180	8	40	1	33	5	1	(0)	60	*
milchfrei (40 % Kakaomasse)	479	2005	5,3	30	1,1	47	15	1	(0)	19	397
Vollmilchschokolade	531	2221	9,2	30	0,9	56	+	1	2	58	465
mit Haselnüssen (20 %)	556	2335	9,5	36,5	2,7	47,5	5,6	1	1	80	440
Zucker	400	1680	0	0	0	100	0	+	(0)	+	2

Lebensmittel (je 100 g verzehrbarer Anteil)	ENERGIE		HAUPTNÄHRSTOFFE					Wasser	Choles-terin
	kcal	kJ	Eiweiß (Protein) g	Fett Gesamt g	Fett MUF g	Kohlenhydrate verwert-bar g	nicht ver-wertbar (Ballast-stoffe) g	g	mg
Süßspeisen[a]									
1. CREMESPEISEN OHNE KOCHEN									
Fruchtcreme, Trockenprodukt	322	1352	0,5	+	*	80	*	*	*
verzehrfertig	109	458	3	3	1,3	17,5	2,8	75	3
Schokoladencreme, Trockenprodukt	456	1915	4	16,5	*	73	*	*	*
verzehrfertig	144	605	3	6	0,5	19,5	0,2	*	88
Vanillecreme, Trockenprodukt	401	1684	1,5	13	*	69,5	*	*	*
verzehrfertig	139	584	3	5,5	0,2	19,5	*	*	25
2. PUDDING UND SOSSEN									
Götterspeise, Gelee, Trockenprodukt	313	1310	65,8	0	0	12,5	*	20	*
verzehrfertig mit Wasser	60	251	1,4	0	0	13,6	1	83	47
Rote Grütze, Trockenprodukt	332	1389	+	0	0	83	*	16	*
verzehrfertig mit Wasser	85	351	0	0	0	21	1,4	79	*

Calcium mg	Phosphor mg	Magnesium mg	Eisen mg	A (Ret.-Ä.) µg	E (Toc.-Ä.) mg	B1 (Thiamin) mg	B2 (Riboflavin) mg	Niacin mg	B6 (Pyridoxin) mg	C (Asc.-Säure) mg	Lebensmittel (je 100 g verzehrbarer Anteil)
											Süßwaren
5	5	3	1	+	*	0,03	0,05	0,1	0,16	1	Bienenhonig (im Durchschnitt)
4	12	3	0,1	*	*	*	*	*	*	*	Bonbons, Hartkaramellen
21	16	5	0,8	43	0,1	0,03	0,04	*	*	*	Milchkaramellen
13	42	75	3,5	31	10	0,23	0,12	0,6	0,69	1	Brotaufstrich auf Nussbasis
360	4	110	4,2	*	10,3	*	*	*	1,5	18	Gummibärchen
114	656	414	12	+	0,9	0,1	0,4	2,7	0,1	0	Kakaopulver, schwach entölt (dunkel)
114	665	414	13	2	0,4	0,13	0,4	2,7	0,14	0	stark entölt (hell)
1	4	6	4,5	*	*	*	*	*	*	*	Kaugummi, 1 St. zu 3,3 g
10	15	10	+	2	0,1	+	+	0,2	0,01	2	Konfitüre (im Durchschnitt)
43	220	120	2	0	8,5	0,1	0,45	1,5	0,06	2	Marzipan
75	125	65	3	0	8,4	0,12	0,06	0,4	0,11	1	Nougat
*	*	90	13	*	*	5,4	*	*	*	*	Rübensirup
*	*	*	*	*	*	*	*	*	*	*	Schokolade, 70 % Kakaomasse
60	290	100	3	+	2	0,04	0,1	0,8	0,05	0	milchfrei (40 % Kakaomasse)
245	235	70	3	53	1,9	0,1	0,35	0,4	0,11	+	Vollmilchschokolade
240	250	65	3	+	7	0,15	0,32	0,6	0,1	1	mit Haselnüssen (20 %)
2	+	+	+	0	0	0	0	0	0	0	Zucker

Lebensmittel (je 100 g verzehrbarer Anteil)	ENERGIE kcal	ENERGIE kJ	Eiweiß (Protein) g	Fett Gesamt g	Fett MUF g	Kohlenhydrate verwertbar g	nicht verwertbar (Ballaststoffe) g	Wasser g	Cholesterin mg
Schokopudding, Trockenprodukt	320	1344	4,5	2,5	*	70	*	*	*
verzehrfertig mit Milch	127	533	3	3,5	*	21	*	*	*
Vanille-, Mandel-, Sahnepudding, Tr.-Pr.	346	1453	0,5	0	0	86	*	*	*
verzehrfertig mit Milch	105	441	2,9	3,3	*	16	*	*	*
Vanillesoße, Trockenprodukt	338	1420	0,6	*	*	84	*	*	*
verzehrfertig mit Milch	97	407	3	3,4	*	14	*	*	*
3. SPEISEEIS[a] Eiscreme	160	680	3	10	0,1	15	*	72	11
Fruchteis	80	336	+	+	0,1	20	0,6	80	5
Milchspeiseeis	127	531	5	3	0,1	20	*	72	9
Rahm-, Sahneeis	220	925	2	17	0,8	15	*	66	63
Softeis	115	483	3	3	0,1	19	*	70	9
Dessertsoße, Frucht, verzehrfertig	200	840	+	0	0	50	*	50	*
Schoko, verzehrfertig	145	607	2	1	*	32	*	65	*

a = Werte stellen das Mittel handelsüblicher Produkte dar. Sie wurden teils analytisch, teils durch Berechnung ermittelt. Werte für Mineralstoffe und Vitamine sind in den meisten Fällen nicht bekannt.

EXTRAS, FERTIGGERICHTE

Lebensmittel (je 100 g verzehrbarer Anteil)	ENERGIE kcal	kJ	HAUPTNÄHRSTOFFE Eiweiß (Protein) g	Fett Gesamt g	Kohlenhydrate g
FERTIGPRODUKTE					
Gemüsezubereitungen					
TIEFKÜHLKOST					
Apfel-Rotkohl (Ig)	65	274	1	2	11
Balkangemüse (Ig)	85	355	4	1	15
Brechbohnen (Bo)	27	113	2	0	5
Broccoliröschen (Ig)	24	100	3	1	1
Broccoli-Sahne-Gratin (Bo)	95	396	5	6	6
Chinesische Gemüsepfanne (Bo)	77	322	2	5	6
Dicke Bohnen (Bo)	77	325	7	1	11
Erbsen, extra zart (Bo)	50	212	5	1	6
Erbsen und Karotten (Ig)	57	243	4	+	10
Frühlingsrollen (Bo)	142	597	7	6	16
Gemüse-Kartoffelpfanne (Bo)	79	332	2	5	8
Grünkohl (Ig)	148	613	3	14	4
Julienne Gemüse-Mix (Bo)	29	123	1	+	5
Junger Spinat (Bo)	18	74	3	1	+
Leipziger Allerlei mit Butter (Ig)	118	491	3	7	10
Pfannengemüse Französisch (Ig)	88	368	4	5	7
Pfannengemüse Italienisch (Ig)	65	273	2	4	6
Pilzragout, edles (Bo)	83	343	2	7	2
Rahm-Kohlrabi (Ig)	83	347	2	5	7
Rahm-Porree (Ig)	68	284	2	4	6
Rahmspinat (Bo)	47	194	2	4	2
Ratatouille (Bo)	134	555	2	10	8
Suppengemüse (Ig)	28	119	2	1	4
Vollwert-Gemüse-Puffer (Bo)	150	630	4	6	20
Fleischzubereitungen					
NASSKONSERVEN					
Chili-Reistopf (Er)	51	213	2	1	8
Geschnetzeltes Züricher Art (Er)	79	334	4	3	8
Gulaschtopf mit Kartoffeln (Ma)	80	334	3	5	6
Jäger-Hackbällchen (Er)	117	487	5	9	5

Lebensmittel (je 100 g verzehrbarer Anteil)	ENERGIE kcal	kJ	HAUPTNÄHRSTOFFE Eiweiß (Protein) g	Fett Gesamt g	Kohlenhydrate g
Kalbsgeschnetzeltes, Spätzle, Gemüse (Er)	107	449	5	5	12
Kohlrouladen (Er)	70	292	3	5	4
Königsberger Klopse (Er)	145	608	5	7	11
Maultaschen in Rindfleischbrühe (Ma)	60	251	2	4	
Ravioli Bolognese (Ma)	87	365	3	3	11
Rindergulasch (Er)	99	416	6	3	11
Spaghetti Bolognese (Ma)	72	304	3	2	10
TIEFKÜHLKOST					
Asia Hähnchen	121	510	6	5	13
Bami Goreng (Bo)	113	474	7	4	11
Hirschbraten in Rahmsoße (Bo)	94	394	11	4	4
Hühnerfrikassee (Bo)	99	417	11	5	3
Kohlroulade (Bo)	125	520	6	9	5
Lasagne Bolognese (Bo)	154	645	8	8	12
Nasi Goreng (Bo)	141	591	7	7	13
Penne Gorgonzola (Ig)	140	588	5	5	18
Rinderroulade in Bratensoße (Bo)	104	437	13	4	4
Sauerbraten (Bo)	116	489	14	3	9
Steaklets (Ig)	208	841	14	15	4
Tafelspitz (Bo)	131	551	15	6	5
Fischzubereitungen					
TIEFKÜHLKOST					
Filet in Kräutersauce (Ig)	114	477	12	6	3
Fischstäbchen (Ig)	197	827	13	8	18
Fischtopf, Rügener Art (Bo)	107	448	7	7	4
Gourmet Garnelen (Ig)	158	659	14	11	1
Lachsfilet (Bo)	202	841	19	14	0
Schlemmerfilet Italiano (Ig)	124	518	12	8	2
Schlemmerfilet Bordelaise (Ig)	166	693	12	10	6
Schlemmerfilet Champignon (Ig)	220	920	10	16	9
Schollenfilet, natur (Bo)	90	375	18	2	0
Seemannsschmaus (Ig)	255	1065	12	15	18

Herstellerschlüssel: Al = Alpro   Bo = Bofrost   Eh = Ehrmann   Er = Erasco
Stand Feb. 2009   Kö = Kölln   Ma = Maggi   Mc = McDonald's

FERTIGGERICHTE

Lebensmittel (je 100 g verzehrbarer Anteil)	ENERGIE		HAUPTNÄHRSTOFFE		
	kcal	kJ	Eiweiß (Protein) g	Fett Gesamt g	Kohlen-hydrate g
Nudelgerichte					
TROCKENPRODUKTE					
1 Beutel nach Anleitung zubereitet					
5-Minuten-Terrinen (Ma)					
Gulaschtopf	387	1630	16	11	56
Hühner-Nudeltopf	357	1509	16	6	60
Spaghetti Bolognese	402	1689	14	14	55
Hütten Schmaus (Kn)					
Schinken Makkaroni	615	2600	20	20	90
Schwäbische Käsespätzle	580	2440	22	16	85
Spätzle in Champignon-Sauce	587	2475	20	16	89
Spaghetteria (Kn)					
Bolognese – Pasta in Fleischsauce	605	2555	25	13	97
Funghi – Pasta in Pilzsauce	588	2480	18	17	93
Spaghetti Carbonara	703	2940	21	23	101
Getreidezubereitungen und Mehlspeisen					
TIEFKÜHLKOST					
Baguette, Salami (Bo)	196	822	10	8	21
Blätterteig, roh (Bo)	419	1745	6	28	37
Ciabatta mit Pesto (Bo)	253	1067	8	7	40
Elsässer Flammkuchen (Bo)	218	913	8	11	22
Germknödel (Ig)	274	1158	7	5	51
Käsespätzle (Bo)	190	798	7	9	21
Maultaschen (Bo)	221	924	8	9	27
Pizza, Bellissima Margherita (Bo)	239	1006	10	6	36
Bellissima Speciale (Bo)	205	859	11	8	22
Funghi (Oe)	233	976	8	12	23
Hawaii (Oe)	214	898	9	8	25
Salame (Oe)	272	1139	11	14	26
Vegetable (Oe)	197	826	7	9	22
Pizzettis, Käse (Bo)	320	1337	11	18	30
Salami (Bo)	260	1091	12	12	26
Quiche Lorraine (Bo)	274	1144	10	16	22

Lebensmittel (je 100 g verzehrbarer Anteil)	ENERGIE		HAUPTNÄHRSTOFFE		
	kcal	kJ	Eiweiß (Protein) g	Fett Gesamt g	Kohlen-hydrate g
Semmelknödel (Bo)	210	883	7	6	32
Zwetschgenknödel (Ig)	207	874	6	5	34
Kartoffelprodukte					
AUS TROCKENPRODUKTEN					
100 g nach Anleitung zubereitet					
Gnocchi (Pf)	155	655	4	1	34
Kartoffelknödel, halb und halb (Pf)	117	495	2	+	25
roh (Pf)	112	475	2	+	24
Kartoffelpüree, »Das Lockere« (Pf)	62	260	2	1	12
Salate und eingelegte Gemüse					
NASSKONSERVEN					
Apfelrotkohl (He)	44	187	2	+	9
Bohnensalat (He)	70	297	6	+	11
Champagnerkraut (He)	40	169	1	2	5
Fleischsalat herzhaft (He)	320	1321	4	32	4
Gewürzgurken (He)	25	101	1	+	5
Gurkenviertel (He)	44	185	1	+	10
Kapern (He)	21	88	3	*	4
Karottensalat (He)	36	153	1	+	8
Kartoffelsalat, Essig und Öl (He)	78	329	2	2	13
Maiskölbchen (He)	31	131	2	+	6
Mixed Pickles (He)	23	96	1	+	5
Paprikamark (He)	85	357	4	3	9
Pizzasauce Oregano (He)	43	184	2	+	8
Puszta Salat (He)	27	113	1	+	6
Rote Bete Salat (He)	42	178	1	+	9
Sahne-Meerrettich (He)	283	1172	3	25	11
Selleriesalat (He)	25	107	1	+	5
Tomaten + Basilikum (He)	23	96	1	+	4
Tomaten-Paprika (He)	27	115	1	+	6

He = Hengstenberg	Ig = Iglo	Kel = Kellogs	Kn = Knorr
Mo = Mondamin	Na = Natreen	Oe = Dr. Oetker	Un = Unilever (»Du darfst«)

EXTRAS, FERTIGGERICHTE

Lebensmittel	ENERGIE		HAUPTNÄHRSTOFFE		
	kcal	kJ	Eiweiß (Protein) g	Fett Gesamt g	Kohlen-hydrate g
Eintöpfe und Suppen					
NASSKONSERVEN					
Chili con Carne (Er)	127	536	10	3	19
Gemüsesuppe Mediterran (Ma)	42	179	2	2	5
Grüne Bohnen-Eintopf (Er)	42	177	3	2	4
Hühner-Nudeltopf (Er)	49	207	3	2	5
Linsen-Terrine mit Würstchen (Er)	79	331	5	3	7
Lübecker Hochzeitssuppe (Er)	34	143	2	2	3
Reistopf mit Fleischklößchen (Er)	62	262	2	3	6
Serbische Bohnensuppe (Er)	66	239	4	2	8
Ungarische Gulaschsuppe (Er)	55	228	3	3	4
EIN-TELLER-EINTÖPFE					
Erbsentopf mit Speck (Ma)	92	386	5	5	8
Gulaschtopf mit Kartoffeln (Ma)	68	285	3	4	6
Ravioli Bolognese (Ma)	87	365	3	3	10
Reistopf mit Huhn (Ma)	73	306	2	4	7
Heiße Tasse, 1 Portion (Er)					
Huhn	29	124	1	+	5
Lauch-Creme mit Croutons	57	239	1	2	8
Tomaten-Creme mit Croutons	64	271	1	3	11
TROCKENPRODUKTE					
1 Beutel nach Anweisung zubereitet					
Wirtshaus, 1 Portion (Ma)					
Schinken-Nudeln	303	1286	14	2	57
Schwäbische Käsespätzle	246	1038	8	5	43
Meisterklasse, 1 Portion (Ma)					
Festtagssuppe	51	616	3	1	8
Flädlesuppe	48	201	2	1	8
Hühnersuppe mit Nudeln	45	190	2	1	7
Rindfleischsuppe					
mit Fleischklößchen	64	272	3	1	12

Lebensmittel	ENERGIE		HAUPTNÄHRSTOFFE		
	kcal	kJ	Eiweiß (Protein) g	Fett Gesamt g	Kohlen-hydrate g
Spargel-Cremesuppe	83	352	4	2	13
Tomatensuppe mit Reis	93	394	2	1	19
Zwiebelsuppe, Feinschmecker Art	44	186	2	1	7
Heißer Becher, 1 Portion (Ma)					
Champignoncreme mit Croutons	111	462	2	8	7
Huhn mit Nudeln	34	141	1	1	5
Tomatencreme mit Croutons	76	321	2	3	10
Feinschmecker, 1 Portion (Kn)					
Blumenkohl-Broccoli-Suppe	143	595	3	9	11
Champignoncreme-Suppe	117	485	2	8	10
Flädle-Suppe	108	450	3	7	9
Fränk. Grünkerncreme-Suppe	113	534	4	7	14
Instant Suppen, 1 Portion (Kn)					
Chinesische Nudel-Suppe	110	465	3	2	20
Frühlingsgemüse-Suppe (Kn)	65	270	2	2	12
Kartoffel-Lauch-Suppe (Kn)	62	263	2	2	11
Mediterrane Tomatensuppe (Kn)	48	203	2	2	9
Sommergemüse-Suppe (Kn)	65	278	2	2	12
Hühner-Nudel-Suppe	94	395	4	1	17
Lauchcreme-Suppe + Croutons	80	335	1	3	11
Tomaten-Mozzarella-Suppe + Nudeln	99	420	4	1	17
Suppenliebe, Eintopf, 1 Portion (Kn)					
Deftiger Erbsentopf + Speck	180	775	13	3	27
Deftiger Kartoffeltopf + Speck	183	770	4	9	22
Deftiger Linsentopf + Speck	197	830	14	3	29
Fertigsaucen					
TROCKENPRODUKTE					
1 Portion (1/4 l) nach Anleitung zubereitet					
Basis Saucen (Kn)					
Bratensoße extra	103	435	3	3	15
Helle Soße	137	575	2	6	19
Klarer Bratensaft	105	440	2	7	9

Herstellerschlüssel:	Al = Alpro	Bo = Bofrost	Eh = Ehrmann	Er = Erasco
Stand Feb. 2009	Kö = Kölln	Ma = Maggi	Mc = McDonald's	

FERTIGGERICHTE

Lebensmittel (je 100 g verzehrbarer Anteil)	ENERGIE kcal	kJ	HAUPTNÄHRSTOFFE Eiweiß (Protein) g	Fett Gesamt g	Kohlen-hydrate g
Rahmsoße für Fleischgerichte	150	625	2	7	18
Tomatensoße	147	645	3	6	19
Delikatess-Soßen (Ma)					
Feine helle Soße	78	325	2	5	7
Jägersoße	48	200	1	3	5
Rahmsoße zu Braten	81	336	2	6	6
Soße zu Geflügel	36	150	1	1	6
Soße zu Schweinebraten	41	170	1	2	4
Tomatensoße	63	265	1	3	8
Feinschmecker Saucen (Kn)					
Jägersauce	132	535	3	7	14
Zigeunersauce	154	645	5	6	19
Zwiebelsauce	100	420	5	2	15
Meisterklasse Saucen klassisch (Ma)					
Jäger-Sauce	26	108	1	1	3
Kräuter-Buttersauce	204	842	2	20	5
Pfeffer-Rahmsauce	111	461	2	9	6
Sauce Hollandaise	441	1820	3	46	5
FIX PRODUKTE					
Bauern-Topf mit Hackfleisch (Ma)	329	1384	7	10	53
Chili con Carne (Ma)	297	1253	11	6	49
Gulasch (Ma)	315	1331	10	6	55
Hüttenpfanne mit Hackfleisch (Ma)	535	2225	8	41	35
Jäger-Sahne-Schnitzel (Ma)	317	1342	8	4	63
Kräuter-Rahm-Schnitzel (Ma)	535	2225	8	41	35
Lachs-Sahne-Gratin (Kn)	402	1688	3	15	64
Lasagne (Ma)	292	1241	12	2	57
Paprika-Sahne-Hähnchen (Ma)	400	1673	10	22	41
Pfannen-Gyros (Ma)	249	1055	10	4	45
Rouladen (Ma)	322	1362	8	6	59
Sauerbraten (Ma)	308	1306	9	4	60
Seelachs in Kräuter-Sahne (Ma)	464	1941	7	25	52
Spaghetti Bolognese (Ma)	292	1241	12	2	57

Lebensmittel (je 100 g verzehrbarer Anteil)	ENERGIE kcal	kJ	HAUPTNÄHRSTOFFE Eiweiß (Protein) g	Fett Gesamt g	Kohlen-hydrate g
Zucchini-Pfanne mediterran (Ma)	275	1161	13	5	45
NASSPRODUKTE					
Sauce Hollandaise (Kn)	433	1812	2	46	6
Tomato al Gusto Bolognese (Kn)	71	300	4	2	8
Tomato al Gusto					
Kräuter-Knoblauch (Kn)	32	135	1	+	5
Würzsoßen (Ma)					
Chakalaka	123	535	2	4	22
Magic Asia Sauce	119	504	+	0	29
Texicana Salsa	97	413	1	+	22
Salat Saucen, Salat mit Pfiff (Ma)					
Dill Petersilie	203	861	4	1	43
Gartenkräuter	245	1039	11	4	42
Italienische Art	229	970	8	1	47
Salatsaucen (Ma)					
Buttermilch-Dressing	145	600	2	12	7
Crème-fraîche-Dressing	221	913	1	21	7
Joghurt-Dressing	148	610	3	11	9
Fleischbrühen (im Durchschnitt)					
Fette Brühe, Trockenprodukt	300	1260	16	25	2
Fleischextrakt (Liebigs)	247	1031	56,6	0,9	3
Gekörnte Brühe, Trockenprodukt	193	805	24	8	5
Gemüsebrühe, verzehrfertig	4	15	+	+	+
Klare Fleischsuppe, verzehrfertig	4	17	+	+	+
Verschiedenes					
BINDEMITTEL					
Klassische Mehlschwitze, dunkel (Mo)	561	2325	8	39	45
hell (Mo)	573	2370	6	40	46
Mondamin Soßenbinder, dunkel (Mo)	375	1585	+	+	92
hell (Mo)	379	1600	+	+	93

He = Hengstenberg lg = Iglo Kel = Kellogs Kn = Knorr
Mo = Mondamin Na = Natreen Oe = Dr. Oetker Un = Unilever (»Du darfst«)

EXTRAS, FERTIGGERICHTE

Lebensmittel (je 100 g verzehrbarer Anteil)	ENERGIE		HAUPTNÄHRSTOFFE		
	kcal	kJ	Eiweiß (Protein) g	Fett Gesamt g	Kohlenhydrate g
Süßspeisen					
TROCKENPRODUKTE					
Nach Anleitung zubereitet					
Gala, Bourbon Vanille (Oe)	106	445	3	3	16
Echt Karamell (Oe)	116	489	3	3	19
Garant, Schokolade (Oe)	101	428	3	2	19
Vanille (Oe)	84	355	3	1	15
Götterspeise i. D. (Oe)	63	268	0	0	15
Mousse à la Vanille (Oe)	123	519	5	3	19
Mousse au Chocolat (Oe)	142	599	5	4	21
Paradies-Creme, Schokolade (Oe)	129	542	4	5	17
Vanille (Oe)	124	523	3	4	18
Rotweincreme (Oe)	201	842	2	9	21
Süßer Moment, Mandel (Oe)	96	407	2	2	18
FERTIGDESSERTS					
1 Becher/Portion					
Jobst, Himbeer + Joghurt (Oe)	89	378	3	2	15
Milchreis, Apfel-Zimt (Oe)	227	963	7	2	43
Rote Grütze + Vanille-Soße (Oe)	99	418	2	2	17
Sahne Pudding, Schokolade (Oe)	237	987	5	14	24
Vanille (Oe)	228	951	4	13	23
Speiseeis					
Cornetto, 1 Stück (La)					
Amarena	272	1141	3	12	38
Buttermilch-Zitrone	234	982	3	11	30
Erdbeer	253	1064	2	10	39
Haselnuss	309	1292	4	18	32
Schokolade-Vanille	310	1295	4	19	32
Cremissimo (La)					
Bourbon-Vanille	109	457	2	5	14
Schokolade	127	533	3	6	15

Lebensmittel (je 100 g verzehrbarer Anteil)	ENERGIE		HAUPTNÄHRSTOFFE		
	kcal	kJ	Eiweiß (Protein) g	Fett Gesamt g	Kohlenhydrate g
Stracciatella	133	559	2	6	17
Walnuss	132	552	2	7	15
Eiscreme (Bo)					
Malaga	224	939	4	11	29
Schokosplitter	240	1003	3	12	30
Vanille-Bourbon	224	937	4	12	25
Magnum, 1 Stück (La)					
Classic	218	908	3	14	21
Mandel	229	955	4	14	22
Yoghurt fresh	226	948	2	14	24
Nogger, Original, 1 Stück (La)	310	1300	3	21	27
Schwarzwälder Kirsch (Bo)	206	864	2	9	30
Solero, 1 Stück (La)					
Exotic	130	546	2	3	23
Red Fruits	112	473	1	2	22
Vienetta Blättereis (La)					
Cappuccino	254	1059	3	17	22
Erdbeere	258	1074	3	17	23
Schokolade	251	1046	4	16	23
Backmischungen					
Nach Anleitung zubereitet					
Großmutters Back-Ideen (Oe)					
Donauwellen	341	1423	4	21	33
Käse-Sahne-Torte	241	1007	7	15	21
Kirschli-Kuchen	341	1429	5	18	40
Russischer Zupfkuchen	380	1580	8	23	36
Gugelhupf (Oe)	359	1525	5	21	46
Marmorkuchen (Oe)	383	1602	6	20	44
Nusskuchen (Oe)	396	1660	5	20	48
Schokokuchen (Oe)	420	1740	6	24	43
Zitronenkuchen (Oe)	381	1597	5	18	51

Herstellerschlüssel: Al = Alpro   Bo = Bofrost   Eh = Ehrmann   Er = Erasco
Stand Feb. 2009 Kö = Kölln   La = Langnese   Ma = Maggi   Mc = McDonald's

FERTIGPRODUKTE, ENERGIEREDUZIERT

Lebensmittel (je 100 g verzehrbarer Anteil)	ENERGIE kcal	kJ	HAUPTNÄHRSTOFFE Eiweiß (Protein) g	Fett Gesamt g	Kohlen-hydrate g
Frühstückscerealien					
active muesli (Kö)	388	1642	12	6	71
Choco Krispies (Kel)	393	1663	7	5	81
Chocos (Kel)	375	1589	8	3	80
Cornflakes, Mehrkorn (Kel)	344	1457	10	4	67
Frosties (Kel)	372	1579	5	1	87
Früchte Vollkorn Müsli (Kö)	349	1473	10	7	62
Haferfleks mit Kleie (Kö)	328	1384	15	7	52
Knusper-Müsli Klassik (Kö)	435	1829	10	15	165
Kölln Cakes (Kö)	501	1392	7	27	58
Multikorn Schoko-Vollkorn-Müsli (Kö)	384		10	12,8	57,3
Müsliriegel Müslix (Kel)	448	1872	7	18	65
Rice Krispies (Kel)	382	1620	7	2	85
Smacks (Kel)	375	1592	8	2	83
Vitalis, Früchtemüsli (Oe)	322	1365	8	4	62
Knusper Apfel, weniger süß (Oe)	398	1675	9	13	62
Knusper Schoko (Oe)	430	1800	9	15	66
Vollkorn-Haferfleks (Kö)	386	1633	10	5	75
Sojaprodukte					
Joghurtalternative »Yofus« (Al)					
Bio Natur	59	245	5	3	3
Heidelbeere, probiotisch	80	336	4	2	10
Milchalternative Drinks (Al)					
Bio Natur	42	177	3	2	3
Calcium	42	177	3	2	3
Calcium light	30	125	2	1	3
Schoko	70	296	3	2	10
Vanille	62	263	3	2	8
Waldfrüchte	66	277	3	2	9
Sojacreme zum Kochen, Cuisine (Al)	168	694	2	17	2
Soja-Dessert (Al)					
Caramel	82	348	3	2	13
Schoko	87	369	3	2	14
Vanille	80	336	3	2	13

Lebensmittel (je 100 g verzehrbarer Anteil)	ENERGIE kcal	kJ	HAUPTNÄHRSTOFFE Eiweiß (Protein) g	Fett Gesamt g	Kohlen-hydrate g
Fast Food					
1 Portion (Mc)					
Big Mac	495	2063	27	25	40
Cheeseburger	300	1261	16	16	30
Chicken McNuggets, 9 Stück	380	1597	25	20	25
Filet-o-Fish	350	1470	15	16	37
Gartensalat, ohne Dressing	11	46	1	0	1
Grilled Chicken Caesar Salat	190	801	28	7	4
Hamburger	258	1085	13	9	32
McChicken	420	1759	23	18	41
Pommes Frites, mittel	344	1403	5	17	42
FERTIGPRODUKTE, ENERGIEREDUZIERT (für Übergewichtige, nach §14a DiätVO)					
Wurst					
Apfel-Zwiebel-Leberwurst (Un)	269	1117	13	21	7
Aufschnitt Salami und Lachsschinken (Un)	194	812	25	10	1
Baguette Salami (Un)	271	1128	24	19	1
Cervelatwurst (Un)	251	1043	19	19	1
Fränkische Fleischwurst (Un)	231	958	14	19	1
Geflügel-Leberwurst (Un)	262	1086	14	22	2
Geflügel-Mortadella (Un)	141	588	14	9	1
Gemüse-Putenwurst (Un)	103	434	13	3	6
Grobe Teewurst mit Pfeffer (Un)	307	1271	14	27	2
Kalbsleberwurst (Un)	253	1049	14	21	2
Landleberwurst (Un)	257	1066	15	21	2
Pfälzer Leberwurst (Un)	257	1066	15	21	2
Putenaufschnitt (Un)	141	588	13	9	2
Putenleberwurst mit Ballaststoffen (Un)	222	921	14	18	1
Putensalami (Un)	263	1094	22	19	1
Saftige Würstchen (Un)	191	793	13	15	1

He = Hengstenberg	Ig = Iglo	Kel = Kellogs	Kn = Knorr
Mo = Mondamin	Na = Natreen	Oe = Dr. Oetker	Un = Unilever (»Du darfs«)

EXTRAS, FERTIGGERICHTE

Lebensmittel (je 100 g verzehrbarer Anteil)	ENERGIE		HAUPTNÄHRSTOFFE		
	kcal	kJ	Eiweiß (Protein) g	Fett Gesamt g	Kohlen-hydrate g
Salami (Un)	263	1094	22	19	1
mediterrane (Un)	280	1200	16	27	1
Teewurst (Un)	307	1284	15	27	1
Fleischgerichte (Un)					
Kasseler	58	244	5	2	6
Königsberger Klopse	104	437	4	4	14
Rindergulasch	88	375	8	2	11
Rinderroulade	77	324	5	2	8
Schweinegeschnetzeltes	77	324	6	2	7
Wirsingroulade	68	286	3	3	7
Zwiebel-Hackbraten	98	399	6	3	11
Geflügelgerichte (Un)					
Curryhuhn	84	355	6	2	10
Ente, klassisch	70	294	4	2	10
Huhn Toscana	86	364	6	1	12
Hühnerfrikassee	91	383	6	2	13
Pute, raffiniert	105	446	6	3	14
Fischgerichte (Un)					
Alaska Seelachsfilet,					
in Kräutersauce	58	246	5	1	6
Käse und Käsezubereitungen (Un)					
SCHMELZKÄSE/SCHMELZKÄSE-ECKEN, 28 % Fett i. Tr.					
Kräuter	181	758	16	10	7
Salami	181	758	16	10	7
Schmelzli	181	758	16	10	7
SCHMELZKÄSESCHEIBEN, 26 % Fett i. Tr.					
Toasties Allgäuer	212	887	20	12	6
Toasties Holländer	212	887	20	12	6
Toasties	212	887	20	12	6

Lebensmittel (je 100 g verzehrbarer Anteil)	ENERGIE		HAUPTNÄHRSTOFFE		
	kcal	kJ	Eiweiß (Protein) g	Fett Gesamt g	Kohlen-hydrate g
SCHNITTKÄSE, 30 % Fett i. Tr.					
Aufschnitt	265	1108	28	17	0
Edamer	265	1108	28	17	0
Gouda	265	1108	28	17	0
Käseraspel	269	1122	28	17	1
Maasdamer	273	1142	30	17	0
Tilsiter	273	1142	30	17	0
FRISCH- UND WEICHKÄSE					
Camembert, 31,5 % Fett i. Tr.	197	823	22	12	+
Frischkäse Kräuter	132	551	12	8	3
Frischkäse mit Buttermilch	136	569	12	8	4
Grüner Pfeffer Weichkäse	197	823	22	12	+
Suppen					
1 Portion (200 ml) (Un)					
Gemüsecreme-Suppe	115	490	3	2	19
Hühner-Nudel-Suppe	88	375	4	1	15
Kartoffel-Lauch-Suppe	94	395	2	3	15
Tomaten-Nudel-Suppe	122	510	2	4	19
Feinkostsalate					
1 Portion (100 g) (Un)					
Eiersalat	147	578	7	9	7
Farmersalat	208	866	2	15	17
Fleischsalat	202	837	5	17	7
Geflügelsalat	135	568	7	7	10
Kartoffelsalat mit Paprika	100	457	2	6	13
Krabbensalat	148	617	6	10	7
Putensalat mit Mais und Erbsen	136	567	8	7	9
Shrimpcocktail	130	560	5	7	12

Herstellerschlüssel: Al = Alpro   Bo = Bofrost   Eh = Ehrmann   Er = Erasco
Stand Feb. 2009   Kö = Kölln   La = Langnese   Ma = Maggi   Mc = McDonald's

FERTIGPRODUKTE, ENERGIEREDUZIERT

Lebensmittel (je 100 g verzehrbarer Anteil)	ENERGIE		HAUPTNÄHRSTOFFE		
	kcal	kJ	Eiweiß (Protein) g	Fett Gesamt g	Kohlen-hydrate g
Brotaufstrich »Streichgenuss«					
Ei und Kräuter	176	731	7	12	9
Käse und Bärlauch	231	962	6	16	15
Tomate Mozzarella	163	680	4	13	8
Streichfette (Un)					
Die Leichte mit Joghurt	251	1036	3	24	6
Halbfettbutter	364	1501	3	39	1
Saucen und Dressings					
Chili-Sauce (Na)	42	178	2	+	7
Cocktail-Dressing (Na)	120	495	22	11	3
Joghurt-Kräuter-Dressing (Na)	82	343	4	5	5
Knoblauch-Sauce (Na)	130	538	2	12	4
Salatmayonnaise (Un)	80	300	1	3	11
Tomatenketchup (Na)	48	208	2	+	6
Kompott (Na)					
Aprikosen	28	118	1	+	6
Birnen	36	152	+	+	8
Pfirsiche	27	114	1	+	6
Preiselbeeren	74	314	+	+	17
Schattenmorellen	34	146	+	+	6
Konfitüren					
Aprikose (Un)	146	620	+	0	35
Erdbeere (Na)	83	354	+	+	19
Himbeere (Un)	147	626	+	0	35
Kirsche (Un)	146	619	0	0	35
Pflaumenmus (Na)	96	408	1	+	21
Waldfrucht (Na)	83	350	1	+	17

Lebensmittel (je 100 g verzehrbarer Anteil)	ENERGIE		HAUPTNÄHRSTOFFE		
	kcal	kJ	Eiweiß (Protein) g	Fett Gesamt g	Kohlen-hydrate g
Dessert, nach Anweisung zubereitet					
Creme Dessert (Na)					
Schokolade	78	325	4	4	7
Vanille	74	308	3	3	8
Götterspeise (Na)	16	63	0	0	4
Joghurt Schnitten (Na)					
Kirsche	140	591	4	2	27
Waldfrucht	139	586	4	2	27
Mousse au Chocolat (Na)	92	384	5	3	5
Pudding (Na)					
Schokolade	68	283	5	2	10
Vanille	65	274	3	1	10
Rote Grütze (Na)	16	68	0	0	4
Sahne, Sprühfertig (Na)	196	815	3	15	12
Getränke (Na)					
Eistee, Zitrone	12	51	+	+	3
Tee-Genuss					
Darjeeling-Kaktusfeige	1	5	+	+	+
Grüntee-Granatapfel	1	5	+	+	+
Rooibos-Hibiskus	1	6	+	+	+
FRUCHTSAFTGETRÄNKE					
Apfel	23	99	+	+	5
Grapefruit	16	68	+	+	3
Kirsche	15	62	+	+	3
Multivitamin	24	100	+	+	5
Orange	24	103	+	+	5
HEISSE GETRÄNKE					
Cappuccino	17	67	1	+	2
Schokodrink	34	145	3	1	4

He = Hengstenberg   Ig = Iglo   Kel = Kellogs   Kn = Knorr
Mo = Mondamin   Na = Natreen   Oe = Dr. Oetker   Un = Unilever (»Du darfst«)

MINERAL- UND HEILWÄSSER

Mineralstoffgehalte ausgewählter Mineral- und Heilwässer
(angegeben in mg/Liter)

Quelle	Natrium	Kalium	Calcium	Magnesium	Chlorid	Fluorid
Adelheidquelle	966	44	132	102	131	0,7
Adelholzener	10	1	70	31	23	0,2
Adelholzener Primus Heilquelle	5	1	94	31	4	0,1
Alpquell (Österreich)	4	2	243	41	3	*
Apollinaris	380	30	90	110	100	*
Bad Dürrheimer Bertoldsquelle	8	2	325	55	18	*
Bad Dürrheimer Johannisquelle	13	*	289	50	*	*
Bad Nauheimer Mineralwasser	15	3	64	16	7	*
Bad Tönissteiner Heilbrunnen	104	14	166	123	29	*
Bad Vilbeler Elisabethen Quelle	6	5	107	20	9	0,9
Bad Vilbeler UrQuelle	87	13	164	25	69	*
Bad Wildunger Helenenquelle	39	4	184	95	17	*
Brohler Classig Mineral- u. Heilbrunnen	370	22	88	78	190	*
Brohler Highlight	61	11	42	40	45	*
Caspar Heinrich Quelle Heilwasser	24	3	281	83	38	*
Celtic (Frankreich)	2	2	8	2	5	*
Christinenbrunnen	371	10	55	6	304	3,0
Contrex (Frankreich)	9	3	486	84	8	*
Diemeltaler Heil- u. Mineralquelle	12	2	125	35	24	*
Dreikönigsquelle	10	20	60	20	20	*
Evian (Frankreich)	5	1	78	24	5	*
Finkenbach Quelle	1	3	12	3	1	0,1
Franken Brunnen Hochsteinquelle	38	6	267	66	94	0,2
Franken Brunnen Theresienquelle	507	30	110	40	630	*
Fürst Bismarck Quelle	14	*	79	5	22	*
Gasteiner Kristallklar Heilw. (Österreich)	74	3	12	1	25	*
Gemminger Mineralquelle	41	5	426	71	11	*
Gerolsteiner	118	11	348	108	40	0,2
Güstrower Schloßquell	16	2	98	12	20	0,3
Harzer Grauhof Brunnen	16	*	116	10	32	*
Hassia Sprudel	236	25	193	40	124	*
Henniez (Schweiz)	6	1	108	20	12	*
Heppinger	856	53	116	165	245	*
Hirschquelle	261	12	216	29	41	1,3
Ileburger Sachsenquelle	12	2	71	11	14	*
Kaiser Friedrich Quelle	1020	30	130	90	1034	*
Kisslegger Sprudel	188	1	2	1	9	2,1
Krumbach	8	3	104	22	12	0,1
Lauchstädter Heilbrunnen	56	12	177	45	67	*

MINERAL- UND HEILWÄSSER

Mineralstoffgehalte ausgewählter Mineral- und Heilwässer
(angegeben in mg/Liter)

Quelle	Natrium	Kalium	Calcium	Magnesium	Chlorid	Fluorid
Lichtenauer Mineralquelle	12	2	62	9	20	0,2
Luisen Brunnen	232	20	344	45	313	*
Margonwasser	20	1	84	18	31	*
Märkischer Mineralbrunnen	58	2	44	7	15	*
Neuselters Mineralquelle	90	6	100	27	60	0,5
Passugger Heilwasser (Schweiz)	46	3	286	24	19	*
Perrier (Frankreich)	14	1	140	4	31	*
Prinzenburger Felsenquelle Karat	5	1	55	6	13	0,1
Ramlösa (Schweden)	222	2	2	1	23	2,8
Reginaris Mineralbrunnen	300	20	190	110	38	*
Rennsteig Sprudel	12	4	73	27	15	*
Rhäzünser Heilwasser (Schweiz)	109	7	198	41	12	*
Rhenser Mineralbrunnen	80	4	118	31	120	0,5
Rhön Sprudel	3	17	45	26	9	0,6
Rietenauer	35	7	412	80	20	*
Römerquelle Niedernau	11	2	417	49	18	*
Römerquelle (Österreich)	13	2	146	65	5	*
Rosbacher Klassisch	85	4	209	93	141	*
Rosbacher UrQuell	40	3	262	131	50	0,1
San Pellegrino (Italien)	45	3	208	56	74	*
Sankt Martin Heilwasser	123	9	217	27	104	0,3
Schillerbrunnen Bad Lauchstädt	42	12	151	39	47	*
Schlossquelle Friedrichsroda	188	3	296	106	205	*
Schwarzwald Sprudel	120	7	190	20	10	*
Selters Mineralwasser	290	10	110	40	260	*
Spa Reine (Belgien)	3	1	4	1	5	*
Spreequell Mineralwasser	48	4	208	23	94	*
St. Gero Heilwasser	119	11	347	108	40	0,2
St. Margareten	19	2	566	47	90	0,4
Staatlich Fachingen	602	28	122	53	151	*
Sylt-Quelle Heil- u. Mineralwasser	126	17	22	22	186	*
Teinacher	100	6	100	20	20	0,9
Thüringer Waldquell	28	3	106	50	40	*
Überkinger	1090	18	20	16	100	3,0
Valser Mineralquelle (Schweiz)	11	2	436	58	3	*
Vera (Italien)	2	1	36	13	2	*
Volvic (Frankreich)	8	5	10	6	8	*
Wernigeröder Mineralquelle	25	2	93	27	35	*
Wüteria Heiligenquelle	11	3	118	48	43	0,2

Moderne Ernährung

Lebensmittel sind »Mittel zum Leben« – sie liefern dem Körper die Nährstoffe, die er für seine Gesundheit und Leistungsfähigkeit braucht: Energie und Baustoffe für die Zellen und eine Vielzahl von Wirkstoffen, damit unser Organismus reibungslos funktioniert. Es ist nicht egal, was wir essen. Die richtige Kombination macht's.

Die Bedeutung der Nahrung

Die Nahrung liefert unserem Körper all die Stoffe, die er für sein Wachstum, die Aufrechterhaltung aller körperlichen und geistigen Funktionen und für die Regulation der Körpertemperatur braucht. Die Aufnahme von Nahrung und Wasser ist aber auch nötig, um beispielsweise abgestorbene Zellen oder ausgeschiedene Körperflüssigkeiten zu ersetzen – und somit für den gesamten Stoffwechsel. Unentbehrlich für den »Betrieb« unseres Organismus sind dabei die unter dem Begriff »Nährstoffe« zusammengefassten Nahrungsbestandteile: Eiweiß, Fett, Kohlenhydrate, Vitamine und Mineralstoffe sowie Wasser. Mit welchen Nahrungsmitteln wir unseren Nährstoffbedarf decken, ist in gewisser Weise gleichgültig; viele Lebensmittel sind gegeneinander austauschbar.

Gleiche Nährstoffe trotz unterschiedlichen Nahrungsangebots

So grundverschieden die Kost der Europäer, Asiaten und Afrikaner auch ist, so verschieden die dort zur Verfügung stehenden Nahrungsmittel und die daraus zusammengestellte Ernährungsform – sie liefert dennoch immer wieder die gleichen Nährstoffe. Daher können sich die Menschen, vorausgesetzt sie treffen die richtige Auswahl, mit ganz unterschiedlichen Kostformen vollwertig ernähren. Den größten Anteil bei der Ernährung der Weltbevölkerung haben – auch in Ländern, wo Nahrung knapp ist – Lebensmittel mit einem hohen Anteil an komplexen Kohlenhydraten, also stärkereiche Lebensmittel. In den Ländern, in denen vorwiegend Getreide angebaut wird, ernährt man sich hauptsächlich von Weizen, Roggen, Mais, Reis oder Hirse.

Keines dieser Lebensmittel kann allein den Bedarf an allen Nährstoffen decken. Es muss deshalb mit anderen Lebensmitteln ergänzt werden. So sind manche stärkereiche Lebensmittel relativ eiweißarm oder enthalten nur wenig hochwertiges Eiweiß; sie werden am besten mit eiweißreichen Lebensmitteln tierischer oder pflanzlicher Herkunft ergänzt, etwa Haferflocken mit Milch oder Pizza mit Käse.

»Gute« oder »schlechte« Lebensmittel gibt es nicht

Da nicht die Nahrungsmittel selbst, sondern die in ihnen enthaltenen Nährstoffe für eine im Sinne der Ernährungswissenschaft richtige und vollwertige Ernährung maßgeblich sind, ist es auch nicht gerechtfertigt, bestimmten Lebensmitteln einen ausgeprägten positiven oder negativen Stempel aufzudrücken, das heißt sie als eindeutig gut oder schlecht zu bewerten. Entscheidend ist vielmehr die Menge, die wir von einem bestimmten Nahrungsmittel verzehren, und dass das Verhältnis aller aufgenommenen, notwendigen Nährstoffe am Ende des Tages ausgeglichen ist. Dies geschieht am besten durch eine vielseitig zusammengesetzte, gemischte Kost.

Dazu gehört dann allerdings, dass Lebensmittel, die im Verhältnis zu ihrem Energiegehalt ein hohes Nährstoffangebot bieten – im Fachjargon nennt man das: Lebensmittel mit hoher Nährstoffdichte – bevorzugt und der Genuss reiner Kalorienträger, wie Zucker, eingeschränkt wird.

»Nährstoffdichte« – Maß zur Qualitätsbewertung von Lebensmitteln

Lebensmittel mit einer hohen Nährstoffdichte sind solche, die viele Vitamine, Mineralstoffe oder andere essenzielle Nährstoffe, wie zum Beispiel essenzielle Fettsäuren, mitbringen. Im Gegensatz dazu sind Zucker und zuckerhaltige Süßwaren Lebensmittel mit geringer Nährstoffdichte, weil sie in der Regel keine oder nur wenige wertvolle andere Nährstoffe wie Vitamine oder Mineralstoffe enthalten.

Energie- und Nährstoffbedarf

Die Energie aus der Nahrung: nutzbar durch Verbrennung

Der Organismus deckt seinen Energiebedarf für das Wachstum, für die Aufrechterhaltung der Körpertemperatur und für alle Stoffwechselleistungen aus der Verbrennung von Fetten und Kohlenhydraten. Eiweiß wird nur zu einem geringen Teil für die Verbrennung herangezogen, weil es primär andere Aufgaben im Körper zu erfüllen hat.

Moderne Ernährung

Chemisch gesehen werden bei der Verbrennung, zum Beispiel von Kohle, die drei Elemente Kohlenstoff (C) Wasserstoff (H) und Sauerstoff (O_2) zu Kohlendioxid (CO_2) und Wasser (H_2O) umgesetzt. Die Nährstoffe Fett, Kohlenhydrate und Eiweiß könnten wir prinzipiell auch im Ofen verbrennen und die dabei frei werdende Energie als Wärme nutzen. Die Verbrennung der Nährstoffe im Stoffwechsel unterscheidet sich von der im Ofen nur dadurch, dass sie nicht so plötzlich, sondern in vielen Teilschritten langsam erfolgt. Die dabei frei werdende Energie wird über den Stoffwechsel für die verschiedenen Leistungen des Körpers nutzbar gemacht. Endprodukte des Stoffwechsels von Fetten und Kohlenhydraten sind dabei Kohlendioxid und Wasser, die mit der Atmung über die Lunge bzw. über die Niere und den Darm ausgeschieden werden.

Der Begriff der »Kalorie« und des »Joule«

Der in Kalorien ausgedrückte Brennwert – also die frei werdende, nutzbare Wärmeenergie – beträgt für Fett 9 Kilokalorien (kcal), für Kohlenhydrate und Eiweiß jeweils 4 Kilokalorien (kcal) pro Gramm. Die Kalorie ist eine Einheit für den Wärme- oder Energiegehalt einer Substanz. Dabei hat es sich in unserer Umgangssprache eingebürgert, dass wir zwar von »1 Kalorie« sprechen, damit jedoch »1 Kilokalorie (kcal)« gemeint ist. Eine Kilokalorie (kcal) ist die Energiemenge, die notwendig ist, um 1 Liter Wasser von 14,5 °C auf 15,5 °C bei normalem Atmosphärendruck zu erwärmen. Die Einheit »Kalorie« wurde auf Grund internationaler Vereinbarungen offiziell auf die Einheit »Joule« geändert, weil diese besser geeignet ist, um verschiedene Energiearten im Bereich der Physik ineinander umzurechnen. In der Praxis werden beide Einheiten verwendet. Genau berechnet entspricht 1 Kilokalorie (kcal) 4,184 Kilojoule (kJ). Vereinfacht rechnet man 1 kcal = 4 kJ.

Was ist das: »richtiges Gewicht«?

Der Energiebedarf des erwachsenen Menschen setzt sich aus zwei Parametern zusammen: zum einen aus dem Grundumsatz, für so grundlegende Leistungen des Stoffwechsels wie die Aufrechterhaltung der Atmung und die Tätigkeit des Herzmuskels. Er fällt selbst bei völliger Ruhe an. Zum anderen besteht der Energiebedarf aus dem Arbeits- oder Leistungsumsatz, dem zusätzlichen Bedarf für jede Art von körperlicher Betätigung. Der den verschiedenen körperlichen Betätigungen entsprechende Energiebedarf ist der Tabelle zu entnehmen.

Kalorienverbrauch bei verschiedenen Tätigkeiten

Tätigkeit	Kalorienverbrauch pro 15 Min.
Arbeiten am Computer	26
Backen	35
Badminton spielen	95
Bergwandern ohne Gepäck	119
Bügeln	62
Fußball spielen	129
Gehen	78
Golf spielen	83
Gymnastik	65
Klavier spielen	39
Kochen	44
Laufen (11 km/h, Ebene)	188
Nähen	32
Radfahren (15 km/h)	98
Rasen mähen	110
Reinigen allgemein	60
Schwimmen, Brust-	158
Skifahren	96
Skiwandern	140
Squash spielen	207
Tanzen	50
Tennis spielen	107
Tischtennis spielen	66
Volleyball spielen	50
Walking	78

Ob die Energiezufuhr über die Nahrung dem tatsächlichen Bedarf entspricht, lässt sich leicht aus dem Körpergewicht ablesen. Dabei stehen verschiedene Berechnungsformeln zur Verfügung, die es ermöglichen, das »richtige« Körpergewicht und den Bereich, in dem Übergewicht definiert ist, zu ermitteln. Eine dieser Berechnungsformeln ist der so genannte »Broca-Index« (so benannt nach dem Arzt Broca, der diese Formel entwickelt hat). Dieser Broca-Index definiert das Normalgewicht als das Gewicht (in kg), das sich aus der Formel »Körpergröße (in cm) minus 100« ergibt. Eine Frau mit 165 cm Körpergröße hätte damit ihr Normalgewicht bei 65 kg. Nach Broca liegt dann Übergewicht vor, wenn das tatsächliche Körpergewicht das Normalgewicht um 15 % oder mehr übersteigt. Der Broca-Index hat allerdings den Nachteil, dass kleine Personen eher zu oft, große dagegen eher zu selten als übergewichtig eingestuft werden.

Neue Berechnungsformel:

Eine geeignetere Berechnungsformel zur Ermittlung des Normal- und Übergewichtes ist der »Body-Mass-Index« (BMI), der anders als der Broca-Index kleinere Menschen nicht benachteiligt. Der BMI ergibt sich aus dem Quotienten »tatsächliches Gewicht (in kg) geteilt durch [Körpergröße (in m)]²«. Eine Frau von 165 cm Größe und einem Gewicht von 65 kg würde einen BMI von 23,9 erreichen. Um den Index-Wert einschätzen zu können und zu beurteilen, ob eher tolerierbares oder schon Übergewicht vorliegt, stehen sehr detaillierte Tabellen zur Verfügung, die akzeptable Bereiche des BMI – je nach Geschlecht – von leichtem bis starkem Übergewicht abgrenzen. Je nach Altersgruppe ist ein BMI von beispielsweise 19–24 (19–24 Jahre), 21–26 (35–44 Jahre) bzw. 23–28 (55–64 Jahre) akzeptabel. Liegt der errechnete BMI über diesem Bereich, liegt ein Übergewicht vor, das unbedingt abgebaut werden sollte.

Übergewichtige Menschen sollten den Verzehr kalorienreicher und insbesondere fettreicher Nahrungsmittel einschränken. Denn bei starkem Übergewicht drohen verkürzte Lebenserwartung, Herz-Kreislauf-Schäden und Erkrankungen des Stoffwechsels wie Diabetes oder Gelenkerkrankungen.

Moderne Ernährung

Die Inhaltsstoffe unserer Nahrung

Unsere Nahrung setzt sich aus energieliefernden Nährstoffen zusammen (Fette, Kohlenhydrate, Eiweiß) sowie aus nicht-energieliefernden Nährstoffen (Vitamine, Mineralstoffe). Weiter unterscheiden wir zwischen lebenswichtigen Nährstoffen, funktionell wichtigen und austauschbaren Nährstoffen.

Lebenswichtige Nährstoffe

Das sind die Nahrungsbestandteile, ohne deren Zufuhr der Körper bestimmte Stoffwechselvorgänge nicht aufrechterhalten kann. Es sind Substanzen, die der Körper nicht selbst bilden kann und die er deshalb regelmäßig von außen zuführen muss. Für kurze Zeiträume kann man sie entbehren, weil sie dann den Vorräten des Organismus entnommen werden. In diese Gruppe von Nährstoffen gehören bestimmte Fettsäuren, bestimmte Bestandteile des Eiweißes (Aminosäuren) sowie alle Vitamine, Mineralstoffe und Spurenelemente. Die Zeit, die bei unzureichender Zufuhr bis zu sichtbaren Mangelerscheinungen vergeht, hängt von der Möglichkeit und Menge der Speicherung im Körper ab. Fettlösliche Vitamine können relativ gut gespeichert werden, vor allem in der Leber, während die meisten wasserlöslichen Vitamine nur kurze Zeit speicherbar sind und es bei ihnen schneller zu Mangelerscheinungen kommt.

Funktionelle Inhaltsstoffe

Das sind Nahrungsbestandteile, ohne die der Körper im Grunde zwar auskommen kann, deren ungenügende Zufuhr sich aber dennoch in Stoffwechselstörungen oder Erkrankungen ausdrückt. Zu dieser Gruppe zählen Bestandteile pflanzlicher Nahrungsmittel, die nicht primär als Energielieferanten oder als lebensnotwendige Nährstoffe gelten; sie werden deshalb als biologisch wirksame oder sekundäre Inhaltsstoffe bezeichnet. Am besten bekannt sind die in Getreide und Gemüsearten enthaltenen Ballaststoffe mit ihrer großen Bedeutung für die Darmfunktion. Zu dieser Gruppe zählen aber auch Phytosterine aus Pflanzen, die die Cholesterinaufnahme in den Körper hemmen, sowie viele Farb-, Geschmack- und Duftstoffe, die Gemüse, Obst und Gewürzen ihre typische Farbe und ihren typischen Geschmack und Geruch verleihen. Manchen von ihnen wird eine gewisse vorbeugende Wirkung gegen ernährungsabhängige Erkrankungen wie Krebs oder Herz- und Gefäßerkrankungen zugeschrieben.

Wie Sie die Nährstoffe richtig kombinieren

Weitgehend untereinander »austauschbar« in ihrer Rolle als Energielieferanten sind Fette und Kohlenhydrate und in einem gewissen Anteil auch Eiweiß. Wichtig ist dabei vor allem ein ausgewogenes Verhältnis der drei Hauptnährstoffe untereinander. Für den gesunden Erwachsenen wird folgende Verteilung in Prozent der täglichen Kalorienaufnahme empfohlen: mindestens 8–10 Prozent Eiweiß, 30 Prozent Fett, mindestens 50 Prozent Kohlenhydrate. Bei einer Tageszufuhr von 2000 Kalorien entspricht das 40–50 g Eiweiß, 65 g Fett und mindestens 250 g Kohlenhydraten.

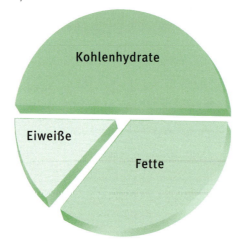

Ideale Zusammensetzung der Hauptnährstoffe

Fette

Nahrungsfette sind aus den Bausteinen Glycerin und Fettsäuren aufgebaut. Sie sind unsere Hauptenergielieferanten und enthalten auch eine Reihe weiterer Bestandteile wie die fettlöslichen Vitamine, Farb- und Aromastoffe und Antioxidantien, die das Fett vor Oxidation – also einem Verderb durch Sauerstoffeinwirkung – schützen sowie Cholesterin und pflanzliche Sterine. Diese Fettbegleitstoffe zusammengenommen machen allerdings nur etwa 1 Prozent des Nahrungsfettes aus.

Gesättigte und ungesättigte Fettsäuren

In vielen Fettsäuren sind so viele Wasserstoffatome enthalten, wie es nach den Gesetzen der chemischen Bindung nur möglich ist. Sie sind, wie man sagt, mit Wasserstoffatomen gesättigt. Deshalb nennt man solche Fettsäuren auch »gesättigte Fettsäuren«. Daneben gibt es Fettsäuren, die 2, 4, 6 oder 8 Wasserstoffatome weniger haben als die gesättigten; man nennt sie »einfach ungesättigt« (wenn sie 2 Wasserstoffatome weniger haben), ansonsten »mehrfach ungesättigte Fettsäuren« (Polyenfettsäuren). Bei den gesättigten Fettsäuren unterscheidet man je nach Molekülgröße (Kettenlänge) zwischen kurz-, mittel- und langkettigen Fettsäuren. Die mittelkettigen Fettsäuren werden leichter in den Körper aufgenommen und schneller abgebaut als die langkettigen. Sie werden daher für einige Diäten und bei Fettstoffwechselstörungen empfohlen. Natürlicherweise kommen solche kurz- und mittelkettigen Fettsäuren allerdings nur in relativ geringer Menge zum Beispiel in Butter vor. Im Rahmen eines Diätplans müssen deshalb spezielle Diätfette (MCT-Fette) mit kurz- und mittelkettigen Fettsäuren verwendet werden. Gesättigte und einfach ungesättigte Fettsäuren (zum Beispiel die den Hauptteil des Olivenöls ausmachende Ölsäure) kann der Körper aus kleineren Molekülen aufbauen oder aus Kohlenhydraten wie Stärke oder Zucker umbauen. Nicht aufbauen kann der Körper dagegen eine Reihe mehrfach ungesättigter Fettsäuren, die deshalb auch als »essenzielle« (lebensnotwendige) Fettsäuren bezeichnet werden. Zu ihnen gehören hauptsächlich die Omega-6-Fettsäuren, Vertreter der Linolsäuregruppe, die in Pflanzenölen und tierischen Fetten vorkommen, sowie Vertreter der Linolensäuregruppe, die Omega-3-Fettsäuren, die in Fischölen und manchen Pflanzenölen (Leinsamen-, Raps- und Sojaöl) enthalten sind (vgl. Tabelle S. 108–112).

Moderne Ernährung

Cis- und trans-Fettsäuren

Die ungesättigten Fettsäuren, die für den Körper essenziell sind, kommen in den Nahrungsfetten in der Regel in einer bestimmten chemischen Form vor, nämlich als »cis-Fettsäuren«. Ausnahme hiervon macht das Fett aus der Milch von Wiederkäuern, beispielsweise Kuhmilch, in dem Fettsäuren in kleinen Mengen als so genannte »trans-Fettsäuren« enthalten sind. Trans-Fettsäuren kommen aber auch in gehärteten oder stark erhitzten Fetten vor. Da solche trans-Fettsäuren das LDL-Cholesterin erhöhen und zum Risiko einer Gefäßschädigung beitragen, sollen möglichst wenig trans-Fettsäuren mit der Nahrung aufgenommen werden. Dank der modernen Speiseöl- und Margarineherstellung ist der Gehalt der Nahrungsfette an trans-Fettsäuren sehr gering; mit einer gemischten Kost werden etwa 3–5 g pro Tag aufgenommen. Allerdings soll generell darauf geachtet werden, dass der Anteil der trans-Fettsäuren in der täglichen Ernährung möglichst gering bleibt.

Wenig Fett, wenig gesättigte Fettsäuren essen
Insgesamt sollen die Fette nur etwa 25 % bis 30 % der Gesamtenergiezufuhr über die Nahrung ausmachen. Beim Erwachsenen gilt als erwiesen, dass die Zufuhr großer Mengen gesättigter Fettsäuren ein hohes Risiko für die Entstehung von Herz- und Gefäßkrankheiten darstellt. Zur Vorbeugung von Gefäßerkrankungen ist deshalb folgende Fettsäurenzufuhr empfehlenswert:
– maximal 10 % der kcal als gesättigte Fettsäuren (GFS)
– 12 % bis 17 % der kcal als einfach ungesättigte Fettsäuren (EUFS) und
– 3 (bis 7) % der kcal als mehrfach ungesättigte Fettsäuren (MUFS),
  – 2,5 % als Linolsäure (Omega-6-Fettsäure),
  – 0,5 % als Alpha-Linolensäure (Omega-3-Fettsäure).
Die Tabelle auf S. 108 bis 112 informiert über die verschiedenen Fettsäuregruppen.

Kohlenhydrate

Kohlenhydrate machen mengenmäßig den Hauptanteil in allen Kostformen aus. Zumindest sollten sie im Vergleich zu Fett und Eiweiß der Hauptbestandteil der täglichen Ernährung sein. Empfehlenswert ist eine Kohlenhydratzufuhr von mindestens 50 Prozent der Gesamtenergiezufuhr. Bei den Kohlenhydraten unterscheiden wir zum einen die hochmolekularen Kohlenhydrate, so genannte Polysaccharide wie die Stärke oder Bestandteile der Pflanzenfaser, die Zellulose. Zum anderen gehören zu den Kohlenhydraten die niedermolekularen, leicht löslichen Zucker, die auch als Mono- oder Disaccharide bezeichnet werden.

Auch Ballaststoffe sind Kohlenhydrate

Während der Körper Kohlenhydrate wie Zucker und Stärke ohne Weiteres abbauen und im Stoffwechselgeschehen verwerten kann, sind Faserbestandteile wie die Zellulose unverdaulich. Sie müssen von Darmbakterien aufgeschlossen werden, um dem Körper als Nährstoff verfügbar gemacht zu werden (s. auch Seite 76). DIE GROSSE GU NÄHRWERT-KALORIEN-TABELLE enthält Gehaltsangaben – soweit Analysendaten vorliegen – von verwertbaren Kohlenhydraten und Ballaststoffen.

Stärke und Einfachzucker

Stärke kann vom Körper nur verwertet werden, wenn sie vorher im Mund, hauptsächlich aber im Darm, in ihre Bausteine aufgespalten wird. Man könnte daher denken, es sei belanglos, ob man die hochmolekulare (langkettige) Stärke oder gleich die niedermolekularen (kurzkettigen) Zucker verzehrt. Das ist jedoch nicht der Fall. Denn bei der Verdauung von stärkehaltigen Lebensmitteln zusammen mit Ballaststoffen wird der entstehende Zucker

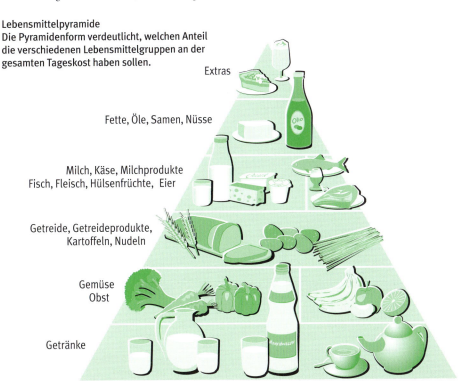

Lebensmittelpyramide
Die Pyramidenform verdeutlicht, welchen Anteil die verschiedenen Lebensmittelgruppen an der gesamten Tageskost haben sollen.

Extras
Fette, Öle, Samen, Nüsse
Milch, Käse, Milchprodukte
Fisch, Fleisch, Hülsenfrüchte, Eier
Getreide, Getreideprodukte, Kartoffeln, Nudeln
Gemüse Obst
Getränke

Moderne Ernährung

langsamer aufgenommen und im Stoffwechsel verarbeitet als reiner Haushalts- oder Traubenzucker. Das wirkt sich günstig auf den Blutzuckergehalt aus und führt bei weitem nicht so rasch zu einem erneuten Hungergefühl wie der Verzehr von Einfachzuckern. Stärke nehmen wir selten in reiner Form – etwa als Stärkepudding – auf, sondern meist in Form von Lebensmitteln, die, wie Getreide, weitere wichtige Nährstoffe enthalten. Stärkereiche Lebensmittel sind daher ernährungsphysiologisch oft besonders wertvoll. Zucker hingegen bringen in der Regel keine Vitamine oder Mineralstoffe mit.

Nur gelegentlich etwas Süßes

Eine generelle Warnung vor Zucker ist dennoch unberechtigt, weil es auf die Zusammensetzung der gesamten Tageskost ankommt. Das heißt, dass der Genuss einzelner, weniger wertvoller Lebensmittel mit einem – mengenmäßig reichlichen – Verzehr hochwertiger Nahrungsmittel mit hohem Gehalt an essenziellen Nährstoffen durchaus ausgeglichen werden kann. Um Missverständnissen vorzubeugen, sei darauf hingewiesen, dass es bei Menschen, die ihren Tagesenergiebedarf überwiegend durch Lebensmittel mit geringer Nährstoffdichte decken, zu Fehlernährung und Übergewicht kommen kann. Hier spielt jedoch nicht nur der Zuckerverzehr eine Rolle, sondern die gesamten Ernährungsgewohnheiten. Ein Verzehr von Zucker wird von Seiten der Ernährungswissenschaftler dann toleriert, wenn er 10 % der täglichen Energieaufnahme nicht übersteigt.

Eiweiß

Was wir im Allgemeinen als »Eiweiß« bezeichnen, nennen die Wissenschaftler »Protein« (vom griechischen »proton« = das Erste, Wichtigste). Diese Bezeichnung ist auch treffender, um eine Verwechslung mit dem Weißen des Hühnereis, dem Eiklar, zu vermeiden. Eiweiß enthält außer den drei Arten von Elementen, aus denen sich Fette und Kohlenhydrate aufbauen (C, O, H), noch ein viertes Element, den Stickstoff (N), der im Organismus eine wichtige Rolle spielt, weil er zum Aufbau vielfältiger Verbindungen benötigt wird, zum Beispiel als Bestandteil des Harns. Lebenswichtig ist nicht das Protein selbst, sondern seine Bausteine, die Aminosäuren. Die Menge und Art der Aminosäuren, aus der sich ein Eiweiß zusammensetzt, ist von Protein zu Protein unterschiedlich. Beide bestimmen aber ganz maßgeblich, welchen Wert ein bestimmtes Protein in der Ernährung hat. Generell ist tierisches Eiweiß wertvoller – man sagt auch: biologisch hochwertiger – als pflanzliches Eiweiß. Das liegt daran, dass das Protein aus tierischen Eiweißquellen wie Fleisch, Fisch, Ei oder Milchprodukten dem körpereigenen Eiweiß von seiner Aminosäurenzusammensetzung her ähnlicher ist als pflanzliche Eiweiße. Dennoch lässt sich auch aus pflanzlichen Nahrungsmitteln, also mit einer überwiegend vegetarischen Kost, durch sinnvolle Kombination verschiedener Eiweißquellen eine im Eiweißgehalt vollwertige Kost zusammenstellen (»Ergänzungswirkung«). Gut ergänzen sich zum Beispiel 2/3 Kartoffeln und 1/3 Ei oder 3/4 Milch und 1/4 Weizenmehl.

Eine ungenügende Proteinzufuhr führt zu Störungen der körperlichen und geistigen Entwicklung. Leistungsfähigkeit und Leistungsbereitschaft lassen nach, die Widerstandsfähigkeit gegenüber Infektionskrankheiten sinkt. Deshalb ist auf eine genügend hohe Zufuhr qualitativ hochwertiger Proteine zu achten. Andererseits ist bei der heutigen Ernährung in den westlichen Industrieländern – wie Untersuchungen gezeigt haben – die Eiweißzufuhr eher reichlich als zu knapp bemessen, so dass ein Eiweißmangel heute, mit Ausnahme von speziellen Stoffwechselerkrankungen, eigentlich nicht vorkommt. Eine ständig überhöhte Eiweißzufuhr dagegen kann den Stoffwechsel und die Niere über das Maßen belasten und – langfristig – zu Erkrankungen führen. Nach den ernährungswissenschaftlichen Empfehlungen sollten nicht mehr als 12–15 Prozent der täglichen Energiezufuhr in Form von Eiweiß erfolgen.

Mineralstoffe

Dazu zählen die anorganischen Bestandteile der Nahrung, die im Stoffwechsel und für das Wachstum viele Aufgaben erfüllen. Mineralstoffe liefern keine Energie, sie sind aber für den Organismus essenziell, er kann sie nicht selbst bilden, sondern muss sie mit der Nahrung aufnehmen.

Bei den Mineralstoffen unterscheiden wir nach der Menge, in der sie im Körper vorkommen, zwischen so genannten Mengenelementen (mehr als 50 mg pro kg Körpergewicht = 0,005 Prozent) und Spurenelementen (weniger als 50 mg pro kg Körpergewicht). Zu den Mengenelementen gehören Natrium, Kalium, Calcium, Phosphor und Magnesium. Welche Mengen wir – laut den aktuellen D-A-CH-Referenzwerten für die Nährstoffzufuhr – davon benötigen, sehen Sie in den Tabellen auf den Seiten 79 bis 81. Einzige Ausnahme bei dieser Einteilung in Mengen- und Spurenelemente bildet das Eisen, weil es zwar zu den Spurenelementen zählt, jedoch in größeren Mengen im Körper enthalten ist.

Ein anderes Unterscheidungsmerkmal ist die vom Körper von den jeweiligen Elementen benötigte Menge. Der Bedarf an den Mengenelementen liegt in der Größenordnung von Gramm, während der Bedarf an den Spurenelementen sich im Bereich von Milli- oder Mikrogramm bewegt.

Natrium und Kalium regulieren im Körper den Wasserhaushalt und die Muskeltätigkeit (= Kontraktion) und sind an vielen Stoffwechselvorgängen beteiligt.

Calcium und Phosphor sind wichtig für Aufbau und Erhaltung von Knochen und Zähnen. Calcium wird zudem für die Blutgerinnung und die Muskelkontraktion benötigt. Die Bestimmung des Bedarfs ist schwierig. Obwohl sich der gesunde Organismus an eine niedrige Calciumzufuhr anzupassen vermag (der Mindestbedarf liegt bei 500 mg), sollten Erwachsene idealerweise mehr als 800 mg Calcium pro Tag aufnehmen, um beispielsweise einer Knochenerweichung (Osteoporose) in höherem Alter vorzubeugen. Die empfehlenswerte Höhe der Calciumzufuhr in den verschiedenen Lebensaltern ist der Tabelle auf Seite 79 zu entnehmen. Die Zufuhr an Phosphor dagegen liegt bei der hierzulande üblichen

Moderne Ernährung

Ernährung weit oberhalb des eigentlichen Bedarfs. Eine Ausnahme bilden lediglich gestillte Neugeborene. Die in der Tabelle auf Seite 81 angegebenen Werte für eine gut verträgliche Phosphorzufuhr beruhen nicht etwa auf Bedarfsschätzungen, sondern sind als die Zufuhrwerte zu verstehen, die sich ergeben, wenn man bei den übrigen Nährstoffen die Empfehlungen so gut wie möglich berücksichtigt. Die beste Verwertung von Calcium ist bei einem Calcium-Phosphor-Verhältnis von 1:1,2 gegeben.

Magnesium ist ebenfalls am Aufbau von Knochen und Zähnen beteiligt. Außerdem wird es für die Muskelarbeit und den Wasserhaushalt zahlreicher Enzyme benötigt. Eine unzureichende Magnesiumzufuhr führt daher relativ rasch zu Stoffwechselstörungen. Der Magnesiumbedarf von 300–400 mg pro Tag wird – zumindest in Deutschland – durch die übliche Ernährung annähernd gedeckt.

Spurenelemente

Zu den Spurenelementen, die für unseren Körper essenziell sind, zählen **Eisen, Zink, Mangan, Kupfer, Selen, Chrom, Molybdän, Kobalt, Jod und Fluor.** Sie sind Bestandteile von Enzymen oder anderen Wirkstoffen im Körper und haben als solche wichtige Funktionen in verschiedenen Bereichen des Stoffwechsels. Für sie alle gilt, dass eine Unterversorgung beim Menschen zu vielfältigen – nicht immer klar zu diagnostizierenden – Mangelsymptomen führt. In der GROSSEN GU NÄHRWERT-KALORIEN-TABELLE sind einige der Spurenelemente aufgeführt,

für die zumindest umfangreiche analytische Werte vorliegen. Bei den meisten Spurenelementen liegt, grob zusammengefasst, wahrscheinlich eine ausreichende Zufuhr vor – wenigstens dann, wenn die Ernährung vielseitig gestaltet wird und keine speziellen Erkrankungen vorliegen. Eisenmangel betrifft die meisten Frauen im gebärfähigen Alter – und zwar deshalb, weil sie über die monatliche Regelblutung regelmäßig Blut und damit auch Eisen (als Bestandteil der roten Blutkörperchen) verlieren.
Die Fluorzufuhr ist vor allem dort unzureichend, wo das Trinkwasser fluorarm ist, und damit in weiten Teilen der Bundesrepublik.
Jodmangel ist ausgesprochen weit verbreitet; eine Ausnahme bilden nur die Küstenregionen, in denen traditionell viel Seefisch gegessen wird. Denn Jod

ist ursprünglich im Meerwasser gelöst und findet sich unter den Nahrungsmitteln eigentlich nur im Seefisch in nennenswerten Mengen. Eine zweite wichtige Jodquelle ist heute jodiertes Speisesalz oder Meersalz. Durch die mittlerweile übliche Praxis, auch industriell hergestellte Lebensmittel und Speisen in Kantinen und Mensen mit jodiertem Speisesalz zuzubereiten, konnte der Jodmangel zum Teil bereits wirksam eingedämmt werden.
Da für die meisten Lebensmittel analytische Angaben zu ihrem Gehalt an Eisen und Fluor vorliegen, sind diese beiden Elemente in die Haupttabelle aufgenommen worden. Für den Gehalt an Mangan, Kupfer, Zink, Chrom, Selen und Jod liegen weit weniger Analysenwerte vor; deshalb werden diese Spurenelemente in einer separaten Tabelle ab Seite 88

Bedarfsdeckung nicht immer gewährleistet
Bei drei Spurenelementen ist die Zufuhr bei bestimmten Bevölkerungsgruppen oder in manchen Regionen oft unzureichend: bei **Eisen, Jod** und **Fluor.** Das kann bei den Betroffenen die Gesundheit beeinträchtigen: bei Eisen die Blutbildung und den Sauerstofftransport im Blut, bei Jod die Funktion der Schilddrüse und bei Fluor die Widerstandsfähigkeit der Zähne gegenüber Karies.

Vollwertig essen und trinken nach den 10 Regeln der DGE

Vielseitig essen

Getreideprodukte – mehrmals am Tag und reichlich Kartoffeln
Vollkorn bevorzugen. Kartoffeln am besten in der Schale kochen.

Gemüse und Obst – nimm »5« am Tag
5 Portionen Gemüse und Obst, möglichst frisch, nur kurz gegart – idealerweise zu jeder Hauptmahlzeit und auch als Zwischenmahlzeit.

Täglich Milch, Milchprodukte, Käse
Einmal in der Woche Fisch.
Fleisch, Wurstwaren sowie Eier in Maßen.

Wenig Fett und fettreiche Lebensmittel
Möglichst Öle verwenden (Sonnenblumenöl, Rapsöl, Olivenöl)

Zucker und Salz in Maßen

Reichlich Flüssigkeit
Wasser ist absolut lebensnotwendig.
Trinken Sie rund 1,5 Liter Flüssigkeit jeden Tag

(Wasser, Mineralwasser, Kräuter- und Früchtetees). Alkoholische Getränke sollen nur in kleinen Mengen konsumiert werden. Männer z. B. 0,5 l Bier oder 0,25 l Wein oder 0,06 l Branntwein pro Tag, was etwa 20 g bzw. 25 ml reinem Alkohol entspricht, Frauen nur die Hälfte davon.

Schmackhaft und schonend zubereiten
Garen bei möglichst niedrigen Temperaturen, wenn möglich kurz, mit wenig Wasser und wenig Fett.

Nehmen Sie sich Zeit, genießen Sie Ihr Essen
Bewusstes Essen hilft, richtig zu essen. Auch das Auge isst mit. Lassen Sie sich Zeit beim Essen.

Achten Sie auf Ihr Wunschgewicht und bleiben Sie in Bewegung
Mit dem richtigen Gewicht fühlen Sie sich wohl und mit reichlich Bewegung bleiben Sie in Schwung. Tun Sie etwas für Fitness, Wohlbefinden und Ihre Figur!
modifiziert nach:
Deutsche Gesellschaft für Ernährung e. V., 2007

Moderne Ernährung

erfasst. Für die Elemente Eisen, Zink und Jod werden außerdem Werte zur empfehlenswerten Zufuhr in der Tabelle auf Seite 79 angegeben. Der genaue Bedarf an den übrigen Spurenelementen hingegen ist nicht genau bekannt. Deshalb sind in der Tabelle auf Seite 81 – zur Orientierung – nur Schätzwerte für eine angemessene Zufuhr genannt.

Vitamine

Vitamine sind für den Organismus essenzielle Nährstoffe. Bis auf wenige Ausnahmen kann er sie nicht selbst bilden. Vitamine werden für eine Vielzahl von Stoffwechselprozessen benötigt, vor allem als Katalysatoren, die bestimmte Reaktionen im Körper ermöglichen. Grundsätzlich unterscheiden wir bei den Vitaminen zwischen den fettlöslichen Vitaminen (Vitamine A, D, E, K) und den wasserlöslichen (B-Vitamine, Niacin, Folsäure, Pantothensäure, Biotin, Vitamin C). Die fettlöslichen Vitamine können im Körper gespeichert werden; nach einer regelmäßigen ausreichenden Zufuhr kann der Körper deshalb einige Zeit auch mit einer geringeren Aufnahme auskommen, weil er sich aus seinen Vorräten »bedient«. Die meisten wasserlöslichen Vitamine kann unser Organismus nur wenige Tage entbehren; sie müssen regelmäßig zugeführt werden.

Vitamin D zählt zu den fettlöslichen Vitaminen – und zu den wenigen Ausnahmen, in denen der Körper von einer externen Zufuhr relativ unabhängig ist. Denn bei diesem Vitamin wird die Vorstufe in unserem Organismus gebildet und dann durch ultraviolettes Licht (Sonneneinstrahlung) in die aktive, vitaminwirksame Form überführt. Wer also seinen Körper genügend dem Sonnen- bzw. Tageslicht aussetzt, ist nicht unbedingt auf die Zufuhr von Vitamin D angewiesen. Die Gehalte ausgewählter Lebensmittel an Vitamin D sind in der Vitamin-Tabelle ab Seite 82 zusammengestellt. Vitamin D ist notwendig für den Knochenstoffwechsel; nur wenn wir es ausreichend zuführen, wird genügend Calcium in die Knochen eingebaut. Deshalb führt ein Vitamin-D-Mangel bei Kindern zu Rachitis, bei Erwachsenen zur Osteomalazie (Knochenerweichung).

Vitamin A – wissenschaftlich »Retinol« genannt – kommt nur in Lebensmitteln tierischer Herkunft vor. In pflanzlichen Lebensmitteln findet sich die Vorstufe von Vitamin A, das »Beta-Carotin« und andere Carotine. Diese können im Körper in die vitaminwirksame Form umgewandelt werden. Beta-Carotin liefert nur ein Sechstel seines Gewichts als Vitamin A, und auch bei den anderen Carotinen wird nur ein Teil der Wirksamkeit gegenüber dem eigentlichen Vitamin erreicht. Der Gehalt an Vitamin A und Carotinen in Lebensmitteln wird daher in Retinol-Äquivalenten angegeben. Diese Angabe berücksichtigt die unterschiedlichen Vitamin-A-Wirksamkeiten. Der tägliche Bedarf an Vitamin A ist der Tabelle auf Seite 80 zu entnehmen. Eine unzureichende Zufuhr an Vitamin A führt zu Funktionsstörungen von Haut und Schleimhäuten. Ein erstes Symptom ist eine Funktionsstörung der Netzhaut mit einer verringerten Fähigkeit, Hell-Dunkel-Kontraste wahrzunehmen. Das Dämmerungssehen ist herabgesetzt, und es kommt zur »Nachtblindheit«. Bei einem sehr ausgeprägten Mangel, der primär in Entwicklungsländern zu beobachten ist (zum Beispiel Indien, Pakistan, Bangladesch), kann es zu Hornhautaustrocknungen und Erblindung kommen. Neuere Studien haben gezeigt, dass die Carotine und Carotinoide beim Menschen nicht nur als Vorstufe von Vitamin A eine Bedeutung haben, sondern auch eine gewisse Schutzfunktion gegenüber freien Radikalen im Körper ausüben. Solche freie Radikale können durch spontane Reaktionen im Körper oder durch die Einwirkung von schädlichen Umwelteinflüssen entstehen und mit bestimmten Verbindungen zu aggressiven und schädlichen, eventuell sogar Krebs erregenden Substanzen reagieren. Den Carotinen und Carotinoiden wird deshalb auch ein gewisser Schutz vor Krebsarten, wie Lungen-, Speiseröhren- oder Magenkrebs, zugeschrieben. Als wirksam werden 2–4 mg Beta-Carotin pro Tag angesehen.
Eine gemischte Kost mit reduzierter Fettaufnahme, viel Gemüse, Obst und Getreideprodukten bietet die Möglichkeit, ausreichend Carotine aufzunehmen und eventuellen Krebserkrankungen vorzubeugen.

Es gibt allerdings keinen Grund für gesunde Menschen, Präparate mit großen Beta-Carotin-Mengen einzunehmen. Dennoch besteht keine akute Vergiftungsgefahr, wenn der Körper mehr als die Richtmengen an Beta-Carotin verarbeiten muss.

Vitamin A: In zu hoher Dosierung ein Risiko
Da Vitamin A fettlöslich ist, werden überhöhte Mengen im Körper gespeichert. Eine zu hohe Vitamin-A-Zufuhr kann zu gravierenden Folgen wie Knochenveränderungen oder Entzündungen und Blutungen in verschiedenen Geweben führen. Wird in der Schwangerschaft zu viel Vitamin A zugeführt, können Missbildungen beim Embryo auftreten. Deshalb sollen Vitamin-A-haltige Präparate nur auf Anweisung des Arztes eingenommen werden. Über die Nahrung hingegen ist eine überhöhte Aufnahme nicht zu befürchten, außer es werden häufig Innereien wie Leber gegessen. Denn die Leber ist eines der wichtigsten Speicherorgane im Körper für Vitamin A. In der Schwangerschaft soll beispielsweise – wegen des Risikos für den heranwachsenden Embryo – Leber nicht öfter als einmal im Monat gegessen werden.

Vitamin E ist Bestandteil aller Zellmembranen. Als Antioxidans kommt ihm eine wichtige Schutzfunktion gegenüber dem Angriff freier Radikale und somit bei der Vorbeugung von Krebs und Arteriosklerose zu. Über den Vitamin-E-Bedarf des Menschen und eventuelle Schädigungen durch eine zu hohe Zufuhr dieses Vitamins weiß man noch nicht genug, um exakte Werte angeben zu können. Fest steht aber, dass der Bedarf an Vitamin E in engem Zusammenhang mit der Aufnahme an mehrfach ungesättigten Fettsäuren steht. Wird ihre Zufuhr erhöht, steigt auch der Vitamin-E-Bedarf. Neuere Beobachtungen sprechen aber auch dafür, dass es zu einer Überdosierung kommen kann, wenn extrem hohe Mengen Vitamin E – zum Beispiel über hoch dosierte Präparate – zugeführt werden. Die empfehlenswerte Zufuhr ist der Tabelle auf Seite 80 zu entnehmen.

Moderne Ernährung

Vitamin K ist vor allem für die Blutgerinnung wichtig. Allerdings ist es kein echter »essenzieller« Nährstoff. Denn in gewisser Menge wird Vitamin K von den Darmbakterien des (gesunden) Menschen gebildet. Nicht ganz klar ist, inwieweit dieses im Körper gebildete (synthetisierte) Vitamin vom Organismus ausgenutzt werden kann. Denn das Vitamin K wird von der Darmflora in den unteren Darmabschnitten gebildet, wo an sich keine nennenswerte Aufnahme (Resorption) von fettlöslichen Vitaminen mehr stattfindet. Daher ist eine Zufuhr mit der Nahrung in bestimmten Grenzen unerlässlich. Andererseits sind bei gesunden Menschen keine ernährungsbedingten Symptome eines Vitamin-K-Mangels bekannt – auch nicht zum Beispiel bei einer vegetarischen Ernährung –, so dass die Eigensynthese im Darm offensichtlich doch einen nennenswerten Beitrag für die Bedarfsdeckung an diesem Vitamin leistet.

Neue Werte für Vitamin K

Da die Analysemethoden hinsichtlich der Bestimmung der Vitamin-K-Gehalte in Lebensmitteln in den letzten Jahren verbessert wurden, gibt es seit einiger Zeit neue Vitamin-K-Werte. Diese Werte sind zwar nicht ganz so umfassend, sie erstrecken sich auf weniger Lebensmittel als die früheren Werte. Da aber andererseits mit einer gewissen Eigensynthese von Vitamin K im Körper zu rechnen ist, stellen »Lücken« in der Kenntnis um den Vitamin-K-Gehalt der Nahrung auch kein Risiko dar. Die aktuellen Werte sind in der Vitamin-Tabelle ab Seite 82 aufgeführt.

Bei einer mangelhaften Bildung von Gerinnungsfaktoren, also bei einer Blutungsneigung, wird eine besonders Vitamin-K-reiche Ernährung empfohlen. Andererseits sollen sich Menschen, die mit gerinnungshemmenden Medikamenten (Antikoagulanzien) behandelt werden, eher Vitamin-K-arm ernähren. So war wenigstens bis vor Kurzem die offizielle wissenschaftliche Empfehlung. Heute kommt es weniger auf eine Vitamin-K-arme Ernährung an, sondern darauf, die Vitamin-K-Zufuhr während der Dauer der Medikamentenbehandlung konstant zu

Empfindlichkeit von Vitaminen

Vitamin	Hitze	Zerstörung durch Sauerstoff	Licht	Säure	Kochverluste in %
A	–	++	++	–	10–30
D	–	+	+	–	gering
E	–	+	+	–	50
K	+	–	+	–	–
B_1	++	+	–	–	30–50
B_2	+	–	+	–	0–50
B_6	+	–	+	–	0–40
B_{12}	–	+	+	–	
Folsäure	+	–	–	+	0–90
Niacin	–	–	–	–	0–30
Pantothensäure	+	–	–	+	0–45
C	+	+	+	–	20–80

– = unempfindlich   + = empfindlich   ++ = sehr empfindlich

halten, weil häufige Schwankungen der Vitamin-K-Aufnahme die Behandlung ungünstig beeinflussen.

Vitamine der B-Gruppe ist die Sammelbezeichnung für Verbindungen mit zentralen, aber z.T. sehr unterschiedlichen Wirkungen im Stoffwechsel. Zu den Vitaminen der B-Gruppe zählen die »klassischen« B-Vitamine B_1 (Thiamin), B_2 (Riboflavin), B_6 (Pyridoxin), B_{12} (Cobalamin) sowie die Vitamine Niacin, Folsäure, Pantothensäure, Biotin und die Verbindungen Cholin, Inosit und p-Aminobenzoesäure. Die Vitamine der B-Gruppe üben im Körper überwiegend die Funktion von Katalysatoren aus, sie unterstützen also bestimmte Prozesse im Stoffwechsel. Eine wichtige Vitamin-B-Quelle sind die Randschichten von Getreidekörnern. Vollkornmehle und Vollkornprodukte sind daher besonders reich an diesen Vitaminen. Bei hellen Mehlen, bei denen der Schalenanteil überwiegend entfernt ist, ist der Vitamin-B-Anteil hingegen relativ gering. Die Vitamine der B-Gruppe kommen auch in anderen Lebensmitteln vor. Zum Beispiel sind Milchprodukte eine Quelle für die Vitamine B_2 und B_{12}. Auch bei den Vitaminen der B-Gruppe ist die Lebensmittelanaly-

tik noch weit davon entfernt, exakte Gehaltsangaben für alle dazugehörigen Vitamine machen zu können. Aus diesem Grund sind in der großen Tabelle lediglich Werte für die Vitamine B_1, B_2 und B_6 sowie Niacin aufgenommen worden. Für Folsäure, Vitamin B_{12}, Pantothensäure und Biotin liegen nur für einen Teil der Lebensmittel Analysenwerte vor. Diese Vitamine werden in der Vitamin-Tabelle ab Seite 82 für ausgewählte Lebensmittel angegeben.

Die Vitamine der B-Gruppe kommen in tierischen und pflanzlichen Nahrungsmitteln vor. Eine Ausnahme macht das Vitamin B_{12}, das ausschließlich von Mikroorganismen gebildet werden kann, und das deshalb – außer in fermentierten Nahrungsmitteln wie zum Beispiel Sauerkraut – nur in tierischen Lebensmitteln enthalten ist. Vitamin B_{12} kommt in pflanzlichen Lebensmitteln nur vor, wenn diese einer mikrobiellen Fermentation unterzogen wurden. Für strenge Vegetarier sind solche fermentierten Produkte die einzigen Quellen für Vitamin B_{12}.

Moderne Ernährung

Vitamin-B-Mangel nicht selten
Eine unzureichende Zufuhr ist bei den Vitaminen der B-Gruppe, zumindest in manchen Bevölkerungsgruppen, keine Seltenheit. Dies liegt unter anderem daran, dass etliche dieser Vitamine im Körper nur kurzfristig gespeichert werden können und viele Vitamine der B-Gruppe empfindlich sind, also bei einer längeren Lagerung des Lebensmittels oder der Verarbeitung zum Teil verloren gehen. Bei einer unausgewogenen, einseitigen Ernährung muss mit einer mangelhaften Vitamin-B-Zufuhr gerechnet werden.

Bedeutung der B-Vitamine
Die Vitamine der B-Gruppe wirken im Körper überwiegend auf die Funktion der Nerven, auf die Haut und die Schleimhäute. Bei Unterversorgung an **Vitamin B₁** stehen zum Beispiel Störungen der Nervenfunktion, bei einem Mangel an **Vitamin B₂** Schleimhautveränderungen im Vordergrund. Ein Mangel an **Niacin und Vitamin B₆** stört die Nährstoffverwertung von Eiweiß, Fett und Kohlenhydraten, bewirkt aber auch Hautveränderungen. Bei Folsäuremangel können neben Anämie (Blutarmut) auch Schleimhautveränderungen in der Mundhöhle sowie Störungen im Magen-Darm-Bereich auftreten. Besondere Bedeutung hat Folsäure in der Schwangerschaft, da sie eine zentrale Rolle in der Zellteilung und Zelldifferenzierung des Fötus spielt. Oft liegt keine optimale Versorgung der Schwangeren mit diesem für den Embryo so wichtigen Vitamin vor. Der Mangel an **Vitamin B₁₂** schädigt infolge einer Störung der Zellbildung im Knochenmark nicht nur die Blutzellen, was wiederum zu einer Blutarmut führt (»megaloblastische Anämie«), sondern – je nach Stärke des Mangels – auch die Darmschleimhaut. Ein Vitamin-B₁₂-Mangel kann auch die Ursache für einen Folsäure-Mangel sein. Der sehr selten zu beobachtende Mangel an **Biotin** äußert sich in schuppigen Hautveränderungen an Händen, Armen und Beinen. Um eine Unterversorgung mit B-Vitaminen zu vermeiden, ist eine ausgewogene und abwechslungsreiche Mischkost, die Vollkorngetreide, frisches Gemüse, mageres Fleisch und auch Fisch einschließt, besonders wichtig.

Vitamin C gehört zu den Vitaminen, die als eines der ersten erforscht wurden; dementsprechend früh wurden die Auswirkungen des Vitamin-C-Mangels, des »Skorbut«, der sich durch Zahnfleisch- und Magen-Darm-Blutungen sowie Appetitlosigkeit äußert, untersucht. Vitamin C schützt den Körper – ähnlich wie Vitamin E und Beta-Carotin – vor unkontrollierter Radikalbildung und damit vor Zellschädigung. Sicher ist, dass ein Vitamin-C-Mangel die Leistungsfähigkeit vermindert und die Widerstandsfähigkeit gegen Krankheiten beeinträchtigt.

Bedarf lässt sich über viel Frischkost decken
Bei einer gemischten Kost mit viel frischem Obst und Gemüse erübrigt sich im Allgemeinen die Einnahme hoch dosierter Vitamin-C-Präparate. Ständig überhöhte Dosen können den Bedarf steigern. Und: Sie verbessern zwar die Verwertung (Bioverfügbarkeit) von Eisen und Folsäure im Körper, steigern andererseits aber den Bedarf des Körpers an Kupfer und Selen. Vitamin C kommt in der Nahrung in zwei verschiedenen Formen vor, der Ascorbinsäure und der Dehydroascorbinsäure. Da beide Substanzen Vitamin-C-Wirksamkeit haben, sind sie als »Gesamtascorbinsäure« in der GROSSEN GU NÄHRWERT-KALORIEN-TABELLE aufgeführt. Die D-A-CH-Referenzwerte für die tägliche Vitamin-C-Zufuhr sind auf der Seite 80 angegeben.

Nahrungsbestandteile ohne Nährstoffcharakter

Neben den vorher genannten Nährstoffen enthalten Nahrungsmittel auch unverdauliche Bestandteile, beispielsweise Ballaststoffe, und etliche andere Verbindungen, von denen die einen gesundheitsfördernd wirken (sekundäre Pflanzeninhaltsstoffe), die anderen eher unerwünschte Wirkungen auf unseren Organismus ausüben (beispielsweise Cholesterin, Oxalsäure, Harnsäure bildende Substanzen). Da die Letzteren für Gesunde keine Rolle spielen, sondern erst, wenn bestimmte Stoffwechselerkrankungen vorliegen, wurde die Beschreibung der Inhaltsstoffe Cholesterin, Oxalsäure und Harnsäure bildende Substanzen in das 3. Buchkapitel (»Richtige Ernährung bei Krankheiten«, S. 96) gezogen. Bei den unerwünschten Nahrungsinhaltsstoffen kann es sich aber auch um Schadstoffe, beispielsweise aus der Umwelt, handeln.

Ballaststoffe

Der Begriff umfasst eine Gruppe von Nahrungsbestandteilen, die man früher für »unnötigen Ballast« hielt, weil der Körper sie mit körpereigenen Enzymen nicht aufschließen kann. Sie können von Darmbakterien teilweise gespalten werden und werden so zu einem kleinen Teil für den Körper verwertbar. Zu den Ballaststoffen zählen Pflanzenfasern wie Zellulose, Pektin sowie der Holzbestandteil Lignin.

Der Verzehr von Ballaststoffen verbessert und
reguliert die Verdauung und beugt chronischer Darmträgheit vor. In jüngster Zeit schreibt man ihnen noch eine weitaus größere Bedeutung zu: die Verhütung einer Reihe chronischer Darmkrankheiten bis hin zum Dickdarmkrebs sowie eine Senkung überhöhter Cholesterinwerte. Auch wenn diese Erkenntnisse noch nicht voll gesichert sind und verschiedene Wirkungsmechanismen diskutiert werden, sollte die tägliche Kost ballaststoffreicher als bisher sein (mindestens 30 g Ballaststoffe pro Tag). Sehr gute Quellen für Ballaststoffe sind Vollkorngetreideprodukte sowie bestimmte Obst- und Gemüsesorten.

Vor einigen Jahren verstand man unter Ballaststoffen die Bestandteile der Nahrung, die mit Hilfe von Wasser, Alkohol, Äther, verdünnter Schwefelsäure oder Natronlauge in Lösung gingen (Rohfaser). Heute rechnet man auch andere unverdauliche Stoffe dazu, für deren Bestimmung beispielsweise enzymatische Methoden entwickelt wurden. Die so ermittelten

Moderne Ernährung

Werte liegen im Allgemeinen viel höher (Faktor 3 bis 4) als die früher als Rohfaser erfassten und ermittelten Bestandteile. Die Ballaststoffgehalte in diesem Tabellenwerk sind größtenteils als Annäherungswerte aufzufassen.

Sekundäre Pflanzenstoffe

Diese bislang wenig beachteten sekundären Pflanzenstoffe erzielen vielfältige gesundheitsfördernde Wirkungen. Bekannt sind sie vor allem als Farb- und Aromastoffe wie die Carotinoide und Flavonoide. Auch zum Schutz vor natürlichen Feinden bilden Pflanzen jene Stoffe, die alle unter den Begriff sekundäre Pflanzenstoffe oder bioaktive Substanzen zusammengefasst werden. Im Unterschied zu den Vitaminen und Mineralstoffen zählen diese über 10.000 Substanzen nicht zu den essenziellen Nährstoffen, da keine Mangelerscheinungen auftreten, wenn sie in der Nahrung fehlen. Jedoch tragen sekundäre Pflanzenstoffe dazu bei, das Krankheitsrisiko beispielsweise für Krebs oder Herz-Kreislauf-Erkrankungen zu senken. Zur Gruppe der krebsschützenden Inhaltsstoffe zählen unter anderem die Glucosinolate (z. B. Suforaphan in Broccoli) oder die Monoterpene (z. B. in Limonen). Die Carotinoide (z. B. Lycopin in Tomaten) und die Phenolsäuren (z. B. Quercetin in Traubensaft und Rotwein) schützen die Zellen vor Schäden, die freie Radikale auslösen können. Darüber hinaus scheinen die sekundären Pflanzenstoffe auch günstig auf das Immunsystem, den Cholesterin- und Blutzuckerspiegel, den Blutdruck sowie bei Entzündungen zu wirken. Allerdings ist nicht die Einnahme dieser Stoffe als Präparate, sondern die Aufnahme über Obst, Gemüse, Hülsenfrüchte und Getreide zu empfehlen. Vorkommen und Gehalte einiger sekundärer Pflanzenstoffe in Lebensmitteln zeigt die Tabelle ab Seite 93.

Ubichinone

Ubichinone sind Bestandteile der Mitochondrien, den Energiezentralen der Körperzellen. Dort bilden die Ubichinone energiereiche Verbindungen (ATP),
ohne die Energie verbrauchende Vorgänge im Körper nicht ablaufen könnten. In der Natur gibt es zehn unterschiedliche Ubichinone, auch Coenzym Q_1 bis Q_{10} genannt. Der Mensch braucht zur Energiegewinnung das Coenzym Q_{10}. Der Organismus kann Coenzym Q_{10} selbst herstellen und aus der Nahrung aufnehmen. Auch Vorstufen, also Coenzym Q_1 bis Q_9, können in der Leber zum Coenzym Q_{10} umgesetzt werden. Eine Tabelle auf Seite 94 zeigt den Ubichinongehalt wichtiger Gemüsesorten.

Säuglingsernährung

Muttermilch ist trotz der unbestrittenermaßen bestehenden Schadstoffbelastung die beste Nahrung für Säuglinge in den ersten Lebensmonaten. Denn die Muttermilch ist in ihrer Zusammensetzung in idealer Weise den Bedürfnissen des Säuglings angepasst, und sie verändert ihre Zusammensetzung über die ersten Monate je nach dem Nährstoffen, der der Säugling in den jeweiligen Phasen seiner Entwicklung braucht. Der enge Kontakt zur Mutter beim Stillen hat auch großen Einfluss auf die psychische Entwicklung des Kindes.

> **Wenn Stillen nicht möglich ist …**
> Dennoch gibt es gewichtige Gründe (beispielsweise Frühgeburt, Trinkschwäche, Unverträglichkeiten, Enzymdefekte und Stoffwechselerkrankungen beim Säugling, Medikamentenbehandlung der Mutter etc.), die es notwendig machen, das Stillen einzuschränken oder ganz einzustellen. In diesem Fall muss in Absprache mit dem Kinderarzt ein geeigneter Ersatz für die Muttermilch ausgewählt werden. Im Handel erhältlich sind Säuglingsanfangsnahrungen »Pre« (Milchzucker), »1, B« (Milchzucker, Stärke, teilweise zusätzlich andere Kohlenhydrate), Folgenahrungen »2, 3, C« und Spezialnahrungen (Hypoallergene »H. A.« Anfangs- und Folgemilch, Spezialnahrungen auf Sojabasis, hochgradig hydrolisierte Nahrungen). Angaben zu Empfehlungen und Schätzwerten für die tägliche Nährstoffzufuhr von Säuglingen können den Tabellen ab Seite 79 entnommen werden.

Light-Produkte

Da derzeit noch keine gesetzlichen Regelungen vorliegen, kann der Hinweis »light« oder »leicht« unterschiedliche Bedeutungen haben: Ein Light-Produkt kann leicht bekömmlich, besonders kalorienarm oder kalorienreduziert sein, weniger Alkohol, Kohlensäure oder Koffein enthalten. Am häufigsten werden in Lebensmitteln Energieträger wie Fett, Zucker oder Alkohol durch Stoffe mit weniger Kalorien bei gleichem Sättigungseffekt ersetzt. Der Austausch natürlicher Fette durch energieärmere Stoffe hat vor allem in den USA zugenommen. Zu den »Pseudofetten« gehören Stoffe wie Olestra® (Saccharosepolyester) oder Simplesse® (mikropartikuläre Proteinmischung). Diese Substanzen sind in Deutschland teilweise noch verboten, einige dürften aber rechtlich als Lebensmittel einzustufen sein und an Bedeutung bei der Herstellung von Light-Produkten gewinnen. Die Nährstoffe ausgewählter Light-Produkte liefert die Tabelle ab Seite 63.

Bedeutung von Lebensmittelzusätzen

Die Nahrung kann auch Lebensmittelzusatzstoffe enthalten, die zum Beispiel zur Verlängerung der Haltbarkeit, für einen bestimmten Geschmack, eine spezielle Struktur und Beschaffenheit notwendig sind. Früher durften Lebensmitteln zu diesen Zwecken bestimmte Substanzen zugesetzt werden, ohne dass besonders nachgeprüft wurde, ob diese gesundheitsschädlich wirken könnten. Dies hat sich grundlegend gewandelt: Heute dürfen nach dem deutschen Lebensmittelgesetz, das zu den strengsten in allen Industrieländern zählt, nur noch Substanzen verwendet werden, deren gesundheitliche Unbedenklichkeit nachgewiesen ist. Dies bedeutet etwa bei Konservierungsstoffen, dass insgesamt nur noch Sorbinsäure, Benzoesäure und deren Derivate, PHB-Ester und Propionsäure zugesetzt werden dürfen – und zwar innerhalb bestimmter Höchstwerte und auch nur bei den im Gesetz besonders aufgeführten Lebensmitteln. Außerdem ist eine genaue Kenntlichmachung – das heißt eine Angabe der Bezeichnung

Moderne Ernährung

oder der E-Nummer der verwendeten Substanz – vorgeschrieben. Eine Gesundheitsgefährdung durch verdorbene Lebensmittel ist heute größer als durch den Verzehr eines zugelassenen Konservierungsmittels. Um eine Überdosierung zu verhindern, wurde der so genannte ADI-Wert (= Acceptable Daily Intake) eingeführt, das ist die tolerierbare Tagesdosis, die ein Mensch lebenslang ohne Nebenwirkungen aufnehmen kann.

Die Gefahr, die von etwaigen Schadstoffen in Lebensmitteln ausgeht, hat eine untergeordnete Bedeutung im Vergleich zu dem Risiko, das die weit verbreitete Fehlernährung – zu viel Energie, zu viel Fett, zu viel Alkohol – in unseren westlichen Industrieländern für die Häufigkeit so genannter Zivilisationskrankheiten wie zum Beispiel Herz- und Kreislauferkrankungen darstellt. Eine vollwertige, ausgewogene Ernährung mit vielen Vitaminen und Mineralstoffen und einem höheren Ballaststoffanteil ist die beste Garantie dafür, das Stoffwechselgleichgewicht zu bewahren und lange gesund und leistungsfähig zu bleiben.

Gefährdung durch Umweltschadstoffe

Die zunehmende Technisierung trägt zur Erleichterung des Lebens bei, erhöht aber die Gefährdung durch die Umwelt. So ist die Nahrung nicht nur wichtiger Nährstofflieferant, sondern kann auch Quelle von Schadstoffen sein, die über Luft, Wasser und Boden in die pflanzlichen Lebensmittel und über das Futter in tierische Nahrungsmittel gelangen.
Um den Schadstoffgehalt von Lebensmitteln zu untersuchen, werden zahlreiche Stichproben gezogen. Nur in wenigen Proben werden Reste von Schädlingsbekämpfungsmitteln, welche die Grenze der gesundheitlichen Unbedenklichkeit übersteigen, nachgewiesen. Auf der anderen Seite ist die Anwendung von Schädlingsbekämpfungsmitteln zur Sicherung der Ernte unumgänglich. Das Eindringen toxischer Substanzen in Lebensmittel ist nicht immer zu umgehen. Hier ist es die Aufgabe der Lebensmittelüber-

wachung und der Erzeuger, zu verhüten, dass solche Lebensmittel zum Verkauf kommen.
Nitrat und Nitrit werden häufig als Beispiel für die mögliche Gefährdung des Menschen durch Umweltschadstoffe und moderne Bewirtschaftungsmethoden herangezogen. Werden nämlich in bestimmten Gebieten große Mengen an stickstoffhaltigen Kunst- und Naturdüngern verwendet, kann der Nitratgehalt im Grund- und Oberflächenwasser sowie im Trinkwasser erhöht sein. Daher wurde in Deutschland für Trinkwasser ein Grenzwert von 50 mg Nitrat pro Liter festgelegt. Es ist Aufgabe der örtlichen oder regionalen Wasserversorgung (Wasserwerke), zu überprüfen, ob dieser Grenzwert auch eingehalten wird. Nitrat stellt für Pflanzen eine wichtige Stickstoff- und damit Nährstoffquelle dar. Es ist deshalb in allen Pflanzenteilen zu finden. Manche Pflanzen können Nitrat in besonders großer Menge speichern, zum Beispiel Spinat, Kopfsalat, Rote Bete, Rettich und verschiedene Kohlarten. Nitrat und dessen Abbaustufe, das Nitrit, kommen aber auch in Lebensmitteln vor, denen Nitrat- und Nitritsalze zum Zwecke der Haltbarmachung und der Farbgebung zugesetzt werden, beispielsweise einige Fleischerzeugnisse wie gepökelte Schinken- und Rohwürste. Der Gehalt an Nitrat im Trinkwasser und einigen Lebensmitteln sowie seine Wirkungen auf den menschlichen Organismus haben in den letzten Jahren eine verstärkte wissenschaftliche Diskussion entfacht. Im Vordergrund stehen dabei die Abbauprodukte des Nitrats, von denen eine Gesundheitsgefährdung ausgehen kann. Nitrat wird im Körper nämlich in Nitrit umgewandelt, das unter anderem blutdrucksenkend und gefäßerweiternd wirkt und den Sauerstofftransport im Blut hemmt – bei Säuglingen kann eine übermäßige Zufuhr von Nitrat sogar lebensgefährlich werden. Nitrit kann im Körper aber auch weiter zu Nitrosaminen umgewandelt werden, die möglicherweise krebserregend sind. Zur Veranschaulichung, welche Lebensmittel möglicherweise besonders viel Nitrat enthalten, ist der Nitratgehalt ausgewählter Nahrungsmittel in der Tabelle auf Seite 95 angegeben.

Auswirkung der Verarbeitung auf den Nähr- und Gesundheitswert

In den Medien wird immer wieder die Ansicht diskutiert, dass Lebensmittel dann für den Menschen am besten seien, wenn sie in möglichst natürlicher, unveränderter und unverarbeiteter Form aufgenommen werden. Durch diese Naturbelassenheit sollen sie ihren vollen Wert für Ernährung und Gesundheit am besten behalten.
Der Mensch hat im Laufe seiner Geschichte gelernt, aus den von der Natur geschaffenen Produkten diejenigen als Nahrung auszuwählen, die dafür besonders geeignet sind. Manche Lebensmittel sind allerdings seit jeher erst nach einer Weiterverarbeitung zum Verzehr und Genuss geeignet. Sie werden erst durch eine bestimmte Behandlung, sei es durch Erhitzen, durch Räuchern, durch Einlegen in Lake, so nahrhaft und verträglich, wie es für den Menschen zweckmäßig ist. Hierfür zwei Beispiele: Rohe Bohnen enthalten toxische Stoffe, die erst durch die mit der Erhitzung verbundenen Zubereitung, also durch das Kochen der Bohnen, entgiftet werden. Rohe Kartoffelstärke wird erst verdaulich, wenn sie durch Erhitzen verquollen ist.

Naturbelassen heißt nicht unbedingt hochwertiger
Bei einem Lebensmittel ist der Begriff »naturbelassen« oder »natürlich« weder eine Garantie für den Nährwert noch für die Verträglichkeit. Hitzeempfindliche Nährstoffe können durch Maßnahmen der Zubereitung und Konservierung in gewissem Ausmaß zerstört werden. Eine solche Zerstörung tritt aber oft auch dann schon ein, wenn zwischen Ernte und Verzehr eine längere Zeit verstreicht. Eine möglichst schnell nach der Ernte vorgenommene, richtig durchgeführte Haltbarmachung insbesondere durch Gefrieren (Tiefkühlkost) ist zwar auch mit Nährwertverlusten verbunden, diese können jedoch bei schonendem Vorgehen geringer sein als die bei unbehandelten, »frischen« Lebensmitteln auftretenden Lagerungsverluste.

Referenzwerte für die tägliche Nährstoff- und Mineralstoffzufuhr

D-A-CH-Referenzwerte für die Nährstoffzufuhr (2008)

	Energie[1] kcal m/w[2]	MJ m/w[2]	Nährstoffe Protein g pro kg KG[3]	Essenzielle Fettsäuren % der Energie n-6	n-3	Wasser[4] ml	Mineralstoffe Calcium mg	Magnesium mg m/w[2]	Eisen mg m/w[2,5]	Jod µg	Zink mg m/w[2]
Säuglinge											
0 bis unter 4 Monate	500/450	2,0/1,9	2,7/2,0/1,5[a]	4,0	0,5	680	220	24	0,5[c]	40	1
4 bis unter 12 Monate	700/700	3,0/2,9	1,3/1,1[b]	3,5	0,5	1000	400	60	8	80	2
Kinder											
1 bis unter 4 Jahre	1100/1000	4,7/4,4	1,0	3,0	0,5	1300	600	80	8	100	3
4 bis unter 7 Jahre	1500/1400	6,4/5,8	0,9	2,5	0,5	1600	700	120	8	120	5
7 bis unter 10 Jahre	1900/1700	7,9/7,1	0,9	2,5	0,5	1800	900	170	10	140	7
10 bis unter 13 Jahre	2300/2000	9,4/8,5	0,9	2,5	0,5	2150	1100	230/250	12/15	180	9/7
13 bis unter 15 Jahre	2700/2200	11,2/9,4	0,9	2,5	0,5	2450	1200	310/310	12/15	200	9,5/7
Jugendliche und Erwachsene			g pro Tag m/w[2]								
15 bis unter 19 Jahre	2500/2000	10,6/8,5	60/46	2,5	0,5	2800	1200	400/350	12/15	200	10/7
19 bis unter 25 Jahre	2500/1900	10,6/8,1	59/48	2,5	0,5	2700	1000	400/310	10/15	200	10/7
25 bis unter 51 Jahre	2400/1900	10,2/7,8	59/47	2,5	0,5	2600	1000	350/300	10/15	200	10/7
51 bis unter 65 Jahre	2200/1800	9,2/7,4	58/46	2,5	0,5	2250	1000	350/300	10/10	180	10/7
über 65 Jahre	2000/1600	8,3/6,9	54/44	2,5	0,5	2250	1000	350/300	10/10	180	10/7
Schwangere	+255	+1,1	58[d]	2,5	0,5	2700	1000[f]	310[g]	30	230	10[d]
Stillende	bis +635*	bis +2,7*	63	2,5	0,5	3100	1000[f]	390	20[h]	260	11

* nach 4. Monat:
  Vollstillende + 525 kcal/2,2 MJ
  Teilstillende + 285 kcal/1,2 MJ

1 = Unter Berücksichtigung der Referenzmaße von Körpergröße und Körpergewicht.
  Die für Erwachsene angegebenen Werte gelten für Personen mit ausschließlich sitzender Tätigkeit
  (Leichtarbeiter). Für andere Berufsschweregruppen sind folgende Zuschläge
  erforderlich:
  überwiegend sitzende Tätigkeit   200–400 kcal (840–1680 kJ)
  überwiegend gehende Tätigkeit   500–800 kcal (2100–3360 kJ)
  körperlich anstrengende Tätigkeit   700–1100 kcal (2940–6620 kJ)
2 = m = männlich; w = weiblich
3 = KG = Körpergewicht
4 = Wasserzufuhr durch Getränke und Nahrung
5 = nicht menstruierende Frauen, die nicht schwanger sind und nicht stillen: 10 mg

a = 0–1/1–2/2–4 Monate
b = 4–6/6–12 Monate
c = ausgenommen unreif Geborene. Ein Eisenbedarf besteht infolge der dem Neuge-
  borenen von der Plazenta als Hämoglobin-Eisen mitgegebenen Eisenmenge erst
  ab dem 4. Lebensmonat
d = ab 4. Schwangerschaftsmonat
e = empfohlen werden Vitamin-D-Tabletten (täglich 10–12,5 µg)
  ab Ende der ersten Lebenswoche
f = Schwangere/Stillende < 19 Jahren: 1200 mg Calcium
g = Schwangere < 19 Jahren: 350 mg Magnesium
h = gilt für stillende und nicht stillende Frauen zum Ausgleich der Verluste während
  der Schwangerschaft
i = Frauen, die schwanger werden könnten, sollten zusätzlich 400 µg synthetische
  Folsäure (= 800 µg Folsäureäquivalente FÄ) aufnehmen
k = Raucher: 150 mg Vitamin C

D-A-CH-Referenzwerte für die Nährstoffzufuhr (2008)

Referenzwerte für die tägliche Vitaminzufuhr

	Vitamine A (Ret.-Ä.) mg m/w²	D (µg)	E (Toc.-Ä.) mg m/w²	K µg m/w²	B_1 (Thiamin) mg m/w²	B_2 (Riboflavin) mg m/w²	Niacin mg m/w²	B_6 (Pyridoxin) mg m/w²	Folsäure FÄ µg	B_{12} µg	C (Asc.-Säure) mg
Säuglinge											
0 bis unter 4 Monate	0,5	10[e]	3	4	0,2	0,3	2	0,1	60	0,4	50
4 bis unter 12 Monate	0,6	10[e]	4	10	0,4	0,4	5	0,3	80	0,8	55
Kinder											
1 bis unter 4 Jahre	0,6	5	6/5	15	0,6	0,7	7	0,4	200	1,0	60
4 bis unter 7 Jahre	0,7	5	8/8	20	0,8	0,9	10	0,5	300	1,5	70
7 bis unter 10 Jahre	0,8	5	10/9	30	1,0	1,1	12	0,7	300	1,8	80
10 bis unter 13 Jahre	0,9	5	13/11	40	1,2/1,0	1,4/1,2	15/13	1,0	400	2,0	90
13 bis unter 15 Jahre	1,1/1,0	5	14/12	50	1,4/1,1	1,6/1,3	18/15	1,4	400	3,0	100
Jugendliche und Erwachsene											
15 bis unter 19 Jahre	1,1/0,9	5	15/12	70/60	1,3/1,0	1,5/1,2	17/13	1,6/1,2	400	3,0	100[k]
19 bis unter 25 Jahre	1,0/0,8	5	15/12	70/60	1,3/1,0	1,5/1,2	17/13	1,5/1,2	400	3,0	100[k]
25 bis unter 51 Jahre	1,0/0,8	5	14/12	70/60	1,2/1,0	1,4/1,2	16/13	1,5/1,2	400	3,0	100[k]
51 bis unter 65 Jahre	1,0/0,8	5	13/12	80/65	1,1/1,0	1,3/1,2	15/13	1,5/1,2	400	3,0	100[k]
über 65 Jahre	1,0/0,8	10	12/11	80/65	1,0/1,0	1,2/1,2	13/13	1,4/1,2	400	3,0	100[k]
Schwangere	1,1[d]	5	13	60	1,2[d]	1,5[d]	15[d]	1,9[d]	600[i]	3,5	110
Stillende	1,5	5	17	60	1,4	1,6	17	1,9	600	4,0	150

Referenzwerte für die tägliche Mineralstoff- und Vitaminzufuhr

D-A-CH-Referenzwerte für die Nährstoffzufuhr (2008)

| Mineralstoffe | | | | | | | | Vitamine | | |
Natrium[a] (mg)	Kalium[a] (mg)	Phosphor (mg)	Fluorid (mg)	Kupfer (mg)	Mangan (mg)	Chrom (µg)	Selen (µg)	Pantothensäure (mg)	Biotin (µg)	
										Säuglinge
100	400	120	0,25	0,2–0,6	*	1– 10	5–15	2	5	0 bis unter 4 Monate
180	650	300	0,5	0,6–0,7	0,6–1,0	20– 40	7–30	3	5–10	4 bis unter 12 Monate
										Kinder
300	1000	500	0,7	0,5–1,0	1,0–1,5	20– 60	10–40	4	10–15	1 bis unter 4 Jahre
410	1400	600	1,1	0,5–1,0	1,5–2,0	20– 80	15–45	4	10–15	4 bis unter 7 Jahre
460	1600	800	1,1	1,0–1,5	2,0–3,0	20–100	20–50	5	15–20	7 bis unter 10 Jahre
510	1700	1250	2,0	1,0–1,5	2,0–5,0	20–100	25–60	5	20–30	10 bis unter 13 Jahre
550	1900	1250	3,2/2,9	1,0–1,5	2,0–5,0	20–100	25–60	6	25–35	13 bis unter 15 Jahre
										Jugendliche und Erwachsene
550	2000	1250	3,2/2,9	1,0–1,5	2,0–5,0	30–100	30–70	6	30–60	15 bis unter 19 Jahre
550	2000	700	3,8/3,1	1,0–1,5	2,0–5,0	30–100	30–70	6	30–60	19 bis unter 25 Jahre
550	2000	700	3,8/3,1	1,0–1,5	2,0–5,0	30–100	30–70	6	30–60	25 bis unter 51 Jahre
550	2000	700	3,8/3,1	1,0–1,5	2,0–5,0	30–100	30–70	6	30–60	51 bis unter 65 Jahre
550	2000	700	3,8/3,1	1,0–1,5	2,0–5,0	30–100	30–70	6	30–60	über 65 Jahre
550	2000	800[b]	3,1	1,0–1,5	2,0–5,0	30–100	30–70	6	30–60	**Schwangere**
550	2000	900[b]	3,1	1,0–1,5	2,0–5,0	30–100	30–70	6	30–60	**Stillende**

a = angegeben ist der geschätzte tägliche Mindestbedarf
b = Schwangere/Stillende < 19 Jahren: 1250 mg Phosphor

GEHALT AN VITAMINEN

VITAMINE D, K, PANTOTHENSÄURE, BIOTIN, FOLSÄURE, B₁₂
ausgewählter Lebensmittel (je 100 g verzehrbarer Anteil)

Lebensmittel	D µg	K µg	Pantothen-säure mg	Biotin µg	Fol-säure µg	B₁₂ µg
Getreide, Mehle, Mahlprodukte						
Buchweizen, Korn, geschält	*	*	2,90	*	*	0
Grütze	*	*	1,45	*	*	0
Vollmehl	*	*	1,45	*	*	0
Gerste, Korn	*	*	0,68	*	65,00	0
Graupen	*	*	0,50	*	20,00	0
Hafer, Korn	*	50,00	0,71	13,00	33,00	0
Flocken (Vollkorn)	*	63,00	1,09	20,00	87,00	
Mais, Korn	*	40,00	0,65	6,00	26,00	0
Vollmehl	*	*	0,55	6,60	10,10	0
Reis, Korn, Naturreis	*	*	1,70	12,00	16,00	0
poliert	*	*	0,63	3,00	29,00	0
Mehl	*	*	*	*	10,00	0
Roggen, Korn	*	*	1,50	5,00	143,00	0
Mehl, Type 815	*	*	*		15,00	0
Keime, getrocknet	*	*	0,80	*	*	0
Weizen, Korn	*	0–20	1,18	6,00	87,00	0
Mehl, Type 405	*	*	0,21	1,50	10,00	0
Mehl, Type 550	*	*	0,40	1,10	16,00	0
Mehl, Type 1050	*	*	0,63	2,90	22,00	0
Vollkornmehl/Backschrot, Type 1700	*	30,00	1,20	8,30	50,00	0
Keime	*	131,00	1,00	17,00	520,00	0
Speisekleie	*	81,50	2,50	44,00	195,00	0
Brote						
Grahambrot	*	*	0,79	1,74	30,00	0
Roggenbrot	*	*	0,47	*	16,00	0
Rogenmischbrot	*	*	0,26	*	32,00	0
Roggenschrot- und Vollkornbrot	*	*	*	*	14,00	0
Weißbrot	*	*	0,69	2,90	15,00	0
Weizenmischbrot	*	*	0,25	*	*	0

Lebensmittel	D µg	K µg	Pantothen-säure mg	Biotin µg	Fol-säure µg	B₁₂ µg
Weizenschrot- und Vollkornbrot	*	*	0,65	3,50	25,00	0
Weizenbrötchen	*	*	0,50	1,00	36,00	0
Knäckebrot	*	*	1,10	7,00	88,00	0
Pumpernickel	*	*	*	*	23,00	0
Frühstücksflocken						
Cornflakes	*	*	0,17	*	5,70	0
Teigwaren						
Eier-Teigwaren (Nudeln), roh	*	*	0,30	1,00	11,00	*
Obst und Obstprodukte						
Acerola, roh	*	*	0,33	2,50	*	0
Ananas, roh	*	0,10	0,18	*	4,00	0
in Dosen, Gesamtinhalt	*	*	0,03	*	2,00	0
Saft	*	*	0,10	*	2,00	0
Apfel, ungeschält, roh	*	2,20	0,10	4,50	12,00	0
Mus	*	*	0,07	0,30	4,00	0
Saft	*	0,10	0,06	1,00	3,10	0
Apfelsine, roh	*	3,75	0,24	2,30	42,00	0
Saft, frisch gepresst	*	*	0,23	1,40	41,00	0
Saft-Konzentrat	*	*	*	*	33,00	0
Saft, ungesüßt Handelsware	*	*	0,16	0,80	24,00	0
Aprikosen, roh	*	*	0,29	*	3,60	0
getrocknet	*	*	0,83	*	5,10	0
in Dosen, Gesamtinhalt	*	5,00	0,10	*	*	0
Avocado, roh	*	20,33	1,10	10,00	30,00	0
Banane, roh	*	0,50	0,23	5,50	17,00	0
Birne, roh	*	*	0,06	0,10	14,00	0
in Dosen, Gesamtinhalt	*	*	0,02	*	5,90	0
Brombeeren, roh	*	*	0,22	*	*	0
Cashew-Apfel (-Birne)	*	*	0,11	1,50	*	0
Dattel, getrocknet	*	*	0,80	*	21,00	0

82

VITAMINE D, K, PANTOTHENSÄURE, BIOTIN, FOLSÄURE, B$_{12}$

ausgewählter Lebensmittel (je 100 g verzehrbarer Anteil)

GEHALT AN VITAMINEN

Lebensmittel	D µg	K µg	Pantothen-säure mg	Biotin µg	Fol-säure µg	B$_{12}$ µg
Erdbeeren, roh	*	13,50	0,30	4,00	65,00	0
in Dosen	*	*	0,21	1,00	12,00	0
Feige, roh	*	*	0,30	*	6,70	0
getrocknet	*	*	0,39	*	14,00	0
Grapefruit, roh	*	*	0,25	0,35	11,00	0
Saft, frisch gepresst	*	*	0,16	0,53	1,00	0
Saft, Handelsware	*	*	0,15	0,52	8,80	0
Hagebutten, roh	*	92,00	*	*	*	0
Heidelbeeren, roh	*	*	0,16	1,10	6,00	0
in Dosen, gesüßt, Gesamtinhalt	*	*	*	*	15,00	0
Himbeeren, roh	*	*	0,30	*	30,00	0
in Dosen, gesüßt	*	*	0,17	*	13,00	0
Sirup	*	*	0,03	*	*	0
Holunderbeeren, schwarz, roh	*	*	0,18	1,80	17,00	0
Saft, frisch gepresst	*	*	0,21	0,70	6,00	0
Honigmelone, roh – Fruchtfleisch	*	1,00	*	*	30,00	0
Johannisbeeren, rot	*	*	0,06	2,60	11,00	0
schwarz	*	*	0,04	2,40	16,00	0
Kirschen, süß, roh	*	*	0,19	0,40	52,00	0
sauer, roh	*	*	*	*	75,00	0
Kiwi, roh	*	28,50	*	*	*	0
Mandarine, roh	*	*	*	0,45	7,00	0
Mango, roh	*	*	*	*	36,00	0
Olive, grün, mariniert	*	*	0,56	*	*	0
Pfirsich, roh	*	3,00	0,14	1,90	2,70	0
in Dosen, Gesamtinhalt	*	*	0,05	0,20	5,00	0
Pflaumen, roh	*	12,00	0,18	0,10	2,00	0
getrocknet	*	*	0,46	*	4,00	0
Preiselbeeren, roh	*	*	25–220	*	2,60	0
Sanddornbeeren, roh	*	*	0,15	3,30	10,00	0
Stachelbeeren, roh	*	*	0,20	0,50	19,00	0
Wassermelone, roh	*	*	1,60	*	5,00	0
Weintrauben, roh	*	3,00	0,06	1,50	43,00	0
getrocknet	*	*	0,10	*	4,00	0
Saft, Handelsware	*	*	0,05	1,20	0,2–3,0	0

Lebensmittel	D µg	K µg	Pantothen-säure mg	Biotin µg	Fol-säure µg	B$_{12}$ µg
Zitrone, roh, geschält	*	0,20	0,27	*	6,30	0
Saft	*	*	0,10	0,30	0,90	0
Gemüse und						
Gemüseprodukte						
Aubergine	*	0,50	0,23	*	31,00	0
Bleichsellerie (Stauden-), roh	*	29,00	0,43	0,10	7,00	0
Blumenkohl, roh	*	167,00	1,01	1,50	125,00	0
Bohnen, grün, roh	*	42,83	0,50	7,00	70,00	0
getrocknet	*	*	1,24	*	*	0
in Dosen, Gesamtinhalt	*	*	0,09	*	13,00	0
Broccoli, roh	*	154,00	1,29	0,50	111,00	0
Brunnenkresse, roh	*	250,00	*	*	*	0
Chicorée, roh	*	*	*	4,80	50,00	0
Chinakohl, roh	*	80,00	0,20	*	66,00	0
Endivien, roh	*	*	*	*	109,00	0
Erbsen, grün, Schote und						
Samen, roh	*	33,40	0,72	5,30	159,00	0
Samen in Dosen, Gesamtinhalt	*	*	0,11	1,50	12,00	0
Samen, tiefgefroren	*	33,00	0,74	6,00	25,00	0
Feldsalat, roh	*	*	*	*	145,00	0
Fenchel, roh	*	*	*	2,50	100,00	0
Grünkohl (Braunkohl), roh	*	817,00	0,1–1,4	0,50	187,00	0
Gurke, roh	*	16,14	0,24	0,90	27,00	0
Kartoffel, roh	*	4,68	0,40	0,40	20,00	0
Knollensellerie, roh	*	41,33	0,51	*	76,00	0
Kohlrabi, roh	*	7,00	0,10	2,70	70,00	0
Kohlrübe, roh	*	*	0,11	0,10	27,00	0
Kopfsalat, roh	*	130,00	0,11	1,90	75,00	0
Kürbis, roh	*	*	0,40	0,40	36,00	0
Mangold, roh	*	*	0,17	*	30,00	0
Möhre (Karotte), roh	*	16,86	0,27	5,00	55,00	0
in Dosen, Gesamtinhalt	*	*	*	1,50	*	0
Paprikafrucht, roh	*	14,90	0,23	*	60,00	0
Pastinake, roh	*	1,00	0,50	0,10	59,00	0

83

GEHALT AN VITAMINEN

VITAMINE D, K, PANTOTHENSÄURE, BIOTIN, FOLSÄURE, B₁₂
ausgewählter Lebensmittel (je 100 g verzehrbarer Anteil)

Lebensmittel	D µg	K µg	Pantothen-säure mg	Biotin µg	Fol-säure µg	B₁₂ µg
Petersilienblatt, roh	*	620,00	0,30	0,40	149,00	0
Porree (Lauch), Blätter, roh	*	14,00	0,14	1,60	103,00	0
Portulak, roh	*	381,00	*	*	*	0
Radieschen, roh	*	*	0,18	*	24,00	0
Rettich, roh	*	0,10	0,18	*	24,00	0
Rhabarber, roh	*	11,00	0,08	*	2,50	0
Rosenkohl, roh	*	275,00	0,1–1,4	0,40	182,00	0
Rote Rübe (Bete), roh	*	*	0,13		83,00	0
Rotkohl, roh	*	24,50	0,32	2,00	35,00	0
Sauerkraut, roh, abgetropft	*	61,67	0,23	*	31,00	*
Schnittlauch, roh	*	380,00	*	*	*	0
Spargel, roh	*	39,50	0,62	2,00	108,00	0
in Dosen, Gesamtinhalt	*	*	0,13	1,70	55,00	0
Spinat, roh	*	335,00	0,25	6,90	145,00	0
in Dosen, Gesamtinhalt	*	290,00	0,05	*	*	0
Süßkartoffel (Batate), roh	*	*	0,83	4,30	12,00	0
Tomate, roh	*	8,00	0,31	4,00	44,50	0
Saft	*	4,00	0,20	2,50	13,00	0
Weiße Rübe, roh	*	*	0,20	2,00	20,00	0
Weißkohl, roh	*	79,50	0,26	3,08	31,00	0
Wirsing, roh	*	*	0,21	0,10	90,00	0
Zucchini, roh	*	11,00	*	*	*	0
Zuckermais, roh	*	3,00	0,89	*	43,00	0
Zwiebel, roh	*	*	0,17	3,50	7,00	0
getrocknet	*	*	1,05	28,00	110,00	0

Pilze

Lebensmittel	D µg	K µg	Pantothen-säure mg	Biotin µg	Fol-säure µg	B₁₂ µg
Champignon (Zucht-)	1,94	14,00	2,10	16,00	25,00	0
in Dosen, Gesamtinhalt	*	*	0,80	*	*	0
Morchel (Speise-)	3,10	*	*	*	*	0
Pfifferling	2,10	*	*	*	*	0
Steinpilz	3,10	*	2,70	*	*	0

Hülsenfrüchte

Lebensmittel	D µg	K µg	Pantothen-säure mg	Biotin µg	Fol-säure µg	B₁₂ µg
Bohnen, weiß	*	*	0,87	*	187,00	0
Erbsen	*	81,00	1,99	19,00	151,00	0
Kichererbsen	*	164,00	1,31	*	340,00	0
Limabohnen	*	6,00	1,29	*	360,00	0
Linsen	*	123,00	1,57	*	168,00	0
Sojabohnen	*	39,00	1,86	60,00	240,00	0
Sojakäse (Tofu)	*	*	0,07	*	15,00	0
Sojamehl, vollfett	*	200	1,80	*	190,00	0
Sojasprossen	*	*	1,44	*	160,00	0

Milch und Milchprodukte

Lebensmittel	D µg	K µg	Pantothen-säure mg	Biotin µg	Fol-säure µg	B₁₂ µg
Muttermilch	0,07	0,48	0,21	0,58	8,50	0,05
Kuhmilch, H-Milch, 3,5% Fett	0,02	*	0,35	3,50	4,65	0,38
Rohmilch, Vorzugsmilch	0,06	4,00	0,35	3,50	6,70	0,42
Trinkmilch, 3,5% Fett	0,17	4,00	0,35	3,50	6,38	0,41
fettarm, 1,5% Fett	0,03	2,00	0,35	3,50	3,55	0,42
entrahmt	+	0,01	0,28	1,50	5,00	0,30
Schafmilch	*	*	0,35	9,00	*	0,51
Stutenmilch	*	*	0,30	*	*	0,30
Ziegenmilch	0,25	*	0,31	3,90	0,80	0,07

Sauermilchprodukte

Lebensmittel	D µg	K µg	Pantothen-säure mg	Biotin µg	Fol-säure µg	B₁₂ µg
Buttermilch	*	*	0,30	1,50	5,00	0,20
Joghurt, 3,5% Fett	0,06	0,34	0,35	3,50	13,00	0,40
fettarm, 1,5% Fett	0,03	*	0,33	3,30	*	0,40
mager	+	0,50	0,36	3,60	12,00	0,43
Kondensmilch, 7,5% Fett	0,10	*	0,64	6,30	6,00	0,41
10% Fett	0,13	*	0,84	8,20	8,00	0,54
Molke, süß	*	*	0,34	1,40	1.00	0,20
Sahne, 30% Fett (Schlagsahne)	1,10	*	0,30	3,40	4,00	0,40
Saure Sahne (Rahm)	*	*	0,34	3,00	7,00	0,30
Trockenmilchpulver aus						
Vollmilch	1,24	55,00	2,70	24,00	40,00	1,48

84

VITAMINE D, K, PANTOTHENSÄURE, BIOTIN, FOLSÄURE, B$_{12}$

ausgewählter Lebensmittel (je 100 g verzehrbarer Anteil)

GEHALT AN VITAMINEN

Lebensmittel	D µg	K µg	Pantothen-säure mg	Biotin µg	Fol-säure µg	B$_{12}$ µg
Käse						
FRISCHKÄSE – SPEISEQUARK						
Doppelrahmfrischkäse	*	*	0,44	4,40	3,00	0,53
Körniger Frischkäse	*	*	*	*	*	2,00
Mozzarella	*	*	*	2,00	10,00	*
Speisequark, 40% Fett i. Tr.	0,19	50,00	0,61	6,00	28,00	0,72
20% Fett i. Tr.	0,09	23,00	0,68	6,40	16,00	0,81
Magerquark	*	1,20	0,74	7,00	16,00	0,88
HARTKÄSE – SCHNITTKÄSE –						
WEICHKÄSE – SCHMELZKÄSE						
Brie, 50% Fett i. Tr.	*	*	0,69	6,20	65,00	1,70
Camembert, 60% Fett i. Tr.	*	*	0,70	2,80	38,00	2,40
45% Fett i. Tr.	0,28	*	0,80	4,50	44,00	2,80
30% Fett i. Tr.	0,17	*	0,90	5,00	66,00	3,10
Chester, 50% Fett i. Tr.	0,34	3,00	0,29	1,90	19,00	0,96
Edamer, 45% Fett i. Tr.	*	*	*	*	3,30	2,10
Emmentaler, 45% Fett i. Tr.	1,10	2,60	0,40	3,00	9,00	3,00
Gouda, 40% Fett i. Tr.	1,25	*	0,34	*	21,00	*
Gorgonzola	*	*	*	2,00	31,00	1,20
Gruyère, 45% Fett i. Tr.	*	*	0,52	1,30	10,00	2,00
Limburger, 40% Fett i. Tr.	*	*	1,18	8,60	60,00	*
Parmesan, 32% Fett i. Tr.	0,65	*	0,53	3,00	20,00	*
Roquefort	*	*	1,73	*	49,00	0,60
Schmelzkäse, 45% Fett i. Tr.	3,13	*	0,52	3,60	3,46	0,25
Tilsiter, 45% Fett i. Tr.	*	*	0,35	*	*	2,20
Fische und Meerestiere						
Flunder	*	*	*	*	11,00	1,00
Heilbutt	5,00	*	0,31	3,10	8,60	1,00
Hering	26,71	*	0,94	4,50	5,00	8,50
Kabeljau (Dorsch)	1,30	*	0,26	2,20	7,96	1,16
Katfisch (Steinbeißer)	0,50	*	*	*	*	*
Makrele	4,00	5,00	0,46	4,30	1,24	9,00
Ostseehering	7,80	*	9,30	*	*	11,00
Rotbarsch (Goldbarsch)	2,30	*	*	*	*	3,80
Sardine	10,75	*	*	*	*	0,14

Lebensmittel	D µg	K µg	Pantothen-säure mg	Biotin µg	Fol-säure µg	B$_{12}$ µg
Schellfisch	*	*	0,22	2,50	8,90	0,74
Scholle	*	*	0,80	*	11,00	1,45
Seelachs (Köhler)	*	*	*	*	*	3,50
Thunfisch	4,54	*	0,66	*	15,00	4,25
Sonstige Meerestiere						
Austern	8,00	0,10	0,32	10,00	7,00	14,60
Garnele (Speisekrabbe)	*	*	0,08	0,50	8,00	1,56
Hummer	*	*	2,40	4,50	16,10	0,95
Miesmuschel (Blau- od.						
Pfahlmuschel)	*	*	*	*	33,00	8,00
Steckmuschel (Klaffmuschel)	*	*	0,62	2,34	2,65	144,00
Süßwasserfische						
Aal, Flussaal	20,00	*	*	*	13,00	1,00
Forelle (Bachforelle)	*	*	1,72	4,50	9,23	*
Lachs	16,30	*	1,02	7,40	3,40	2,89
Fischdauerwaren						
Aal, geräuchert	*	*	*	*	*	1,00
Bückling	30,00	*	1,00	5,10	*	9,70
Hering, mariniert (Bismarckhering)	13,00	*	*	*	*	*
Kaviar, echt (Russischer Kaviar)	5,87	*	*	*	*	*
Krebsfleisch in Dosen	*	*	0,49	4,60	0,30	0,46
Lachs in Dosen	11,50	*	0,74	9,40	13,60	4,50
Salzhering	*	*	*	*	*	12,55
Stockfisch (Kabeljau,						
getrocknet)	*	*	*	*	*	1,00
Thunfisch in Öl (ganzer Inhalt)	*	*	0,22	2,10	4,60	1,30
Geflügel						
Gans	*	*	*	*	4,00	*
Huhn, Brathuhn	*	*	0,96	2,00	12,00	0,40
Brust, mit Haut	*	*	0,84	*	9,00	0,40
Keule (Schlegel), mit Haut	*	*	0,84	*	28,00	*
Hühnerherz	*	720,00	2,56	*	*	4,24

GEHALT AN VITAMINEN

VITAMINE D, K, PANTOTHENSÄURE, BIOTIN, FOLSÄURE, B₁₂ ausgewählter Lebensmittel (je 100 g verzehrbarer Anteil)

Lebensmittel	D µg	K µg	Pantothen-säure mg	Biotin µg	Fol-säure µg	B₁₂ µg
Hühnerleber	1,30	80,00	7,16	*	380,00	25,03
Puter (Truthahn),						
ausgewachsene Tiere	*	*	1,10	*	16,00	*
Brust, ohne Haut	*	*	0,59	*	7,00	0,52
Keule, ohne Haut	*	*	1,13	*	*	*
Jungtiere (Babyputer)	*	*	0,84	*	12,00	*
Hammel und Lamm						
Muskelfleisch (ohne Fett)	*	*	0,48	*	*	2,70
Brust	*	*	*	2,00	*	*
Filet	*	*	*	*	3,00	*
Keule (Schlegel)	*	*	0,59	6,00	3,00	3,00
Herz	*	*	3,00	*	*	5,20
Hirn	*	*	2,60	*	*	7,30
Leber	2,00	*	7,60	130,00	280,00	35,00
Lunge	*	*	1,20	*	*	5,00
Kalbfleisch						
Muskelfleisch (ohne Fett)	*	*	0,85	*	5,00	2,00
Bug (Schulter)	*	*	0,85	*	5,00	1,20
Keule (Schlegel)	*	*	0,91	*	5,00	1,20
Herz	*	*	2,78	7,30	3,10	11,00
Hirn	*	*	2,50	6,10	13,00	5,70
Leber	0,33	88,50	7,90	75,00	240,00	60,00
Lunge	*	*	1,00	5,90	*	3,30
Niere	*	*	4,00	80,00	63,00	25,00
Zunge	*	*	2,00	3,30	5,00	4,00
Rindfleisch						
Muskelfleisch (ohne Fett)	*	12,50	0,60	3,00	3,00	5,00
Filet	*	*	1,00	4,60	10,00	2,00
Lende (Roastbeef)	*	*	0,33	*	*	*
Luncheon meat (Frühstücks-fleisch)	*	*	0,20	*	1,00	2,70
Herz	*	*	2,78	7,30	*	9,90
Hirn	*	*	2,50	6,10	12,00	3,42
Leber	*	74,50	7,30	100,00	592,00	65,00
Lunge	*	*	1,00	5,90	11,00	3,30
Niere	*	*	3,85	58,00	170,00	33,40
Zunge	*	*	2,00	3,30	*	*
Schweinefleisch						
Muskelfleisch (ohne Fett)	*	18,00	0,70	5,00	2,50	2,04
Bug (Schulter)	*	*	*	*	*	0,56
Kamm	*	*	0,65	*	*	0,80
Kotelett	*	*	0,53	5,50	1,60	*
Schnitzel (Oberschale)	*	*	0,68	5,10	9,10	1,00
Herz	*	*	2,50	4,00	4,00	2,70
Leber	+	56,00	6,80	27,00	136,00	39,00
Niere	*	*	3,10	32–130	93,00	15,00
Zunge	*	*	*	*	*	0,80
Wild und sonstige Fleischarten						
Hase	*	*	0,80	+	5,00	1,00
Pferd	*	*	*	*	*	3,00
Fleisch- und Wurstwaren						
Frankfurter Würstchen	*	*	0,43	*	*	*
Leberpastete	*	*	1,20	*	60,00	3,20
Salami	*	*	*	*	*	1,40
Schinken, gesalzen und gekocht	*	*	0,58	*	5,10	0,59
Speck, durchwachsen	*	*	*	*	*	0,70
Eier						
Hühnerei, Gesamtinhalt	2,93	47,50	1,60	25,00	67,00	1,86
Hühnereigelb	5,58	147,00	3,72	53,00	160,00	2,00
Hühnereiklar	*	*	0,14	7,00	15,00	0,10
Hühnervollei, getrocknet	5,00	*	7,35	84,00	184,00	9,57

VITAMINE D, K, PANTOTHENSÄURE, BIOTIN, FOLSÄURE, B$_{12}$

ausgewählter Lebensmittel (je 100 g verzehrbarer Anteil)

GEHALT AN VITAMINEN

Lebensmittel	D µg	K µg	Pantothensäure mg	Biotin µg	Folsäure µg	B$_{12}$ µg
Hühnereigelb, getrocknet	*	*	8,24	110,00	213,00	6,49
Hühnereiklar, getrocknet	*	*	1,96	57,00	96,00	0,05
Pflanzliche und tierische Streichfette						
Butter	1,24	60,00	47,00	+	+	+
Margarine, Pflanzenmargarine	2,50	*	*	*	*	0
Diätmargarine	2,50	*	*	*	*	0
Halbfettmargarine	2,50	*	*	*	*	0
Tierische Fette und Öle						
Butterschmalz	*	8,00	*	*	*	*
Pflanzliche Fette und Öle						
Erdnussöl	*	0,70	*	*	*	0
Kokosfett	*	10,00	*	*	*	0
Maiskeimöl	*	60,00	*	*	*	0
Olivenöl	*	49,60	*	*	*	0
Palmöl	*	8,00	*	*	*	0
Safloröl (Distelöl)	*	11,00	*	*	*	0
Sesamöl	*	10,00	*	*	*	0
Sojaöl	*	3,00	*	*	*	0
Sonnenblumenöl	*	7,50	*	*	*	0
Walnussöl	*	15,00	*	*	*	0
Nüsse und Samen						
Cashewnuss	*	26,00	1,20	*	*	0
Erdnuss	*	*	2,70	34,00	169,00	0
geröstet	*	*	2,14	*	*	0
Haselnuss	*	9,00	1,15	*	71,00	0
Kastanien, Maronen	*	*	0,50	1,50	*	0
Kokosnuss	*	*	0,20	*	30,00	0
Kokosmilch	*	*	0,05	*	*	0
Leinsamen, ungeschält	*	5,00	*	*	*	0
Mandel	*	*	0,58	*	45,00	0

Lebensmittel	D µg	K µg	Pantothensäure mg	Biotin µg	Folsäure µg	B$_{12}$ µg
Paranuss	*	*	0,23	*	39,00	0
Pekannuss	*	10,00	*	*	*	0
Pistazienkerne	*	59,50	*	*	58,00	0
Sesamsamen	*	2,00	*	*	*	0
Walnuss	*	2,00	0,82	*	77,00	0
Süßwaren						
Honig	*	25,00	0,07	*	*	*
Marzipan	*	*	0,35	2,00	*	*
Schokolade, milchfrei, mind. 40% Kakaomasse	*	*	0,35	6,00	10,00	*
Milchschokolade	*	*	0,90	3,00	10,00	*
Zucker						
Rohzucker aus Zuckerrohr	*	*	0	0	0	0
Brauner Zucker	*	*	0	*	*	*
Getränke						
Alkoholfreies Bier	*	*	0,08	0,70	15,00	*
Malzbier	*	*	0,09	0,50	*	*
Pilsener Lagerbier	*	*	0,15	1,20	6,30	*
Vollbier, dunkel	*	*	0,08	0,50	*	*
hell	*	*	0,08	0,50	2,67	*
Rotwein, schwere Qualität	*	*	0,20	1,40	0,20	0
Weißwein, mittlere Qualität	*	*	0,02	0,50	7,00	0
Sonstiges						
Bäckerhefe	*	*	3,46	33,00	716,00	*
Bierhefe	*	*	7,21	115,00	3170,00	*
Kakaopulver, schwach entölt	*	*	1,10	20,00	38,00	0
Kaffee, geröstet	*	10,00	0,23	*	22,00	0
-Extrakt-Pulver	*	*	0,40	*	*	0
Tee, schwarz	*	*	1,30	*	*	0

GEHALT AN SPURENELEMENTEN

Spurenelemente: Jod-, Fluor-, Zink-, Kupfer-, Mangan-, Chrom- und Selengehalte ausgewählter Lebensmittel (angegeben in µg / 100 g Ware)

Lebensmittel	Jod	Fluor	Zink	Kupfer	Mangan	Chrom	Selen
Getreide und Getreideprodukte							
Buchweizen, Korn, geschält	*	50	2700	584	1500	9	8
Gerste, Korn	7	120	2800	419	1650	13	7
Hafer, Korn	8	95	3200	422	3100	4	7
Flocken	5	75	4060	530	4540	*	10
Hirse, geschält	3	50	2900	610	1100	3	2
Mais, Korn	3	43	1700	24	415	9	11
Cornflakes	1	*	280	200	50	*	3
Reis, Naturreis	2	42	1520	288	2100	3	11
poliert	2	50	976	203	989	2	7
Roggen, Korn	7	150	2900	463	2900	7	1
Mehl, Type 815	*	*	1460	207	2000	*	*
Weizen, Korn	7	90	2690	369	3100	3	2
Mehl, Type 405	*	*	705	151	538	1	*
Mehl, Type 1700	*	60	3200	459	3350	2	1
Keime	*	140	17000	1100	16000	6	3
Kleie	31	156	9400	1300	13000	3	2
Back- und Teigwaren							
Brötchen	2	1	1100	260	890	*	*
Eierteigwaren	3	80	1300	195	644	4	20
Knäckebrot	6	*	3100	400	*	*	*
Roggenbrot	9	13	1240	*	920	8	3
Roggenvollkornbrot	*	*	1500	238	1500	*	1
Weizenbrot	6	72	661	220	600	7	5
Weizenmischbrot	*	42	1300	180	1100	*	1
Weizenvollkornbrot	*	*	1500	245	1500	*	2
Obst							
Ananas	bis 10	14	123	61	320	*	1
in Dosen[a]	*	*	120	50	*	*	1
Apfel	1	9	98	53	48	4	1
Mus	*	4	100	30–260	30	*	+
Saft (Handelsware)	1	10	120	59	120	3	*
Apfelsine	1	5	87	59	38	1	1

Lebensmittel	Jod	Fluor	Zink	Kupfer	Mangan	Chrom	Selen
Saft (frisch gepresst)	1	1	42	80	30	1	6
Saft (Handelsware)	*	*	120	57	30	13	*
Aprikosen	1	10	139	134	167	*	1
getrocknet	3	50	400	800	1500	*	*
in Dosen[a]	*	*	100	50	*	4	1
Avocado	1	*	625	225	162	*	*
Banane	2	14	210	105	286	2	1
Birne	1	10	126	72	59	27	1
in Dosen[a]	*	30	*	70	20	*	+
Brombeeren	+	*	190	108	895	*	*
Dattel, getrocknet	1	*	400	289	150	29	*
Ebereschenfrucht	*	30	260	90	1600	3	*
Erdbeeren	3	16	269	46	388	1	1
in Dosen[a]	*	*	200	40	190	*	*
Feige	2	20	237	81	43	*	2
getrocknet	4	*	*	380	350	*	6
Grapefruit	1	24	66	37	26	1	1
Saft (Handelsware)	1	*	110	12	10	*	*
Saft (frisch gepresst)	1	15	*	30	8	*	*
Hagebutten	1	60	920	1800	1200	3	+
Heidelbeeren	*	2	131	77	4200	+	*
in Dosen[a]	*	*	*	390	1900	*	*
Himbeeren	3	*	361	93	384	1	1
Johannisbeeren, rot	1	23	240	140	240	2	1
schwarz	1	29	250	103	336	1	2
Kirschen, süß	1	18	87	99	86	3	1
in Dosen[a]	*	*	*	110	50	*	*
Kiwi	*	*	110	45	94	*	*
Mandarine	1	10	63	56	37	1	2
Mango	2	*	118	64	170	*	1
Papaya	*	*	155	32	22	*	*
Pfirsich	3	12	145	72	64	2	1
getrocknet	1	*	630	*	*	*	*
in Dosen[a]	*	8	60	93	33	5	+
Pflaumen	1	2	102	71	68	2	1

a = Gesamtinhalt

88

GEHALT AN SPURENELEMENTEN

Spurenelemente: Jod-, Fluor-, Zink-, Kupfer-, Mangan-, Chrom- und Selengehalte ausgewählter Lebensmittel (angegeben in µg / 100 g Ware)

Lebensmittel	Jod	Fluor	Zink	Kupfer	Mangan	Chrom	Selen
getrocknet	1	*	*	400	*	*	3
Preiselbeeren	5	*	190	170	260	1	*
Stachelbeeren	1	11	150	163	97	1	1
Wassermelone	10	11	84	29	35	*	+
Weintraube	1	13	55	94	72	2	2
getrocknet, Rosine	*	62	250	370	464	*	7
Saft	+	10	40	48	50	3	4
Zitrone	2	10	106	129	42	*	1
Saft (frisch gepresst)	5	*	25–200	200	bis 50	*	*
Gemüse und Hülsenfrüchte							
Artischocke	*	*	*	320	380	*	1
Aubergine	1	*	142	90	112	*	4
Batate (Süßkartoffel)	2	*	385	133	240	*	4
Bleichsellerie	1	*	139	38	101	*	*
Blumenkohl	1	9	292	42	170	2	1
Bohnen, grün	3	12	336	84	221	2	1
in Dosen[a]	1	*	*	230	170	*	1
Bohnen, weiß, getrocknet	2	95	2640	635	1620	20	14
Broccoli	15	10	494	56	454	16	1
Chicorée	*	*	163	101	300	*	*
Chinakohl	+	15	280	56	167	1	*
Endivien	3	*	355	44	153	*	3
Erbsen, Schote und Samen	4	27	861	246	352	1	1
Samen, in Dosen[a]	2	*	650	130	200	*	*
Samen, in Dosen[b]	3	*	*	180	280	*	*
getrocknet	14	40	3450	740	1250	4	3
Samen, tiefgefroren	4	26	738	372	646	*	*
Feldsalat	*	*	442	110	*	*	*
Grünkohl	5	20	330	55	550	8	1
Gurke	3	11	160	39	84	14	1
Kartoffel	3	10	347	90	140	3	2
Knödel, roh (Trockenprodukt)	*	*	650	*	390	*	*
Kroketten (Trockenprodukt)	*	*	2410	*	570	*	*
Chips, ölgeröstet, gesalzen	*	*	972	730	460	*	4

Lebensmittel	Jod	Fluor	Zink	Kupfer	Mangan	Chrom	Selen
Kichererbsen, Samen, grün	*	*	2400	449	2700	5	9
Knoblauch	3	*	575	149	460	*	6
Kohlrabi	1	*	260	47	119	*	1
Kohlrübe	4	30	94	80	67	*	*
Kopfsalat	2	23	372	49	176	8	+
Kürbis	1	*	200	80	66	2	*
Limabohnen, getrocknet	*	*	2970	804	1790	*	1
Linsen, getrocknet	*	26	3730	715	1490	5	10
Löwenzahnblätter	*	*	883	249	848	*	1
Mangold	*	*	343	77	*	*	*
Meerrettich	1	*	1400	200	460	3	+
Möhren	2	19	273	51	175	4	1
in Dosen[a]	*	20	377	80	157	*	1
Paprikaschote	1	*	146	71	125	*	4
Pastinake	4	10	850	132	400	4	2
Petersilie, Blatt	3	89	735	142	756	7	1
Porree (Lauch)	9	10	310	53	190	5	1
Radieschen	1	70	199	26	49	*	2
Rettich	8	*	265	37	77	1	2
Rhabarber	2	40	186	42	155	4	+
Rosenkohl	1	*	590	65	304	14	1
Rote Bete (Rübe)	+	12	344	80	244	3	1
Rotkohl	3	12	240	42	160	+	1
Sauerkraut[b]	*	*	320	130	140	5	*
Schnittlauch	4	*	490	59	*	*	*
Schwarzwurzel	*	*	220	300	410	*	*
Sellerie, Knolle	3	11	369	116	150	4	1
Sojabohne, getrocknet	6	*	4180	1200	2710	6	19
Sojamehl, vollfett	1	110	4900	*	4000	*	*
Spargel	7	48	400	156	102	*	1
Spinat	12	75	585	96	643	9	1
Tomaten	1	24	168	60	109	19	1
in Dosen[a]	*	2	230	80	100	3	1
Saft	*	*	86	120	8	*	1
Weiße Rübe	8	*	230	70	68	8	3

a = Gesamtinhalt   b = abgetropft

GEHALT AN SPURENELEMENTEN

Spurenelemente: Jod-, Fluor-, Zink-, Kupfer-, Mangan-, Chrom- und Selengehalte ausgewählter Lebensmittel (angegeben in µg / 100 g Ware)

Lebensmittel	Jod	Fluor	Zink	Kupfer	Mangan	Chrom	Selen
Weißkohl	3	12	224	33	200	8	3
Wirsingkohl	3	*	262	35	167	*	1
Zucchini	2	*	260	45	125	*	1
Zuckermais	3	*	562	45	160	*	1
Zwiebel	2	42	220	46	127	14	2
Pilze							
Austernpilz	*	*	866	118	158	7	*
Champignon	18	20	540	390	77	17	7
in Dosen	*	*	*	135	50	*	9
Pfifferling	*	50	650	200–1000	180	4	1
Steinpilz	4	63	1500	277	115	5	184
Milch							
Muttermilch	6	17	148	35	1	4	3
Kuhmilch, Rohmilch	4	17	380	10	3	3	1
Trinkmilch, 3,5% Fett	3	17	358	7	3	2	*
1,5% Fett	3	17	370	10	3	*	*
entrahmt	3	17	400	2	5	1	2
Schafmilch	*	*	426	26	7	+	1
Stutenmilch	*	*	150	30	*	*	*
Ziegenmilch	4	*	260	11	6	5	1
Milchprodukte							
Buttermilch	2	10	370	20	*	*	1
Joghurt, 3,5% Fett	4	14	450	10	3	4	2
1,5% Fett	4	16	360	9	2	*	*
0,3% Fett	4	20	450	12	3	*	*
Kondensmagermilch	*	*	1200	30	*	*	*
Kondensmilch, 7,5% Fett	8	35	780	21	5	*	1
10% Fett	10	46	1000	27	7	*	1
gezuckert, 8% Fett	*	*	1000	40	*	*	*
Molkenpulver	*	*	723	300	*	*	7
Sahne, 10% Fett	3	17	300	22	3	*	*
30% Fett	3	12	260	6	2	*	1

Lebensmittel	Jod	Fluor	Zink	Kupfer	Mangan	Chrom	Selen
Trockenmagermilch	36	*	4100	29	5–700	13	10
Trockenvollmilch	27	120	3100	160	142	36	7
Käse							
Appenzeller, 50% Fett i. Tr.	*	*	4000	1300	25	*	*
Camembert, 30% Fett i. Tr.	*	28	3400	80	*	*	3
45% Fett i. Tr.	*	25	3100	70	*	*	3
60% Fett i. Tr.	*	22	2700	*	*	*	3
Chester (Cheddar), 50% Fett i. Tr.	*	*	3900	80	17	12	11
Edamer, 30% Fett i. Tr.	5	40–170	5300	54	39	*	*
45% Fett i. Tr.	4	40–140	4600	46	34	*	*
Edelpilzkäse, 50% Fett i. Tr.	*	50	4100	140	190	1	2
Emmentaler, 45% Fett i. Tr.	*	60	4630	1500	27	5	11
Gouda, 45% Fett i. Tr.	*	*	3900	70	*	95	*
Limburger, 40% Fett i. Tr.	*	*	2100	110	*	*	*
Parmesan	*	*	3000	360	*	*	*
Sauermilchkäse	*	*	2000	80	*	*	*
Speisequark, mager	4	25	570	15	70	*	*
20% Fett i. Tr.	4	23	500	14	60	1	6
40% Fett i. Tr.	3	22	500	13	60	*	*
Tilsiter, 45% Fett i. Tr.	*	*	3500	70	45	*	*
Fisch							
Aal, Flussaal	4	30	2000	89	25	10	31
Aal, geräuchert	5	180	470	124	28	*	*
Austern	120	120	22000	916	140	55	28
Barsch (Flussbarsch)	4	100	613	30	57	1	27
Bismarckhering	91	70	530	120	*	*	*
Bückling	72	360	*	330	*	*	*
Felchen (Renke)	*	100	1530	156	38	1	17
Flunder	6	110	500	47	39	2	35
Forelle	3	30	514	150	15	2	25
Garnele (Nordsee)	130	160	2170	1100	30	26	50
Hecht	*	80	665	32	28	3	18
Heilbutt (Schwarzer Heilbutt)	20	*	*	80	*	*	*

GEHALT AN SPURENELEMENTEN

Spurenelemente: Jod-, Fluor-, Zink-, Kupfer-, Mangan-, Chrom- und Selengehalte ausgewählter Lebensmittel (angegeben in µg / 100 g Ware)

Lebensmittel	Jod	Fluor	Zink	Kupfer	Mangan	Chrom	Selen
Heilbutt (Weißer Heilbutt)	52	*	405	41	12	1	*
Hering, Atlantikhering	40	*	585	123	20–120	2	43
Ostseehering	50	100	*	12	21	1	18
Hummer	100	210	1600	700	34	*	130
Kabeljau (Dorsch)	170	127	399	53	17	1	27
Karpfen	2	32	900	87	55	*	7–130
Kaviar, echt	*	*	950	100	50	*	*
Lachs	34	30	511	129	14	*	26
Makrele	49	30	519	114	31	1	39
Miesmuschel	130	480	105	1800	180	2300	56
Rotbarsch (Goldbarsch)	99	*	*	*	*	*	44
Sardine	32	*	*	170	*	*	60
in Öl, abgetropft	96	530	*	40	*	*	13
Schellfisch	243	35	300	34	20	*	29
Scholle	52	*	529	42	30	*	33
Seelachs (Alaska)	103	*	433	35	*	*	20
Seelachs (Köhler)	200	*	*	*	*	*	31
Seezunge	17	*	570	39	*	2	24
Sprotte	*	170	1280	59	28	1	10
Steckmuschel	120	*	1600	431	*	80	*
Thunfisch	50	28	80	51	30	*	82
Zander	*	40	576	52	75	1	24
Geflügel und Wild							
Ente	*	*	1840	242	47	*	*
Gans	4	*	1300	330	50	*	*
Hase	*	*	2200	215	40	*	17
Huhn, Brathuhn	*	33	995	42	15	3	10
Leber	*	*	3200	322	291	*	55
Truthahn, ausgewachsene Tiere	*	*	2400	70	19	1	5
Jungtiere	*	*	2100	110	37	*	*
Brust	*	*	1800	130	30	*	*
Keule	*	*	2400	160	50	*	*

Lebensmittel	Jod	Fluor	Zink	Kupfer	Mangan	Chrom	Selen
Hammel- und Lammfleisch							
Muskelfleisch ohne Fett	*	20	2300	90	13	4	1
Filet	*	20	2300	90	13	4	1
Keule	2	*	3700	100	15	5	2
Herz	*	15	2120	450	50	1	3
Leber	3	*	4350	7640	330	*	*
Kalbfleisch							
Muskelfleisch ohne Fett	3	25	3000	160	30	*	4
Bug	3	90	*	250	30	*	*
Hals	3	20	*	250	30	*	*
Keule	3	20	*	250	30	*	*
Kotelett	3	20	2300	250	30	*	*
Herz	*	*	200	320	30	*	*
Hirn	*	*	1280	140	40	*	*
Leber	*	19	8400	5500	280	*	24
Niere	*	200	1800	370	50	*	40
Rindfleisch							
Muskelfleisch ohne Fett	7	2	4200	88	18	5	5
Filet	*	100	4410	70	20	*	35
Hochrippe	*	*	4810	56	30	*	*
Keule	*	*	3300	68	18	*	*
Lende (Roastbeef)	*	*	4070	79	*	*	*
Herz	30	60	1400	314	33	1	15
Leber	14	130	4830	3150	332	5	21
Niere	*	200	2080	434	110	2	112
Schweinefleisch							
Muskelfleisch ohne Fett	5	10	2400	87	27	3	12
Kamm	*	59	2800	*	50–200	*	*
Kotelett	*	50	1390	*	60	10	*
Schnitzel (Oberschale)	*	60	2600	310	40	*	*
Herz	3	60	2200	410	24	1	5
Hirn	*	*	1600	540	48	*	17

GEHALT AN SPURENELEMENTEN

Spurenelemente: Jod-, Fluor-, Zink-, Kupfer-, Mangan-, Chrom- und Selengehalte ausgewählter Lebensmittel (angegeben in µg / 100 g Ware)

Lebensmittel	Jod	Fluor	Zink	Kupfer	Mangan	Chrom	Selen
Leber	14	290	6350	1330	308	4	58
Niere	*	*	2730	789	149	1	203
Fleischwaren							
Leberpastete	*	*	*	400	120	*	*
Luncheon meat	*	*	*	50	70	*	7
Eier							
Hühnerei (Gesamtinhalt)	10	110	1350	65	71	3	10
Eigelb	12	30	3800	*	125	6	19
Eiklar	7	14–150	20	*	40	*	5
Hühnervollei, getrocknet	*	403	5000	238	*	*	37
Eigelb, getrocknet	*	58	6150	*	242	12	37
Eiklar, getrocknet	*	*	150	*	287	16	39
Fette und Öle							
Baumwollsamenöl	*	*	*	5	13	*	*
Butter	3	71	230	2–15	3–40	6	1
Erdnussöl	*	*	*	3	2	*	*
Halbfettmargarine	*	*	*	3	+	*	*
Schweineschmalz	10	*	*	0–20	*	*	*
Nüsse und Samen							
Cashew-Kerne	10	140	2090	3700	840	*	*
Erdnuss	13	130	3070	764	1600	8	2
geröstet	14	140	3380	610	1240	*	bis 40
Haselnuss	2	17	1870	1280	5700	12	5
Kokosnuss	1	*	785	300–7000	1310	*	*
Kürbiskerne	12	90	7030	1480	100	*	*
Mandel, süß	2	90	2170	850	1900	6	3
Marone	+	*	*	230	750	*	2
Paranuss	+	*	4000	1300	600	100	100
Walnuss	3	680	2700	880	1970	*	6

Lebensmittel	Jod	Fluor	Zink	Kupfer	Mangan	Chrom	Selen
Getränke							
Alkoholfreies Bier	*	*	8	5	16	*	*
Malzbier	*	*	5	8	13	*	*
Pilsener Lagerbier	*	*	6	10	16	*	*
Vollbier, hell	1	50	20	40	29	1	bis 19
Dessertweine	*	*	270	10	*	*	*
Rotwein, leichte Qualität	*	6–40	180	80	bis 200	*	+
Rotwein, schwere Qualität	*	12	130	40	200	1	*
Sekt	*	*	90	50	80	*	*
Weißwein, mittlere Qualität	*	30	230	70	140	*	+
Verschiedenes							
Bäckerhefe	1	*	4300	150	295	5	1
Bierhefe, getrocknet	4	*	8000	3320	530	*	8–90
Honig	1	7	350	90	30	13	
Kakaopulver, mind. 20% Fett	3	120	8200	3810	2500	159	*
Kaffee, geröstet	3	90	710	1730	*	5	5
Extrakt-Pulver	*	400	500	59	1800	*	9
Marzipan	*	*	1500	80			
Salz							
jodiertes Speisesalz	1,5–2,5mg	*	*	*	*	*	*
Meersalz	18	*	*	*	*	*	*
Steinsalz	11	*	*	*	*	*	*
Schokolade, milchfrei	6	75	2000	1400	920	30	2
Milchschokolade	6	75	1700	453	240	6	3
Tee (Schwarzer Tee)	11	10	3190	2500	73400	148	5

Carotinoidgehalt ausgewählter Lebensmittel
(in µg/100g verzehrbarer Anteil)

GEHALT AN BIOAKTIVEN PFLANZENSTOFFEN

Lebensmittel	β-Caro-tin	a-Caro-tin	Lutein	Zeaxan-thin	Cantha-xanthin	total
Blumenkohl	7					
Broccoli	300		1210			1560
Buschbohnen	280					
Chicorée	3430					
Chinakohl	140					
Dill	4500		6700[1)]			
Eisbergsalat	440					
Endivien	1090		2080			3600
Erbsen	360					
Feldsalat	3980		9650			
Grünkohl	8680					
Karotte	8480	3370	290			
Kartoffel	5					
Kohlrabi	10	3	11	3		70
Kopfsalat	1450					
Kürbis	3100	3800	1500[1)]			
Lauch	69					
Mais	48	55	522			
Paprika, grün	120					
Paprika, rot	3500	510		2200	130	30370
Petersilie	5940					
Radieschen	9		12[1)]			
Rhabarber	30					
Rosenkohl	540	50	2160			6150
Rotkohl	50					
Sellerie (Bleichsellerie)	710		3600[1)]			
Spargel	1					
Spinat	3250	90	8540	350		17310
Tomate	610					
Tomatensaft (in Dosen)	900				8580	
Weißkohl	25					
Wirsing	4700		21900[1)]			
Zucchini	220					
Zwiebel	2		18			20

Lebensmittel	β-Caro-tin	a-Caro-tin	Lutein	Zeaxan-thin	Lykopin	total
Apfel						
Aprikose	800	27	70	18	5	1130
Avocado						
Banane	30	35	26	4		60
Birne						
Blut-Grapefruit	1310			3362		
Brombeeren						
Clementine	30	5	60			1020
Erdbeeren						
Grapefruit	590	1	20	9	2770	3500
Heidelbeeren						
Himbeeren	11	25	210	11		330
Kiwi						
Mandarine	274	12	50	142		
Mango						
Mirabellen	250		200			
Nektarine						
Oliven, grün	280					
Orange						
Papaya	380	50	8	9	2070	3440
Pfirsich						
Pflaume	80		160			430
Rote Johannisbeeren						
Satsumas	23		44	41		
Sauerkirsche						
Schwarze Johannisbeeren	17		180			230
Stachelbeeren						
Süßkirschen	25	6	60	12		330
Wassermelone						
Weintraube	4	0,3	10	3		30
Zitrone						
Zwetschge	105	12	110			480

Carotinoidgehalt einiger Fischarten

Lebensmittel	Asthaxanthin	Canthaxanthin
Lachs, Filet oder Steak, Zuchtlachs (roh)	438	0
Lachs (Stremel-, Zucht- oder Wildlachs), geräuchert	360	115
Forelle, Filet (roh)	72	7
Lachsforelle, Filet (roh)	277	167

Carotinoidgehalt in Hühnereiern (in µg/100 g)

	β-Caro-tin	a-Caro-tin	Lutein	Zeaxan-thin	Cantha-xanthin	total
Freilandeier (Sommer/Winter)	5	2	586	414	92	1115*
Eier aus Bodenhaltung	2	2	270	68	57	423*
Eier aus Käfighaltung	2	–	374	259	68	703*

– = wurde nicht untersucht   freie Felder = nicht nachgewiesen   *Cryptoxanthin enthalten (12 µg/100 g)   [1)] = Lutein + Zeaxanthin

GEHALT AN BIOAKTIVEN PFLANZENSTOFFEN

Flavonoidgehalte verschiedener Obst- und Gemüsesorten
(in mg/100 g Frischgewicht) bzw. in Fruchtsäften (in mg/100 ml) (Flavonolgehalt)

Lebensmittel	Quercetin	Kämpferol	Myricetin
Apfel	3,6		
Apfelsaft	0,3		< 0,05
Aprikose	2,5		
Birne	0,6		
Erdbeeren	0,9	1,2	
Kirschen	3,2		
Orangensaft	0,3		< 0,05
Pampelmusensaft	0,5		< 0,05
Pflaume	0,9		
Rote Johannisbeeren	1,3		
Süßkirschen	1,5		
Traubensaft	0,4		0,6
Weintraube	bis 1,5		0,5
Zitronensaft	0,7		< 0,05
Bohnen, grüne	bis 4	1,2	
Broccoli	bis 3	7,2	
Endivien		bis 4,6	
Grünkohl	11	21,1	
Knoblauch	0,4	0,6 (grüne Teile)	
	2,8 (weiße Teile)		
Kopfsalat	1,4		
Porree		bis 3,0	
Radieschen		bis 0,6	
Rosenkohl		0,7	
Rotkohl	0,5		
Tomate	0,8		
Zwiebel	bis 35		

Weitere sekundäre Pflanzenstoffe (mg/100g)

Protease-Inhibitoren	
Sojabohne	bis 2000
weiße Bohne	bis 360
Kartoffel	100–200
Getreidekörner	200–300
Phytoöstrogene (Lignane)	
Leinsamen	bis 80
Roggenmehl	0,6
Gemüse	0,14
Maismehl	0,04
Sulfide (Alliin) Knoblauch	bis 400
Phytinsäure	
Weizenkeimflocken	1500–1800**
Vollkorngetreide, Dinkel, Grünkern, Buchweizen, Amaranth, Quinoa	800–1500**
Reis, Graupen	bis 200**

Ubichinongehalte ausgewählter Gemüsesorten
Ubichinongehalt (in mg/100 g Frischgewicht)

Lebensmittel	Coenzym Q_9	Coenzym Q_{10}
Aubergine		0,21
Blumenkohl		0,14
Broccoli	0,03	0,86
Chinakohl		0,21
Gurke	0,13	
Kopfsalat	0,14	0,22
Kürbis	0,22	
Möhre		1,02
Paprika	0,02	0,33
Spinat		0,36
Süßkartoffel		0,1
Weißkohl		0,16
Zwiebel		0,1

freie Felder = nicht nachgewiesen   ** = in 100 g Trockensubstanz

NITRATGEHALT

Nitratgehalt ausgewählter Lebensmittel

(angegeben in mg Nitrat/100 g Ware, Durchschnittswerte.

RW = Richtwerte; diese vom Bundesinstitut für Verbraucherschutz empfohlenen Richtwerte sollten nicht überschritten werden.)

Lebensmittel	Durch-schnitts-werte	Tiefster Einzel-wert	Höchster Einzel-wert	RW
Milch und Milchprodukte				
Buttermilch	0,28			
Joghurt, 3,5% Fett	0,24			
Kuhmilch	0,08			
Sahne, 30% Fett	0,19			
Sauerrahm, extra	0,17			
Käse				
Camembert, alle Fettstufen	0,20			
Edamer, alle Fettstufen	0,1–3,3			
Gouda, 45% Fett i. Tr.	0,4–4,0			
Romadur, alle Fettstufen	0,15			
Speisequark, mager	0,14			
Tilsiter, 30% und 45% Fett i. Tr.	0,7			
Gemüse und Gemüseprodukte				
Aubergine	20			
Bleichsellerie	223			
Blumenkohl, biolog. Anbau (Feldanbau)	35 (42)	1 (4)	94 (103)	
Bohnen, grün	25			
Broccoli	71			
Chicorée	15			
Chinakohl, biolog. Anbau (Feldanbau)	76 (112)	18 (20)	218 (261)	
Endivien, biolog. Anbau (Feldanbau)	49 (106)	7 (7)	112 (259)	
Erbsen, Schote und Samen	3			
Feldsalat, biolog. Anbau (Feldanbau)	71 (117)	1 (18)	195 (298)	}250
aus Glashausanbau	320	225	433	
Fenchel	127			
Gartenkresse, biolog. Anbau (Feldanbau)	70 (155)	39 (63)	100 (243)	
aus Glashausanbau	334	234	463	
Grünkohl, biolog. Anbau (Feldanbau)	96 (106)	1 (1)	174 (364)	
Gurke	19			
Kartoffel	13			
Kohlrabi, biolog. Anbau (Feldanbau)	112 (133)	39 (36)	233 (295)	
aus Glashausanbau	250	90	438	
Kopfsalat, biolog. Anbau (Feldanbau)	119 (159)	6 (23)	231 (329)	}*
aus Glashausanbau	368	157	661	
Kürbis	68			
Mangold	487			

Lebensmittel	Durch-schnitts-werte	Tiefster Einzel-wert	Höchster Einzel-wert	RW
Möhre (Karotte), biolog. Anbau	20	2	52	
aus Feldanbau	50	9	110	
Saft (0,04 mg Nitrit)	23			
Paprikafrucht (grün, gelb)	12			
Petersilie (Blatt), biolog. Anbau	11	6	15	
aus Feldanbau	84	10	260	
aus Glashausanbau	340	217	564	
Petersilie (Wurzel), biolog. Anbau	40	1	96	
aus Feldanbau	120	1	496	
Porree (Lauch)	51			
Portulak	615			
Radieschen, biolog. Anbau (Feldanbau)	131 (153)	27 (8)	337 (383)	}300
aus Glashausanbau	286	108	453	
Rettich, biolog. Anbau (Feldanbau)	123 (168)	42 (30)	322 (377)	}300
aus Glashausanbau	358	292	496	
Rhabarber	215			
Rosenkohl	12			
Rote Bete, biolog. Anbau (Feldanbau)	158 (195)	10 (18)	430 (536)	}300
Saft (0,64 mg Nitrit)	23			
Rotkohl	28			
Schwarzwurzel	31			
Sellerie, Knolle, biolog. Anbau	36	3	108	
aus Feldanbau	98	7	364	
Spargel	66			
Spinat, biolog. Anbau (Feldanbau)	97 (84)	2 (2)	273 (272)	250
Tomate	5			
Weißkohl, biolog. Anbau (Feldanbau)	74 (107)	11 (1)	211 (323)	
Wirsingkohl	48			
Zwiebel	20			
Obst und Obstprodukte				
Apfel	3,0			

Für Eier; Fette und Öle; Fisch und andere See- und Meerestiere; Fleisch und Geflügel; Getreide und Getreideprodukte; Hülsenfrüchte; Samen; Nüsse; Süßwaren; Getränke liegen keine Daten vor.

Der Nitratgehalt ist sehr hoch, wenn er über 250 mg/100 g liegt; hoch, wenn er bei 100–250 mg/100 g liegt; mittel, wenn er bei 50–100 mg/100 g liegt; niedrig, wenn er unter 50 mg/100 g liegt.

* = Mai–Okt.: 250, Nov.–April: 350

Richtige Ernährung bei Krankheiten

Eine ganze Reihe von Erkrankungen des Menschen ist ernährungsbedingt und lässt sich durch die Einhaltung einer bestimmten Diät günstig beeinflussen. Dabei ist es gleichgültig, ob die Erkrankung durch eine Fehlernährung ausgelöst wurde oder ob diese Erkrankung angeboren ist. Spezielle Diäten können helfen, die Krankheit besser in den Griff zu bekommen.

Wenn der Stoffwechsel entgleist

Unsere Nahrung enthält – natürlicherweise – einige Bestandteile, die für den Gesunden kein Problem darstellen, die aber für Menschen mit einer entsprechenden Veranlagung (man sagt auch: Disposition) zu einer mehr oder minder massiven Beeinträchtigung des Wohlbefindens oder zu Erkrankungen führen können. Bei einigen Menschen ist diese Neigung zu bestimmten Stoffwechselerkrankungen, wie Herz-Kreislauf-Erkrankungen oder Diabetes, angeboren. Bei anderen wird eine solche »Stoffwechselschwäche« im Laufe des Lebens erworben – zum Beispiel, weil bestimmte Drüsen nicht mehr richtig arbeiten oder weil bestimmte Enzyme nicht mehr in ausreichendem Maße gebildet werden. Stoffwechselerkrankungen sind vielgestaltig. Der Begriff umfasst alle Krankheiten, die durch Störungen des normalen Stoffwechselgeschehens gekennzeichnet sind, egal, welche Faktoren diese Stoffwechselschwäche ausgelöst haben. Zu den klassischen Stoffwechselkrankheiten zählen zum Beispiel Diabetes (= Störung im Zucker- bzw. Kohlenhydratstoffwechsel), Fettstoffwechselstörungen (= Störung des Fett- und/oder Cholesterinstoffwechsels), Bluthochdruck (sofern er durch die Ernährung mit ausgelöst ist) oder Gicht. Im Folgenden werden einige Nahrungsinhaltsstoffe näher beschrieben, die im Zusammenhang mit den häufigsten Stoffwechselerkrankungen eine Rolle spielen.

Kohlenhydratzufuhr und Diabetes

Beim Diabetes (wissenschaftlich: Diabetes mellitus) ist die Fähigkeit des Körpers, Kohlenhydrate und insbesondere Zucker zu verstoffwechseln, gestört. Als Folge davon weist das Blut erhöhte Blutzuckerkonzentrationen auf, die zu bestimmten, typischen Folgeerkrankungen und -schäden führen können. Der Diabetiker muss daher die Aufnahme von Kohlenhydraten und vor allem von Zucker (Haushaltszucker = Saccharose und Traubenzucker = Glucose) auf mehrere Mahlzeiten verteilen. Die Zuckeraufnahme ist vor allem deshalb ein Problem für den Diabetiker, weil Saccharose und Glucose besonders schnell ins Blut übergehen und einen starken und raschen Blutzuckeranstieg bewirken. Im Rahmen der Diabetesdiät macht der Arzt genaue Vorgaben für die tägliche Kohlenhydrat- und Zuckeraufnahme.

Die Kohlenhydrat-Einheiten (KE)

Für Diabetiker ist es wichtig, die empfohlene Menge an Kohlenhydraten in kleinen Portionen und verteilt auf mindestens 6 Mahlzeiten pro Tag aufzunehmen. Für die Berechnung und gleichmäßige Verteilung der Kohlenhydrate haben sich so genannte Kohlenhydrat-Austauschtabellen als hilfreich erwiesen. In der Tabelle ab Seite 102 wurden ausgewählte kohlenhydrathaltige Lebensmittel zusammengestellt und deren Kohlenhydratgehalt in so genannte Kohlenhydrateinheiten (KE) umgerechnet. Dabei entspricht 1 KE 10–12 g verfügbaren Kohlenhydraten. Die Tabelle ermöglicht so eine schnelle Berechnung der KE, die im Rahmen des vom Arzt oder einer autorisierten Ernährungsfachkraft erstellten Diätplans empfohlen sind.

Cholesterinaufnahme und Fettstoffwechselstörungen

Cholesterin ist eine fettähnliche Substanz, die in vielen Lebensmitteln tierischer Herkunft vorkommt, in sehr kleinen Mengen auch in pflanzlichen Fetten und Ölen enthalten ist, dort aber praktisch vernachlässigt werden kann.
Cholesterin wird auch im Organismus selbst – im Rahmen des Fettstoffwechsels – gebildet. Denn es hat im Körper große Bedeutung als Ausgangssubstanz beispielsweise für Gallensäuren, Vitamin D und für eine Reihe von Hormonen der Keimdrüsen und der Nebennierenrinde, außerdem als Bestandteil der Zellmembranen. Eine unerwünschte Rolle spielt es nur dann, wenn es in Blut und Gefäßwänden in zu hoher Konzentration vorkommt, vor allem bei Menschen mit einer Fettstoffwechselstörung (Hyperlipoproteinämie, Hypercholesterinämie).

Richtige Ernährung bei Krankheiten

Fettzufuhr einschränken

Menschen mit Neigung zu Herz- und Gefäßerkrankungen sowie ältere Personen sollten die Aufnahme cholesterinreicher Lebensmittel (wie zum Beispiel Eier oder Innereien) sowie von Nahrungsmitteln, die die körpereigene Cholesterinbildung anregen – also Lebensmittel mit einem hohen Anteil gesättigter Fettsäuren und fettreiche Lebensmittel – beschränken. Letzteres ist sogar besonders wichtig: Denn die körpereigene Cholesterinbildung kann das Mehrfache der Zufuhr durch cholesterinhaltige Nahrung ausmachen. Um die Cholesterinbildung im Körper einzuschränken, sollte man die Zufuhr von Fetten allgemein und besonders von Fetten mit einem hohen Gehalt an gesättigten Fettsäuren reduzieren sowie die gesamte Energiezufuhr (Kalorienzufuhr) senken. Für den Herz-Kreislauf-Gefährdeten sind die Beschränkung der Energiezufuhr und der Abbau von Übergewicht ebenso wichtig wie der Verzicht auf cholesterinreiche Speisen. Die Zufuhr an essenziellen Nährstoffen, also an ungesättigten Fettsäuren, Vitaminen und Mineralstoffen sowie den essenziellen Aminosäuren, sollte dabei unverändert bleiben.

Purin-(Harnsäure-)Zufuhr und Gicht

Die Harnsäure ist kein Inhaltsstoff der Nahrung, sie ist aber für die Ernährung bei Stoffwechselerkrankungen dennoch von Bedeutung. Die Harnsäure wird erst im Stoffwechsel aus bestimmten Nahrungsbestandteilen, den so genannten Purinen, gebildet. Sie spielt vor allem in Zusammenhang mit der Gicht eine Rolle, einer Stoffwechselerkrankung, die meist angeboren ist und sich zum Beispiel in schmerzhaften Gelenkveränderungen sowie in Nierenschädigungen äußert. Klassisches Symptom der Gicht ist die so genannte Hyperurikämie, eine Erhöhung des Harnsäuregehaltes im Blut. Diese Hyperurikämie kann auch die Bildung von Harnsäuresteinen zur Folge haben; ca. 20–40 % der Gichtpatienten weisen zugleich auch Harnsäuresteine auf. Bei Menschen mit einer Neigung zu Gicht ist der so genannte Pur-

instoffwechsel gestört. Dieser Personenkreis sollte deshalb Speisen meiden, die zur Harnsäurebildung führen, so genannte purinreiche Lebensmittel. Das sind in erster Linie Innereien wie zum Beispiel Leber, Niere und andere Organe. Eine Übersicht über den Puringehalt ausgewählter Lebensmittel gibt die Tabelle ab Seite 115. Purinarme Ernährung wird auch empfohlen für Menschen mit Nierensteinen, sofern es sich um die so genannten Harnsäuresteine handelt.

Nierensteine durch Oxalsäure

Andere Arten von Nierensteinen enthalten vorwiegend Oxalsäure. Das heißt, dass es durch die Aufnahme von oxalsäurereichen Lebensmitteln bei entsprechend veranlagten Personen zur Ausbildung von Oxalsäuresteinen und als Folge davon zur Beeinträchtigung der Nierenfunktion kommen kann. Deshalb ist bei diesem Personenkreis eine Zurückhaltung in der Aufnahme oxalsäurehaltiger Nahrungsmittel wie Spinat oder Rhabarber angebracht.

Oxalsäuregehalt ausgewählter Lebensmittel (mg/100 g)	
Tee, schwarz	910
Rhabarber	460
Spinat	442
Kakaopulver	396
Rote Bete	181
Schokolade (Kakaoanteil 40%)	88
Milchschokolade (Kakaoanteil 30%)	56
Bohnen, grün	44
Nuss-Nougat-Creme (Kakaoanteil 2,8–5,6%)	36
Brot, Vollkorn	21
Stachelbeeren	19
Himbeeren	16
Erdbeeren	16
Brombeeren	12
Pflaumen	12
Johannisbeeren, rot	10

Aubergine	10
Tomate	8
Weintrauben	8
Rotkohl	8
Grünkohl	8
Kirschen, süß	7
Sellerie	7
Aprikose	7
Blumenkohl	6
Apfelsine	6
Birne	6
Möhre	6
Rosenkohl	6
Wirsingkohl	5
Kirschen, sauer	5
Kohlrabi	3
Rotwein	2
Schwein, gebraten	2
Sardinen, in Dosen	2
Lamm, gebraten	2
Rind, gebraten	2
Schokolade, weiße	2
Huhn, gebraten	1
Schweineschinken, gekocht	10

Allergische Symptome durch Nickel und Salicylsäure

Nickel zählt zu den Spurenelementen. Da einige Menschen auf den Kontakt mit Nickel oder nach der Aufnahme löslicher Nickelverbindungen über die Nahrung allergisch reagieren, informiert eine Tabelle auf Seite 98 über die Nickelgehalte ausgewählter Lebensmittel.
Bei bestimmten allergischen Erkrankungen, die sich durch Hautrötungen und andere Hautveränderungen äußern, kann die mit der Nahrung zugeführte Salicylsäure eine das Krankheitsbild verstärkende Rolle spielen. Besonders reich an Salicylsäure sind bestimmte Heilpflanzen, Gewürze sowie einige Lebensmittel (Tabelle auf Seite 99).

Richtige Ernährung bei Krankheiten

Nickelgehalt ausgewählter Lebensmittel
(angegeben in µg Nickel/100 g Ware)

Getreide und Getreide-produkte		Gemüse und Hülsenfrüchte		Milch, Milchprodukte und Käse		Fleisch und Innereien	
Buchweizen, Korn	190	Aubergine	11	Butter	10	Brathuhn	4
Eierteigwaren	19	Blumenkohl	15	Chester (Cheddar),		Hammel, Filet	2
Gerste, Korn[a]	28	Bohnen, grün	10	50% Fett i. Tr.	1	Herz	2
Hafer, Korn[a]	210	in Dosen	25	Edamer, alle Fettstufen	89	Leber	26
Flocken	172	weiß	183	Emmentaler, 45% Fett i. Tr.	20	Rinderleber	bis 480
Mais, Korn	47	Broccoli	18	Muttermilch	3	Niere	46
Reis, poliert	10	Chicorée	20	Gouda, 45% Fett i. Tr.	89	Schweinekotelett	2
unpoliert	37	Erbsen, grün, in Dosen	16	Joghurt, 3,5% Fett	1	Leber	bis 27
Roggen, Korn	20–270	Samen, getrocknet	93	Kondensmagermilch	15		
Brot	19	Grünkohl	16	Kuhmilch, Magermilch	1	Ei (Angaben bezogen auf 1 Ei)	
Weizen, Korn	13	Gurke	4	Rohmilch	3	Hühnerei	
Mehl, Type 405	4	Kartoffel	6	Trinkmilch, 3,5% Fett	1	(Gesamtinhalt), ca. 50 g	5
Mehl, Type 1050	9	Knoblauch	10	Molke, süß	4		
Mischbrot	9	Kopfsalat	6	Molkenpulver	80	Getränke	
Vollkornbrot	17	Linsen, getrocknet	310	Schafmilch	6	Rotwein, leichte Qualität	6
		Meerrettich	30	Speisequark, 20% Fett i. Tr.	1	Rotwein, schwere Qualität	5
Obst		Möhre	6	40% Fett i. Tr.	5–26	Vollbier, hell	1–200
Ananas	16	Pastinake	20			Weißwein, mittlere Qualität	6
Apfel	3	Petersilie, Blatt	55	Fisch			
Saft	5–55	Porree (Lauch)	10	Aal, Flussaal	9	Verschiedenes	
Apfelsine	4	Radieschen; Rettich	8	Austern	8	Cashewnuss	500
Saft, frisch gepresst	1	Rhabarber	10	Bückling	170	Erdnuss	200
Aprikose	17	Rosenkohl	16	Flunder	3	Haselnuss	120
Banane	10	Rote Rübe (Bete)	10	Felchen (Renke)	2	Honig	2
Birne	12	Rotkohl	8	Forelle	2	Kaffee, geröstet	77
Ebereschenfrucht	10	Sauerkraut, abgetropft	5	Garnele	23	Extrakt-Pulver	96
Erdbeeren	6	Sellerie, Knolle	7	Hecht	13	Kakaopulver, schwach entölt	940
Grapefruit	10	Sojabohnen	480	Hering	7	Mandel, süß	130
Hagebutte	40	Sojamehl, vollfett	410	Hummer	66	Pecannuss	1500
Heidelbeeren	10	Spinat	26	Kabeljau	4	Pistazie	80
Johannisbeeren, rot	5	Tomate	6	Karpfen	24	Schokolade, milchfrei	360
schwarz	16	Saft	6	Lachs	2	Milchschokolade	150
Kirschen, süß	5	Weiße Rübe	1	Miesmuschel	30–120	Tee (Schwarzer Tee)	650
Mandarine	3	Weißkohl	10	Pilgermuschel	340	Walnuss	130
Pfirsich	22	Wirsing	5	Sardine	21		
Pflaume	13	Zwiebel	7	Schleie	75		
Preiselbeeren	5			Seezunge	3		
Wassermelone	14	Pilze		Steckmuschel	60–150		
Weintraube	5	Champignon	7	Zander	10		
Saft	4	Pfifferling	10				
Zitrone	20	Steinpilz	10			a = entspelzt	

Richtige Ernährung bei Krankheiten

Salicylsäuregehalt ausgewählter Lebensmittel, Gewürze und Gewürzkräuter

(angegeben als mg Salicylsäure/100 g Ware; nach Swain; Souci, Fachmann, Kraut)

Getreide

Buchweizen, Gerste, Korn	(0)
Hafer, Mehl	(0)
Hirse, Korn	(0)
Mais, Mehl	0,43
Reis, ungeschält; geschält	(0)
Roggenflocken	(0)
Weizen, Korn	(0)

Obst

Ananas, roh	2,10
in Dosen	1,36
Saft	0,16
Apfel	
Golden Delicious	0,08
Red Delicious	0,19
Granny Smith	0,59
Jonathan	0,38
Saft	0,19
Apfelsine, roh	2,39
Saft	0,18
Aprikose, roh	2,58
in Dosen	1,42
Nektar	0,14
Avocado, roh	0,60
Banane, roh	(0)
Birne, mit Schale	0,29
Brombeeren, in Dosen	1,86
Datteln, roh	3,73
getrocknet	4,50
Erdbeeren, roh	1,36
Feigen, roh	0,18
getrocknet	0,64
Grapefruit, roh	0,68
Saft	0,42
Heidelbeeren, in Dosen	2,76
Himbeeren, roh	5,14
gefroren	3,88
Johannisbeeren, rot, gefroren	5,06
schwarz, tiefgefroren	3,06
Kaki, roh	0,18
Kirschen, süß, roh	0,85
Kiwi, roh	0,32

Mandarine, roh	0,56
Mango, roh	0,11
Maulbeeren, roh	0,76
Nektarine, roh	0,49
Papaya, roh	0,08
Passionsfrucht, roh	0,14
Pfirsich, roh	0,58
in Dosen	0,68
Nektar	0,10
Pflaumen, roh,	0,14
Rhabarber, roh	0,13
Rosinen, im Durchschnitt	6,74
Wassermelone, roh	0,48
Weintrauben, roh	1,41
Zitrone, roh	0,18

Gemüse und Hülsenfrüchte

Alfalfa, roh	0,70
Aubergine, roh, mit Haut	0,88
ohne Haut	0,30
Blumenkohl, roh	0,16
Bohnen, grün, roh	0,11
Broccoli, roh	0,65
Champignons, roh	0,24
Chicorée, roh	1,02
Endivien, roh	1,90
Erbsen, grün, roh	0,04
Grünkohl, roh	(0)
Gurke, roh, geschält	0,78
Salz-Dill-Gurken	6,14
Kartoffel, roh, mit Schale	0,12
ohne Schale	(0)
Kohlrübe, roh	0,16
Kopfsalat, roh	(0)
Kürbis, roh	0,12
Linsen[a]	(0)
Möhre (Karotte), roh	0,23
Paprikafrucht, grün, roh	1,20
Porree (Lauch), roh	0,08
Radieschen, roh	1,24
Rosenkohl, roh	0,07
Rote Rübe (Bete), roh	0,18
Rotkohl, roh	0,08

Spargel, roh	0,14
Spinat, roh	0,58
Tomaten, roh	0,13
Zucchini, roh	1,04
Zuckermais, roh	0,13
Zwiebel, roh	0,16

Gewürze, Gewürzkräuter[a]

Anis, gemahlen	22,8
Basilikum, gemahlen	3,4
Cayennepfeffer	17,7
Chili, gemahlen	1,3
Currypulver	218
Dill, gemahlen	94,4
frisch	6,9
Fenchel, gemahlen	0,8
Knoblauch, frisch	0,10
Ingwerwurzel, frisch	4,50
Kümmel, gemahlen	2,82
Lorbeerblatt	2,52
Minze, frisch	9,4
Muskat, gemahlen	32,2
Nelken, ganz	5,74
Paprikapulver, scharf	203
mild	5,7
Petersilie, Blatt, roh	0,08
Pfeffer, schwarz, gemahlen	6,2
weiß, gemahlen	1,1
Rosmarin, gemahlen	68
Salbei	21,7
Schnittlauch	0,03
Thymian	183
Zimt, gemahlen	15,2

Milch, Milchprodukte, Eier

Blauschimmelkäse	0,05
Camembert	0,01
Hühnerei	(0)
Hüttenkäse	(0)
Mozzarella	0,02
Vollmilch, Vollmilchjoghurt	(0)

Fisch

Lachs in Dosen	(0)
Thunfisch in Dosen	(0)

Fleisch, Geflügel, Innereien

Hähnchenfleisch	(0)
Lamm-, Rind-, Schweinefleisch	(0)
Leber	0,05
Niere	(0)

Samen und Nüsse

Cashewnuss	0,07
Erdnuss, ungeschält	1,12
Haselnuss	0,14
Kokosnuss[a]	0,26
Mandel	3,0
Mohn	(0)
Paranuss	0,46
Pinienkerne	0,51
Pistazie	0,55
Sesamsamen	0,23
Sonnenblumenkerne	0,12
Walnuss	0,30

Alkoholfreie Getränke

Colagetränke	0,25
Kaffee[b], Instantpulver	0,38
Kräutertee[c]	
Kamillentee (Beutel)	0,06
Früchtetee (Beutel)	0,36
Pfefferminztee (Beutel)	1,10
Schwarzer Tee[c]	3,68

Alkoholische Getränke

Apfelwein	0,17
Portwein	bis 4,2
Sherry	0,50
Wein, Weißwein (Riesling)	0,81
Roséwein	0,37
Wermut	0,46

a = getrocknet, soweit nicht anders angegeben   b= mg Salicylsäure je 100 ml aus 2 g Pulver je 100 ml Wasser
c = mg Salicylsäure je 100 ml Auszug mit 4 g getrockneten Blättern

Richtige Ernährung bei Krankheiten

Grundlagen der Diätetik

In diesem Kapitel werden die Grundlagen wichtiger und häufig gebrauchter Kost- und Diätformen dargestellt, die der Vorbeugung, Besserung oder Heilung ernährungsbedingter Erkrankungen dienen.
Die Empfehlungen sind wissenschaftlich gesichert. Sie wurden auf der Grundlage des »Rationalisierungsschemas für die Ernährung und Diätetik in Klinik und Praxis« der Deutschen Gesellschaft für Ernährungsmedizin (DGEM) und anderen wissenschaftlichen Institutionen ausgearbeitet. Trotzdem sollte aber jeder das Einhalten einer Diät oder die Umstellung der Ernährung grundsätzlich mit seinem behandelnden Arzt besprechen.

Basis jeder Diätform ist die »Vollwertige Ernährung«, der folgende Definition zu Grunde liegt:
Vollwertige Ernährung ist eine Kost, die
– den Bedarf an essenziellen Nährstoffen deckt (vgl. Tabelle S. 79 bis 81),
– den Energiebedarf berücksichtigt,
– Erkenntnisse der Ernährungsmedizin zur Vorbeugung bestimmter Erkrankungen einbezieht,
– in ihrer Zusammensetzung den üblichen Ernährungsgewohnheiten angepasst ist, soweit die ersten drei Punkte nicht berührt werden,
– maximal 2- bis 3- mal pro Woche eine Fleisch- oder Wurstmahlzeit und 1- bis 2- mal pro Woche eine Seefischmahlzeit enthält. Vegetarische Kost ist zu bevorzugen. Fünf Portionen Obst und Gemüse am Tag werden empfohlen.
(vgl. S. 68 bis 78)

1. Leichte Vollkost
– Basisdiät bei Erkrankungen des Verdauungstraktes

Klinische Grundlage
Die leichte Vollkost wird verordnet bei zahlreichen Erkrankungen von Magen, Darm, Leber und Galle sowie bei unspezifischen Unverträglichkeiten im Bereich des Verdauungstraktes.
Die leichte Vollkost hat keine Wirkung auf den Krankheitsverlauf, beugt aber subjektiven Beschwerden wie Druck, Völlegefühl, Schmerzen, Übelkeit, Blähungen und Neigung zu Durchfällen vor.

Prinzip der Ernährung
Die leichte Vollkost ist eine vollwertige Ernährung. Lebensmittel und Speisen, die erfahrungsgemäß Unverträglichkeiten auslösen, sind zu meiden (vgl. Tabelle unten). Darüber hinaus gilt:
Jeder muss selbst ausprobieren, was er verträgt!

1. Energiezufuhr:
   dem Bedarf angepasst (vgl. die Tabelle auf Seite 79)

2. Empfehlungen für die Zusammensetzung der Kost:
   Nährstoffrelation:
   Für die Verteilung der Nährstoffe werden folgende Anteile empfohlen:

Eiweiß	10–15 Kalorien-Prozent
Fett	30–35 Kalorien-Prozent
Kohlenhydrate	50–55 Kalorien-Prozent

Beispiele für die Nährstoffzufuhr:
Die wünschenswerte Höhe der täglichen Nährstoffzufuhr bei unterschiedlichem Energiegehalt:

	1800 kcal	2000 kcal	2200 kcal
Energie			
Eiweiß	45–65 g	50–75 g	55–85 g
Gesamtfett	60–70 g	65–75 g	75–85 g
Kohlenhydrate	225–250 g	250–275 g	275–300 g

3. Lebensmittelauswahl:

In der leichten Vollkost werden gemieden:

– (sehr) fette Speisen,
– grobe und frische Brotsorten,
– blähende Gemüsearten, scharfe Gewürze,
– stark zucker- und salzhaltige Speisen,
– kohlensäurehaltige Getränke und Alkohol.

Lebensmittel, Speisen und Getränke, die erfahrungsgemäß Unverträglichkeiten auslösen.

Lebensmittelintoleranzen (in % der Betroffenen)		Lebensmittelintoleranzen (in % der Betroffenen)	
Hülsenfrüchte	30,1	Mayonnaise	11,8
Gurkensalat	28,6	Kartoffelsalat	11,4
frittierte Speisen	22,4	Geräuchertes	10,7
Weißkohl	20,2	Eisbein	9,0
CO_2-haltige Getränke	18,1	zu stark gewürzte Speisen	7,7
Grünkohl	18,1	zu heiße und zu kalte Süßspeisen	7,6
fette Speisen	17,2	Süßigkeiten	7,6
Paprikagemüse	16,8	Weißwein	7,6
Sauerkraut	15,8	rohes Stein- und Kernobst	7,3
Rotkraut	15,8	Nüsse	7,1
süße und fette Backwaren	15,8	Sahne	6,8
Zwiebeln	15,8	paniert Gebratenes	6,8
Wirsing	15,6	Pilze	6,1
Pommes frites	15,3	Rotwein	6,1
hart gekochte Eier	14,7	Lauch	5,9
frisches Brot	13,6	Spirituosen	5,8
Bohnenkaffee	12,5	Birnen	5,6
Kohlsalat	12,1	Vollkornbrot	4,8

(Quelle: Studie der Arbeitsgemeinschaft für klinische Diätetik.)

4. Zubereitungstechniken:
   – Bevorzugt werden fettarme Zubereitungsver-
     fahren wie Dünsten, Dämpfen, Grillen, Garen
     in der Folie oder im Mikrowellengerät.
   – Gemüse für Frischkostsalate sehr fein reiben.

5. Mahlzeitenfrequenz:
   – Häufige kleine Mahlzeiten
   – in Ruhe eingenommen und
   – gründlich gekaut
   – verbessern die Verträglichkeit der Speisen.

2. Reduktionskost

Klinische Grundlage:
Die Reduktionskost wird verordnet bei
– Übergewicht und Adipositas zur Gewichtsredu-
  zierung und zur
– Prävention von Diabetes, Fettstoffwechsel-
  störungen, Bluthochdruck und Gicht.
Ziel der Reduktionskost ist, das Gewicht durch
eine unter dem Bedarf liegende Kalorienzufuhr
kontinuierlich zu reduzieren. Ein halbes bis ein Kilo
Gewichtsabnahme pro Woche sind anzustreben. Ist
das Wunschgewicht erreicht, muss die Energiezufuhr
auf Dauer dem Bedarf angepasst werden. Häufig
durchgeführte »Crash-Kuren« ohne Ernährungsum-
stellung haben rasche Gewichtszunahme zur Folge,
man spricht vom »Jo-Jo-Effekt«.

Prinzip der Ernährung:
Die optimale Reduktionskost:
– ist reduziert in ihrem Energiegehalt, relativ reich an
  komplexen Kohlenhydraten und extrem fettarm.
– ist reich an Vitaminen, Mineralstoffen, Spuren-
  elementen und Ballaststoffen,
– liefert hohe Trinkmenge (2–3 Liter täglich),
– sorgt für eine ausreichende Sättigung
– und kann über eine längere Dauer eingehalten
  werden.

1. Energiezufuhr:
   500–1000 kcal weniger als der Bedarf, mindestens
   aber 1000 kcal/Tag.

Empfehlenswert ist, die Energiezufuhr etwa im
Bereich des Grundumsatzes zu halten.

2. Empfehlungen für die Zusammensetzung der
   Kost:
   Nährstoffrelation:
   Für die Verteilung der Nährstoffe werden fol-
   gende Anteile empfohlen:

Eiweiß	15–20	Kalorien-Prozent
Fett	25–30	Kalorien-Prozent
Kohlenhydrate	50–55	Kalorien-Prozent

   Nährstoffzufuhr:
   Die wünschenswerte Höhe der täglichen Näh-
   stoffzufuhr beträgt bei unterschiedlichem Energie-
   gehalt:

	1000 kcal	1200 kcal	1500 kcal
Energie	1000 kcal	1200 kcal	1500 kcal
Eiweiß	60–65 g	45–55 g	45–50 g
Gesamtfett	35 g	35–40 g	55–75 g
Kohlenhydrate	105–125 g	150–165 g	190–205 g
Ballaststoffe	> 30 g	> 30 g	> 30 g
Cholesterin	< 300 mg	< 300 mg	< 300 mg
Trinkmenge	2–3 l	2–3 l	2–3 l

3. Lebensmittelauswahl:
   Lebensmittel mit hoher Dichte an Vitaminen,
   Mineral- und Ballaststoffen stehen im Mittel-
   punkt. Die Übersicht in nebenstehendem Kasten
   kann dabei helfen (s. rechts).

4. Zubereitungstechniken:
   Bevorzugt werden
   – Zubereitungsverfahren, die ein fettsparendes
     Garen ermöglichen, wie Backen, Dämpfen,
     Dünsten, Grillen, Kochen, Garen in der Folie
     oder im Mikrowellengerät.
   – Gemüse, in Form von Frischkost zubereitet.

5. Mahlzeitenfrequenz:
   Häufige kleine Mahlzeiten (5–6 pro Tag)
   – fördern die Sättigung und
   – unterstützen die Gewichtsabnahme.

Leichte Vollkost/Reduktionskost

Grundlage der Kost bilden:
– Vollkornprodukte und Kartoffeln
– frisches Gemüse und Obst
– fettarme Milch und Milchprodukte
– Wasser, Früchte- und Kräutertee

Als Ergänzung dürfen in reduzierten Mengen gegessen werden:
– fettarme Fleisch- und Fischsorten
– hochwertige Koch- und Streichfette

Überflüssig und weitgehend zu streichen sind:
– Zucker, Süßigkeiten, zuckerhaltige Speisen und
  Getränke
– alkoholische Getränke
– größere Mengen an Kochsalz und salzhaltige
  Gerichte

3. Diät bei Diabetes mellitus

Der Diabetes mellitus ist eine Störung des Kohlen-
hydrat-Stoffwechsels, die häufig in Verbindung mit
einer Störung des Fettstoffwechsels einhergeht.
Bedingt durch fehlende oder verminderte Insulin-
produktion der Bauchspeicheldrüse kommt es nach
Verzehr kohlenhydrathaltiger Nahrung zur Erhö-
hung des Blutzuckers.

Man unterscheidet Diabetes
Typ 1, charakterisiert durch absoluten Insulinman-
       gel. Der Patient ist von regelmäßigen Insulin-
       gaben abhängig. Diät- und Insulinbehand-
       lung müssen aufeinander abgestimmt sein.

Typ 2, charakterisiert durch relativen Insulinmangel
       und, in 90% der Fälle, durch langjährige
       Adipositas. Einhaltung der Diabetes-Diät und
       Reduzierung des Körpergewichtes führen
       meist zur Normalisierung des Blutzuckers.

Prinzip der Ernährung
Die Diabetes-Diät muss individuell vom Arzt ver-
ordnet werden. Die folgenden Angaben stellen einen
allgemein gültigen Überblick dar.

Richtige Ernährung bei Krankheiten

Da Diabetes mellitus häufig mit einer Störung des Fettstoffwechsels verbunden ist, gelten im Wesentlichen die gleichen Regeln wie für die Ernährung bei Hyperlipoproteinämie.
Die Diabetes-Diät ist
– reich an komplexen Kohlenhydraten und Ballaststoffen,
– reich an ungesättigten Fettsäuren,
– arm an schnell verfügbaren Kohlenhydraten,
– arm an gesättigten Fettsäuren.
  (vgl. Tabelle auf Seite 108 bis 112)

1. Energiezufuhr:
   bedarfsangepasst, unter Berücksichtigung des Ernährungszustandes und der körperlichen Aktivität zur Erhaltung des Normalgewichtes individuell
   1600–2500 kcal
   bei Übergewicht täglich 500 kcal weniger

2. Empfehlungen für die Zusammensetzung der Diät:
   Nährstoffrelation:
   folgende Anteile werden empfohlen:
   Eiweiß   15–20 Kalorien-Prozent
   Fett   30, maximal 35 Kalorien-Prozent
   Kohlenhydrate   mindestens 45–55 Kalorien-Prozent

   Beispiele für die Nährstoffzufuhr:
   wünschenswerte Höhe der täglichen Nährstoffzufuhr bei unterschiedlichem Energiegehalt:

Energie	1800 kcal	2000 kcal	2200 kcal
Eiweiß	68–90 g	75–100 g	83–110 g
Gesamtfett *	60–70 g	65–80 g	75–85 g
Kohlenhydrate**	202–245 g	225–275 g	245–300 g
Cholesterin	<300 mg	<300 mg	<300 mg
Ballaststoffe	35 g	35 g	35 g

*   Die verschiedenen Fettsäurentypen gesättigte (GFS), einfach ungesättigte (EUFS) und mehrfach ungesättigte (MUFS) Fettsäuren sollten im Verhältnis 1 GFS : 1,3 EUFS : 0,7 MUFS aufgenommen werden.

** Die Berechnung der Kohlenhydrate erfolgt auch in Kohlenhydrat-Austauscheinheiten: Die Kohlenhydrateinheit (KE) ist eine Schätzhilfe. In der Tabelle Seite 102–106 entspricht 1 KE 10–12 g verfügbarer Kohlenhydrate. Die Tabelle ist damit auch für herkömmliche BE-Berechnungen (1 BE = 12 g Kohlenhydrate) geeignet.

3. Lebensmittelauswahl:

> **Bevorzugen von**
> – ballaststoffreichen Vollkornprodukten
> – frischem Gemüse, Obst und Kartoffeln
> – fettarmen Fleisch-, Fisch- und Milchprodukten
>
> **Einschränken bzw. Meiden von**
> – fettreichen Fleisch-, Fisch- und Milchprodukten
> – weißmehl- und zuckerhaltigen Erzeugnissen
> – alkoholhaltigen Getränken

4. Zubereitungstechniken:
   Alle Zubereitungsarten sind erlaubt, die fettfreien Techniken sollten bevorzugt werden.

5. Mahlzeitenfrequenz:
   häufige kleine Mahlzeiten. Verteilung der Kohlenhydrate auf 5–6 Mahlzeiten sind bei medikamentösen Therapien (Sulfonylharnstoffen, CT) notwendig.

Glykämischer Index (GLYX)

Der Anstieg des Blutzuckers ist auch von der Verdaulichkeit und Resorptionsgeschwindigkeit der Nahrungskohlenhydrate abhängig. Die blutzuckersteigernde Wirkung kohlenhydrathaltiger Lebensmittel (Konzentrationsverlauf der Blutzuckerkurve nach Aufnahme von 50 g Kohlenhydraten über zwei Stunden) wird als Glykämischer Index bezeichnet. Der Glykämische Index wird stärker durch die Zusammensetzung der Nahrung beeinflusst als von der Art der Kohlenhydrate und ist für Glucose am höchsten. Der Wert für Glucose wird gleich 100 gesetzt, derjenige aller anderen Lebensmittel wird relativ zu Glucose ermittelt. Ein hoher Glykämischer Index bedeutet einen schnellen Anstieg des Blutzuckers. Bei einem niedrigen Index gehen die Kohlenhydrate langsamer ins Blut über, was vor allem für Diabetiker Typ 2 hilfreich ist. Auch hält bei Lebensmitteln mit niedrigem Glykämischem Index das Sättigungsgefühl länger an. In der Tabelle finden Sie Lebensmittel nach abnehmendem Glykämischen Index innerhalb einer Lebensmittelgruppe geordnet (Seite 106).

KOHLENHYDRAT-AUSTAUSCHTABELLE

Lebensmittel	Diese Menge entspricht jeweils 1 KE = 10–12 g Kohlenhydrate (Werte gerundet)
Brote, Brötchen	
Baguette	20 g
Knäckebrot	15 g
Laugenbrezel/-brötchen	25 g
Mehrkornbrot	25 g
Pumpernickel	30 g
Roggenbrot	25 g
Roggenmischbrot	25 g
Roggenschrot- und vollkornbrot	25 g
Vollkornbrot mit Sonnenblumenkernen	25 g
Weißbrot	20 g
Weizenbrötchen (Semmeln)	20 g
Weizenmischbrot	20 g
Weizenvollkornbrot	25 g
Weizentoastbrot	20 g
Getreide, Cerealien	
Amaranth	20 g
Buchweizen, Korn, geschält	15 g
Cornflakes	15 g
Früchte-Müsli, ohne Zucker	20 g
Gerste, Korn	15 g
Getreidesprossen, frisch, i. D.	80 g
Grünkern (Dinkel), Korn	15 g
Hafer, Haferflocken (Vollkorn)	20 g
Haferflocken, Instant	20 g
Korn	20 g
Hirse, Korn	15 g
Kleieflocken, gezuckert	25 g
Mais, Korn	15 g
Müsli-Mischung	15 g
Quinoa	20 g
Roggen, Keime, getrocknet	30 g
Korn	20 g
Roggenflocken	20 g
Speisekleie	65 g

Diabetes

KOHLENHYDRAT-AUSTAUSCHTABELLE

Lebensmittel	Diese Menge entspricht jeweils 1 KE = 10–12 g Kohlenhydrate (Werte gerundet)	Lebensmittel	Diese Menge entspricht jeweils 1 KE = 10–12 g Kohlenhydrate (Werte gerundet)	Lebensmittel	Diese Menge entspricht jeweils 1 KE = 10–12 g Kohlenhydrate (Werte gerundet)
Schoko-Müsli	15 g	Roggenvollkornmehl Type 1800	20 g	Kulturheidelbeeren	60 g
Weizen, Keime, getrocknet	35 g	Reismehl	15 g	tiefgefroren, ungesüßt	60 g
Korn	20 g	Weizengrieß	15 g	Himbeeren	220 g
Weizenkleie	55 g	Weizenmehl, Type 405	15 g	in Dosen, ungesüßt	190 g
		Type 1050	15 g	Holunderbeeren, schwarz	160 g
Kartoffeln		Type 550	15 g	Honigmelone	85 g
Kartoffel		Weizenvollkornmehl Type 1700	20 g	Johannisbeeren, rot	210 g
gebacken (mit Schale)	60 g			schwarz	170 g
gekocht (mit Schale)	70 g	**Stärkemehle**		Kaki	65 g
Kartoffelflocken (Püree, trocken)	15 g	Kartoffel-Stärke	12 g	Kaktusfeigen	150 g
Pommes frites, ungesalz.	30 g	Mais-Stärke	12 g	Kirschen, sauer	110 g
roh	70 g	Reis-Stärke	12 g	süß	80 g
		Weizen-Stärke	12 g	Kiwi	110 g
sonstige Sättigungsbeilagen		Soßenbinder, hell	12 g	Kumquat	70 g
Kastanie (Marone)	25 g	Soßenbinder, dunkel	12 **g**	Litchi	65 g
Pastinake, roh	90 g			Loganbeeren, ganze Frucht	70 g
Süßkartoffel (Batate), roh	45 g	**Obst, Obstprodukte**		Mandarinen	100 g
		Ananas	85 g	Mango	80 g
Reis		Apfel, ungeschält	90 g	Maulbeeren, ganze Frucht	130 g
Reis, Korn, Naturreis	15 g	Mus	55 g	Melone, grün	200 g
poliert, parboiled, roh	15 g	Apfelsine (Orange)	130 g	Mirabellen	70 g
poliert, roh	15 g	Aprikosen (Marillen)	120 g	Mispel	100 g
		Banane	50 g	Moosbeeren	270 g
Nudeln		Birne	85 g	Nektarine, ohne Stein	85 g
Eier-Teigwaren (Nudeln), roh	15 g	Brombeeren	170 g	Papaya	420 g
Nudeln, eifrei, roh	15 g	Cherimoya (Anone)	80 g	Passionsfrucht, ohne Schale	110 g
Vollkornnudeln, roh	15 g	Ebereschenfrucht	60 g	Pfirsich	110 g
		Erdbeeren	190 g	Pflaumen (Zwetschgen)	100 g
Getreideprodukte, -mehle		tiefgefroren	160 g	Preiselbeeren	170 g
Buchweizengrütze	15 g	Feige	80 g	in Dosen, ungesüßt	160 g
Gerstengraupen	15 g	Granatapfel	60 g	Quitten	140 g
Gerste, Vollkornmehl	15 g	Grapefruit (Pampelmuse)	140 g	Reineclaude	90 g
Maisgrieß	15 g	Guave	170 g	Sanddornbeeren	310 g
Mais, Popcorn	15 g	in Dosen, mit Sirup	70 g	Stachelbeeren	150 g
Vollmehl	15 g	Heidelbeeren (Blaubeeren)	170 g	Wassermelone	130 g
Roggenmehl, Type 815	15 g	in Dosen, ungesüßt,		Weintrauben	70 g
Type 997	15 g	Gesamtinhalt	280 g	Zitrone, geschält	320 g
Type 1150	15 g				

103

Richtige Ernährung bei Krankheiten

KOHLENHYDRAT-AUSTAUSCHTABELLE

Lebensmittel	Diese Menge entspricht jeweils 1 KE = 10–12 g Kohlenhydrate (Werte gerundet)
Obstsäfte	
Acerolasaft	230 g
Ananassaft	90 g
Apfelsaft	90 g
Apfelsine (Orange), Saft,	
frisch gepresst	110 g
ungesüßte Handelsware	120 g
Brombeersaft	130 g
Grapefruit (Pampelmuse), Saft	150 g
Himbeersaft, frisch gepresst	190 g
Holunderbeerensaft	150 g
Kirschsaft	100 g
Mandarinensaft	110 g
Sanddornbeerensaft, ungesüßt	850 g
Traubensaft	65 g
Zitronensaft	420 g
Trockenfrüchte	
Apfel, getrocknet (geschwefelt)	20 g
Aprikosen (Marillen), getrocknet	25 g
Banane, getrocknet	15 g
Birne, getrocknet	25 g
Dattel, getrocknet	15 g
Feige, getrocknet	20 g
Korinthen, getrocknet	15 g
Pfirsich, getrocknet	20 g
Pflaumen (Zwetschgen),	
getrocknet	25 g
Rosinen	15 g
Sultaninen, getrocknet	15 g
Kohlenhydratreiche Gemüse	
Bohnen (Fisolen), grün	200 g
Erbsen, grün, Schote + Samen	100 g
tiefgefroren, Samen	80 g
Kohlrübe (Steckrübe)	150 g
Kürbis	200 g
Rote Rübe (Bete)	120 g
Saft	130 g

Lebensmittel	Diese Menge entspricht jeweils 1 KE = 10–12 g Kohlenhydrate (Werte gerundet)
Trüffel, Pilz	140 g
Zuckermais	65 g
in Dosen	50 g
Milch	
Kuhmilch, entrahmt	200 g
fettarm, 1,5% Fett	200 g
Vollmilch, 3,5% Fett	200 g
Schafmilch	220 g
Stutenmilch	160 g
Ziegenmilch	200 g
Sauermilchprodukte	
Buttermilch	250 g
Dickmilch, 3,5% Fett	250 g
entrahmt	250 g
Joghurt aus Magermilch, 3,5% Fett	250 g
fettarm, 1,5% Fett	250 g
Kefir 3,5% Fett	250 g
Molke, süß	220 g
Hülsenfrüchte	
Bohnen, weiß, trocken	30 g
Erbsen, trocken	25 g
Goabohne, trocken	35 g
Kichererbsen, trocken	25 g
Sprossen, frische	40 g
Limabohnen, trocken	25 g
Linsen, trocken	25 g
Mungobohnen, trocken	25 g
Saubohnen, trocken	20 g
Sojabohnen, trocken	160 g
Sojafleisch	75 g
Fein- und Dauerbackwaren	
Butterkeks	15 g
Kräcker	15 g
Müslikeks	17 g
Russisch Brot	12 g

Lebensmittel	Diese Menge entspricht jeweils 1 KE = 10–12 g Kohlenhydrate (Werte gerundet)
Salzstangen, Salzbrezeln	15 g
Vollkornkeks	20 g
Vollkornzwieback	20 g
Waffelmischung	15 g
Zwieback, eifrei	15 g
Süße Backwaren	
Amerikaner	30 g
Apfelkuchen, gedeckt	35 g
Berliner Pfannkuchen	25 g
Biskuit (Löffel-)	15 g
Butterkuchen	25 g
Dampfnudeln	20 g
Donut (Schmalzkrapfen)	20 g
Gewürzkuchen	20 g
Käsekuchen, tiefgefroren	35 g
Marmorkuchen, Backmischung	20 g
Mohnkuchen, tiefgefroren	25 g
Mutzen	20 g
Nussecke	20 g
Nusskuchen	30 g
Obstkuchen, Hefeteig	35 g
Obsttortenboden	15 g
Sachertorte, Backmischung	25 g
Sahnetorte	35 g
Schweinsöhrchen	25 g
Tortenboden	15 g
Waffeln, frische	30 g
Wespennester (Baiser)	20 g
Windbeutel mit Schlagsahne	75 g
Zitronenkuchen, Backmischung	20 g
Herzhafte Backwaren	
Lothringer Speckkuchen (Bo)	50 g
Pizza mit Thunfisch	50 g
mit Champignons	50 g
mit Salami	45 g
Pizzateig, tiefgefroren	25 g
Quiche Lorraine	150 g

Diabetes

KOHLENHYDRAT-AUSTAUSCHTABELLE

Lebensmittel	Diese Menge entspricht jeweils 1 KE = 10–12 g Kohlenhydrate (Werte gerundet)
Weihnachtsgebäck	
Aachener Printen	20 g
Anisplätzchen	15 g
Dominostein	15 g
Marzipanstollen, Hefeteig	20 g
Mohnstollen, Hefeteig	30 g
Nürnberger Lebkuchen	15 g
Quarkstollen aus Rührteig	25 g
Spekulatius	20 g
Weihnachtsstollen	20 g
Zimtstern	20 g
Süße Brotaufstriche	
Apfelgelee	17 g
Orangenkonfitüre	17 g
Aprikosen, Konfitüre	17 g
Bienenhonig (i. D.)	12 g
Brombeerkonfitüre	17 g
Nuss-Nougat-Creme	17 g
Erdbeerkonfitüre	17 g
Hagebuttenkonfitüre	17 g
Heidelbeerkonfitüre	17 g
Himbeergelee	17 g
Himbeerkonfitüre	17 g
Johannisbeergelee, rot	17 g
Kirschkonfitüre	17 g
Pflaumenkonfitüre	17 g
Quittenkonfitüre	17 g
Rübenkraut	17 g
Zucker	
Fruchtzucker	10 g
Haushaltszucker	10 g
Traubenzucker	10 g
Ursüße	10 g

Lebensmittel	Diese Menge entspricht jeweils 1 KE = 10–12 g Kohlenhydrate (Werte gerundet)
Süßwaren	
Balisto, 1 Stück	20 g
Banjo	20 g
Bonbons, Hartkaramellen	12 g
Bonbons, Milchkaramellen	12 g
Choco Crossies	20 g
Duplo, 1 Riegel	18 g
Erfrischungsstäbchen	15 g
Fanfare	20 g
Gummibärchen, 10 Stück	16 g
Hanuta, 1 Stück	22,5 g
KitKat, 1 Mini	17 g
Lakritz	15 g
Lion, 1 Mini	15 g
Marzipan	20 g
Milka Nussini, Nougat-Crisp, 1/2 Riegel	18,5 g
Nappo	15 g
Nougat	15 g
Schokolade, milchfrei	25 g
Vollmilchschokolade	20 g
mit Haselnüssen (20 %)	25 g
Snickers, 1/3 Riegel	20 g
Treets-Kugeln	25 g
Twix, 1/2 Riegel	14,5 g
Speiseeis	
Eiscreme, Vanille-Bourbon	50 g
Fruchteis	50 g
Milchspeiseeis	50 g
Rahm-, Sahneeis	70 g
Softeis	55 g
Alkoholfreie Getränke	
Alkoholfreies Schankbier	200 ml
Bitter Lemon	150 ml
Colagetränke	100 ml

Lebensmittel	Diese Menge entspricht jeweils 1 KE = 10–12 g Kohlenhydrate (Werte gerundet)
Fanta, Orangenlimonade	150 ml
Ginger Ale	125 ml
Malzbier, Malztrunk	100 ml
Tonic Water	150 ml
Tiefkühlfertiggerichte	
Apfel-Rotkohl	100 g
Balkangemüse	70 g
Bami Goreng	85 g
Fischstäbchen	60 g
Frühlingsrollen	55 g
Lasagne Bolognese	70 g
Leipziger Allerlei mit Butter	100 g
Nasi Goreng	80 g
Fertigsaucen	
Barbecue-Feinkostsauce	50 g
Curry-Ketchup, scharf	35 g
Schaschlik-Feinkostsauce	50 g
Tomaten-Ketchup	45 g
Fastfood	
Big King (BK)	1/3 Portion
Big Mac (Mc)	1/4 Portion
Cheeseburger(Mc)	1/3 Portion
Chicken McNuggets (Mc)	4 Stück
Fish King (BK)	1/4 Portion
Fishmac (Mc)	1/4 Portion
Hamburger (Mc)	1/3 Portion
McChicken (Mc)	1/4 Portion
Pommes frites, mittel (Mc)	1/4 Portion
Whopper (BK)	1/4 Portion
Biere	
Altbier	333 g
Bier, alkoholarm (1,3%)	100 g
mit Limonade	200 g
Diätbier	1250 g

Richtige Ernährung bei Krankheiten

KOHLENHYDRAT-AUSTAUSCHTABELLE

Lebensmittel	Diese Menge entspricht jeweils 1 KE = 10–12 g Kohlenhydrate (Werte gerundet)
Exportbier	333 g
hell	333 g
Hefe-Weizenbier	333 g
Kölsch Bier	250 g
Pils, hell	333 g
Pilsener Lagerbier	333 g
Starkbier	250 g
Weine	
Apfelwein	400 g
Dessertweine	80 g
Fruchtwein	200 g
Rotwein, schwer	400 g
Wein, Qualitätswein, rot	400 g
Wein, Qualitätswein, weiß	400 g
Rotwein, mittel	500 g
Sekt	200 g
Liköre	
Curacao	40 g
Eierlikör	40 g
Liköre	40 g
Kräuterlikör	120 g

DURCHSCHNITTLICHE WERTE FÜR DEN GLYKÄMISCHEN INDEX AUSGEWÄHLTER LEBENSMITTEL

Blutzuckersteigernde Wirkung im Vergleich zu Glukose (Traubenzucker)

Wirkung einer Lebensmittelportion, die 50 g Kohlenhydrate enthält

im Verhältnis zur Wirkung von 50 g Glukose

Lebensmittel	Glykämischer Index relativ zu Glukose (= 100 %) ermittelt	Lebensmittel	Glykämischer Index relativ zu Glukose (= 100 %) ermittelt
Getreide, Brot		Erbsen, grün	48
Weißbrot	70	Bohnen, grün, gekocht	48
Weizenvollkornbrot	69	Kichererbsen	33
Maismehl	68	Bohnen, weiß	31
Reis, poliert	56	Linsen	29
natur	55	Kidneybohnen	27
Mehrkornbrot	45		
Spaghetti, weiß	41	**Milchprodukte**	
Vollkorn	37	Milchreis	61
Roggen	34	Joghurt, fettarm, gezuckert	33
Gerste	25	Magermilch	32
		Milch, vollfett	27
Frühstückscerealien			
Cornflakes	84	**Snacks**	
Reiscrispies	82	Mais-Chips	73
Weizenschrot	69	Weizen-Cracker	67
Hafermehl	61	Popcorn	55
Müsli	52	Kartoffel-Chips	54
		Schokolade	49
Obst		Erdnüsse	14
Wassermelone	72		
Ananas	66	**Zucker, Honig**	
Rosinen	64	Glukose	100
Banane	53	Honig	73
Weintrauben	52	Saccharose	65
Orange	43	Laktose	46
Birne	36	Fruktose	23
Apfel	36		
		Getränke	
Gemüse, Hülsenfrüchte		Sportgetränke	95
Kartoffeln, gebacken,		Erfrischungsgetränke,	
geröstet	83	alkoholfrei	68
Kartoffelbrei	73	Orangensaft	57
Karotten	71	Apfelsaft	41
Batate	54		

Hyperlipoproteinämie

4. Diät bei Hyperlipoproteinämie

Klinische Grundlage

Diät bei Hyperlipoproteinämie, so der medizinische Fachbegriff für erhöhte Blutfettwerte, wird bei Störungen des Fettstoffwechsels, erhöhten Lipid-, Triglycerid- und Cholesterinwerten sowie nach Herzinfarkt verordnet.

Hyperlipoproteinämie stellt einen wesentlichen Risikofaktor für die Entstehung von Arteriosklerose und koronaren Herzkrankheiten dar. Die Konzentration der Lipide und Lipoproteine im Blutserum ist in hohem Maße von der Ernährung und von dem Ausmaß des Übergewichtes abhängig.

Ein gesunder Lebensstil mit Nikotinverzicht, Einschränkung der Alkoholzufuhr und regelmäßiger körperlicher Bewegung ist die Grundlage der Behandlung.

Zur weiteren Minimierung des individuellen Risikos sind neben einer guten Blutdruckeinstellung außerdem folgende Maßnahmen wichtig:
– niedrige Triglyceridwerte (unter 150 mg/dl),
– hohe HDL-Werte (über 40 mg/dl) und
– niedrige LDL-Werte – Zielwerte abhängig vom Risikoprofil:
  – unter 160 mg/dl bei 0 bis 1 Risikofaktoren,
  – unter 130 mg/dl ab 2 Risikofaktoren,
  – unter 100 mg/dl bei schon bestehenden Herz-Kreislauf-Erkrankungen oder Diabetes mellitus.

Risikofaktoren für die Entstehung von Herz-Kreislauf-Erkrankungen
– Lebensalter (Männer über 45 Jahre, Frauen über 55 Jahre oder mit vorzeitiger Menopause)
– Bluthochdruck oder Bluthochdruckbehandlung
– Rauchen
– Gesamtcholesterin über 240 mg/dl
– HDL-Cholesterin unter 40 mg/dl

Prinzip der Diät

Für die Diät zur Senkung der Lipid- und Lipoproteinkonzentration gelten folgende Grundsätze:
– Gewichtsnormalisierung bei Übergewicht

– ausreichende Zufuhr an lebenswichtigen Fettsäuren Linolsäure (Omega 6) und Alpha-Linolensäure (Omega 3), möglichst im Verhältnis 5 : 1
– ausreichende Zufuhr einfach ungesättigter Fettsäuren (Ölsäure)
– ausreichende Zufuhr an Vitamin A, C und E
– reich an sekundären Pflanzenstoffen
– reich an komplexen Kohlenhydraten und Ballaststoffen
– Einschränkung der Zufuhr gesättigter Fettsäuren
– Einschränkung der Zufuhr von Trans-Fettsäuren
– Einschränkung der Cholesterinzufuhr über Lebensmittel
– Einschränkung schnell verfügbarer Kohlenhydrate
– weitgehende Einschränkung von Alkohol

1. Energiezufuhr:
   Erhaltung des Normalgewichtes individuell 1600–2500 kcal
   bei Übergewicht täglich 500 kcal weniger

2. Empfehlungen für die Zusammensetzung der Diät:
   Nährstoffrelation:
   für die Verteilung der Nährstoffe werden folgende Anteile empfohlen:

Eiweiß	15–20 Kalorien-Prozent
Fett	25–30 Kalorien-Prozent
Kohlenhydrate	50–60 Kalorien-Prozent

Beispiele für die Nährstoffzufuhr:
die wünschenswerte Höhe der täglichen Nährstoffzufuhr beträgt bei unterschiedlichem Energiegehalt:

Energie	1800 kcal	2000 kcal	2200 kcal
Eiweiß *	68–90 g	75–100 g	83–110 g
Gesamtfett **	50–60 g	55–65 g	60–75 g
Kohlenhydrate	225–270 g	250–300 g	275–330 g
Cholesterin	<300 mg	<300 mg	<300 mg
Ballaststoffe	35 g	35 g	35 g

* 50% der Eiweißzufuhr pflanzlicher Herkunft
** Die verschiedenen Fettsäuretypen gesättigte (GFS), einfach ungesättigte (EUFS) und mehrfach ungesättigte (MUFS) sollten im Verhältnis 1 GFS : 1,3 EUFS : 0,7 MUFS aufgenommen werden.

3. Lebensmittelauswahl:
   Die Prinzipien der Diät lassen sich in der täglichen Ernährung verwirklichen durch

Bevorzugen von
– frischem Obst, Gemüse und Kartoffeln
– Vollkornprodukten
– Fisch wie Makrele, Lachs und Hering
– Ölen und pflanzlichen Fettquellen, die reich sind an ungesättigten Fettsäuren, wie Ölivenöl, Sojaöl, Rapsöl, Pflanzenmargarine, Nüsse und Ölsamen

Einschränken bzw. Meiden von
– fettreichen Back- und Süßwaren
– Weißmehl und zuckerhaltigen Erzeugnissen
– fettreichen Fleisch- und Milchprodukten
– Fetten von Landtieren
– Lebensmitteln mit gehärteten Fetten wie Chips, Fastfood, einige Margarinesorten (in der Zutatenliste deklariert)
– alkoholischen Getränken

4. Zubereitungstechniken:
   Alle Zubereitungsarten sind erlaubt, doch sollten fettsparende Techniken bevorzugt werden.

Richtige Ernährung bei Krankheiten

GEHALT AN FETTSÄUREN	Gehalt an gesättigten (GFS), einfach (EUFS) und mehrfach ungesättigten (MUFS) Fettsäuren in ausgewählten Lebensmitteln (angegeben in g/100 g Lebensmittel)			
Ausgewählte Lebensmittel (je 100 g verzehrbarer Anteil)	GFS	EUFS	MUFS n-6	MUFS n-3
GETREIDE UND GETREIDEPRODUKTE				
Getreide, Mehle, Mahlprodukte				
Amaranth	2,14	2,14	4,03	0,08
Buchweizen, geschält	0,35	0,58	0,53	0,08
Eier-Teigwaren (Nudeln), roh	*	*	0,83	0,08
Gerste	0,53	0,25	1,15	0,11
Grahambrot	0,23	0,17	0,60	0,04
Grünkernmehl, Dinkelmehl	0,22	0,43	1,09	0,09
Hafer	1,43	2,51	2,74	0,12
Flocken (Vollkorn)	1,30	2,70	2,55	0,09
Grütze	1,18	2,07	2,33	0,08
Hirse	0,99	0,93	1,77	0,13
Mais	0,63	1,14	1,63	0,04
Vollmehl	0,36	0,88	1,41	0,03
Quinoa, Reismelde	0,50	1,31	2,43	0,20
Reis, Naturreis	0,61	0,55	0,78	0,03
poliert	0,13	0,23	0,22	0,01
Roggen	0,31	0,47	0,75	0,07
Sorghum, Rote Hirse	0,58	1,02	1,01	0,07
Weizen	0,31	0,19	0,76	0,05
Keime	1,26	1,16	3,67	0,34
Kleie	0,75	0,83	2,20	0,05
OBST				
Ananas	0,02	0,03	0,05	0,03
Apfel, ungeschält	0,21	0,02	0,20	0,04
Apfelsine	0,03	0,06	0,05	0,03
Aprikose	0,01	0,06	0,03	*
Avocado	1,85	15,46	1,65	0,17
Banane	0,06	0,02	0,03	0,02
Birne	0,04	0,07	0,11	0,02
Erdbeeren	0,03	0,06	0,13	0,11
Feige	0,09	0,10	0,21	*
Grapefruit	0,03	0,03	0,04	0,01
Guave	0,14	0,05	0,15	0,06
Himbeeren	0,01	0,03	0,13	0,07
Honigmelone	0,03	0,01	0,01	*

GEHALT AN FETTSÄUREN	Gehalt an gesättigten (GFS), einfach (EUFS) und mehrfach ungesättigten (MUFS) Fettsäuren in ausgewählten Lebensmitteln (angegeben in g/100 g Lebensmittel)			
Ausgewählte Lebensmittel (je 100 g verzehrbarer Anteil)	GFS	EUFS	MUFS n-6	MUFS n-3
Johannisbeeren, rot	0,04	0,03	0,04	0,03
schwarz	0,03	0,02	0,07	0,04
Kaki	0,05	0,09	0,06	*
Kirschen, sauer	*	0,14	0,08	0,07
süß	0,07	0,08	0,05	0,05
Mango	0,10	0,18	0,01	0,07
Olive, grün, mariniert	1,83	10,21	1,12	0,13
Papaya	0,03	0,03	*	0,02
Pfirsich	0,01	0,03	*	*
Pflaumen	0,02	0,05	0,05	0,03
Quitte	0,04	0,15	0,20	*
Stachelbeeren	0,01	0,02	0,06	0,02
Wassermelone	0,05	0,03	0,03	0,04
Weintrauben	0,07	0,01	0,11	0,04
Zitrone	0,13	0,04	0,22	0,09
GEMÜSE UND PILZE				
Austernpilz	0,03	0,02	0,10	*
Bambussprossen	0,06	0,01	0,12	0,05
Blumenkohl	0,04	0,01	0,03	0,11
Bohnen, grün	0,07	0,01	0,05	0,06
Champignon (Zucht-)	0,04	*	0,15	*
Chicorée	0,03	*	0,07	0,03
Erbsen, grün, Schote und Samen	0,10	0,04	0,25	0,05
Gartenkresse	0,09	0,01	0,10	0,29
Grünkohl (Braunkohl)	0,11	0,02	0,13	0,35
Gurke	0,07	0,01	0,05	0,04
Kartoffel	0,03	*	0,03	0,02
Knoblauch	0,02	*	0,06	0,01
Knollensellerie	0,07	0,01	0,16	0,02
Kohlrabi	0,03	0,01	0,02	0,05
Kohlrübe	0,02	*	0,03	0,07
Kopfsalat	0,04	0,01	0,05	0,07
Kürbis	0,03	*	0,02	0,04
Löwenzahnblätter	0,08	0,01	0,10	0,28
Meerrettich	0,05	0,03	0,05	0,12
Möhre, Karotte	0,04	*	0,10	0,01

Hyperlipoproteinämie

GEHALT AN FETTSÄUREN
Gehalt an gesättigten (GFS), einfach (EUFS) und mehrfach ungesättigten (MUFS) Fettsäuren in ausgewählten Lebensmitteln
(angegeben in g/100 g Lebensmittel)

Ausgewählte Lebensmittel (je 100 g verzehrbarer Anteil)	GFS	EUFS	MUFS n-6	MUFS n-3
Paprikafrucht	0,05	0,01	0,09	0,05
Pastinake	0,06	0,02	0,23	0,02
Petersilienblatt	0,04	0,01	0,07	0,12
Petersilienwurzel	0,08	0,03	0,22	0,03
Porree, Lauch	0,08	0,01	0,14	0,04
Radieschen	0,03	0,02	0,01	0,05
Rettich	0,03	0,02	0,02	0,06
Rhabarber	0,03	0,01	0,05	0,02
Rosenkohl	0,05	0,01	0,04	0,16
Rote Rübe, Rote Bete	0,02	0,01	0,04	0,01
Rotkohl	0,03	0,01	0,05	0,04
Schnittlauch	0,09	0,02	0,13	0,29
Spargel	0,03	*	0,07	0,01
Spinat	0,03	0,02	0,03	0,13
Tomate	0,04	0,03	0,09	0,01
Topinambur	0,10	0,01	0,17	0,04
Weißkohl	0,03	*	0,03	0,09
Yamsknolle	0,05	0,06	*	*
Zwiebel	0,09	*	0,09	0,01
HÜLSENFRÜCHTE				
Augenbohne (Kuhbohne)	0,54	0,11	0,44	0,26
Erbsen	0,26	0,11	0,63	0,16
Goabohne	5,86	5,82	3,51	0,24
Limabohnen	0,42	0,13	0,56	0,25
Mungobohne (Urdbohne)	0,27	0,20	0,14	0,57
Sojabohnen	2,64	4,09	9,80	0,93
Sojamehl, vollfett	2,93	3,44	10,70	1,40
MILCH, MILCHPRODUKTE				
Milch				
Büffelmilch	4,99	2,02	0,08	0,09
Muttermilch	1,21	1,44	0,42	0,02
Kuhmilch, entrahmt	0,04	0,02	0,00	0,00
fettarm, 1,5 % Fett	0,91	0,41	0,03	0,01
Rohmilch	2,43	0,89	0,06	0,03
3,5 % Fett	1,99	0,94	0,06	0,03

GEHALT AN FETTSÄUREN
Gehalt an gesättigten (GFS), einfach (EUFS) und mehrfach ungesättigten (MUFS) Fettsäuren in ausgewählten Lebensmitteln
(angegeben in g/100 g Lebensmittel)

Ausgewählte Lebensmittel (je 100 g verzehrbarer Anteil)	GFS	EUFS	MUFS n-6	MUFS n-3
Schafmilch	3,97	1,37	0,19	0,06
Ziegenmilch	2,57	0,84	0,11	0,03
Sauermilchprodukte				
Buttermilch	+	+	*	*
Joghurt, 3,5 % Fett	2,17	1,04	0,09	0,06
fettarm, 1,5 % Fett	0,92	0,38	0,04	0,01
Magermilchjoghurt	0,06	0,03	*	*
Molke, süß	+	+	*	*
Sonstige Milchprodukte				
Kondensmilch, 10 % Fett	4,80	2,31	0,20	0,06
Kondensmilch, 7,5 % Fett	4,23	2,00	0,16	0,05
Sahne, 10 % Fett (Kaffeerahm)	6,42	2,88	0,20	0,12
Sahne, 30 % Fett (Schlagsahne)	17,72	8,57	0,65	0,21
Saure Sahne (Rahm), extra	10,59	4,74	0,35	0,19
Trockenmilch aus Vollmilch	15,78	8,38	0,55	0,17
KÄSE				
Frischkäse – Speisequark				
Feta, 45 % Fett i. Tr.	11,35	3,76	0,44	0,22
Frischkäse, Doppelrahmfrischkäse	18,92	8,43	0,80	0,20
Rahmfrischkäse, 50 % Fett i. Tr.	14,14	6,31	0,60	0,15
Hüttenkäse	2,21	1,16	0,10	0,04
Mozzarella	9,97	4,51	0,35	0,14
Ricotta	9,07	3,93	0,32	0,13
Speisequark, 20 % Fett i. Tr.	2,76	1,31	0,11	0,03
40 % Fett i. Tr.	6,56	2,92	0,23	0,07
Hartkäse – Schnittkäse – Weichkäse – Schmelzkäse				
Bel Paese	18,85	8,56	0,26	0,00
Brie, 50 % Fett i. Tr.	12,87	6,96	0,42	0,19
Butterkäse, 50 % Fett i. Tr.	14,78	6,32	0,46	0,19
Camembert, 30 % Fett i. Tr.	7,44	3,52	0,24	0,10
40 % Fett i. Tr.	11,28	5,35	0,35	0,15
45 % Fett i. Tr.	12,81	5,82	0,36	0,17

Richtige Ernährung bei Krankheiten

GEHALT AN FETTSÄUREN	Gehalt an gesättigten (GFS), einfach (EUFS) und mehrfach ungesättigten (MUFS) Fettsäuren in ausgewählten Lebensmitteln (angegeben in g/100 g Lebensmittel)			
Ausgewählte Lebensmittel (je 100 g verzehrbarer Anteil)	GFS	EUFS	MUFS n-6	MUFS n-3
50 % Fett i. Tr.	15,02	7,14	0,42	0,20
60 % Fett i. Tr.	18,73	8,87	0,61	0,25
Chester, 50 % Fett i. Tr.	19,35	7,44	0,49	0,25
Edamer, 30 % Fett i. Tr.	10,11	3,81	0,21	0,11
40 % Fett i. Tr.	14,63	6,10	0,31	0,16
45 % Fett i. Tr.	17,38	6,67	0,37	0,20
Edelpilzkäse, 50 % Fett i. Tr.	16,54	6,78	0,54	0,22
Emmentaler, 45 % Fett i. Tr.	18,37	6,26	0,54	0,31
Gorgonzola	15,21	7,78	0,77	0,12
Gouda, 45 % Fett i. Tr.	19,37	6,33	0,33	0,27
Gruyère, 45 % Fett i. Tr.	17,12	9,30	1,30	0,43
Limburger, 20 % Fett i. Tr.	5,31	2,21	0,12	0,41
40 % Fett i. Tr.	12,22	5,08	0,28	0,10
Münsterkäse, 45 % Fett i. Tr.	13,95	5,45	0,28	0,13
50 % Fett i. Tr.	16,23	6,34	0,32	0,15
Parmesan, 37 % Fett i. Tr.	16,01	6,28	0,37	0,19
Provolone	17,72	7,72	0,57	0,30
Roquefort	19,49	6,52	0,64	0,52
Schmelzkäse, 45 % Fett i. Tr.	12,24	4,59	0,29	0,11
60 % Fett i. Tr.	15,78	5,92	0,37	0,14
Tilsiter, 30 % Fett i. Tr.	10,61	4,03	0,31	0,13
45 % Fett i. Tr.	17,10	6,50	0,52	0,21
EIER				
Hühnerei, Stück 58 g (Gew.Kl. M)	1,74	2,46	0,90	0,05
Stück 48 g (Gew.Kl. S)	1,44	2,03	0,74	0,04
Eidotter, mittelgroß, 19 g	1,79	2,45	0,94	0,09
Eiklar, mittelgroß, 33 g	+	+	+	*
FISCHE UND MEERESTIERE **Seefische**				
Dornhai (Dornfisch, Seeaal)	4,69	5,21	0,23	3,11
Dorsch (Kabeljau)	0,13	0,10	0,03	0,28
Flunder	0,17	0,30	0,02	0,14
Grönlandheilbutt (schwarzer Heilbutt)	1,50	6,67	0,12	0,81
Heilbutt (weißer Heilbutt)	0,29	0,37	0,06	0,61
Hering (Atlantikhering)	3,25	8,84	0,19	4,03

GEHALT AN FETTSÄUREN	Gehalt an gesättigten (GFS), einfach (EUFS) und mehrfach ungesättigten (MUFS) Fettsäuren in ausgewählten Lebensmitteln (angegeben in g/100 g Lebensmittel)			
Ausgewählte Lebensmittel (je 100 g verzehrbarer Anteil)	GFS	EUFS	MUFS n-6	MUFS n-3
Katfisch (Steinbeißer)	0,35	0,82	0,08	0,50
Limande	0,19	0,24	0,04	0,25
Makrele	3,31	4,70	0,34	2,32
Meeräsche	1,49	1,45	0,27	0,58
Ostseehering	2,47	2,34	0,46	2,15
Rotbarsch (Goldbarsch)	0,68	1,84	0,34	0,55
Rotzunge	0,23	0,35	0,05	0,39
Sardelle (Anchovis)	0,65	0,49	0,06	0,58
Sardine	1,16	1,10	0,10	1,52
Schellfisch	0,12	0,09	0,03	0,24
Scholle	0,44	0,40	0,10	0,56
Schwertfisch	0,00	1,93	0,13	1,02
Seehecht	0,59	0,64	0,09	0,82
Seelachs (Köhler)	0,18	0,20	0,02	0,48
Seeteufel (Anglerfisch)	0,17	0,14	0,03	0,27
Seezunge	0,39	0,44	0,07	0,28
Sprotte	4,00	6,47	0,31	3,89
Stöcker (Schildmakrele)	0,79	1,68	0,00	0,46
Thunfisch	4,15	4,19	0,48	4,21
Sonstige Krusten- und Meerestiere				
Austern	0,42	0,16	0,03	0,24
Garnele (Nordseegarnele)	0,32	0,18	0,13	0,39
Hummer	0,24	0,45	0,06	0,61
Krebs (Flusskrebs)	0,07	0,08	0,04	0,08
Languste	0,13	0,13	0,22	0,33
Miesmuschel (Blau- oder Pfahlmuschel)	0,59	0,48	0,13	0,40
Süßwasserfische				
Aal, Flussaal	5,72	11,37	1,35	1,81
Barsch (Flussbarsch)	0,14	0,11	0,05	0,19
Brassen	1,59	1,21	0,08	1,47
Felchen, Renke	0,69	1,45	0,25	0,74
Forelle (Bachforelle)	0,57	0,79	0,26	0,77
Hecht	0,08	0,17	0,08	0,31
Karpfen	1,04	2,28	0,54	0,58
Lachs, Salm	2,87	6,10	0,62	3,57

Hyperlipoproteinämie

GEHALT AN FETTSÄUREN	Gehalt an gesättigten (GFS), einfach (EUFS) und mehrfach ungesättigten (MUFS) Fettsäuren in ausgewählten Lebensmitteln (angegeben in g/100 g Lebensmittel)			
Ausgewählte Lebensmittel (je 100 g verzehrbarer Anteil)	GFS	EUFS	MUFS n-6	MUFS n-3
Wels, Waller	3,23	2,75	1,32	0,85
Zander	0,14	0,17	0,04	0,22
Fischdauerwaren				
Aal, geräuchert	6,60	13,45	1,58	2,17
Bückling	2,81	7,58	0,27	2,63
Flunder, geräuchert	0,46	0,83	0,05	0,37
Heilbutt, geräuchert (Schwarzer Heilbutt)	2,61	11,72	0,22	1,41
Hering, mariniert (Bismarckhering)	2,92	7,95	0,17	3,63
Katfisch, Steinbeißer, geräuchert	0,64	1,51	0,14	0,92
Makrele, geräuchert	2,98	6,72	0,34	4,06
Ölsardinen in Dosen	2,22	5,80	0,39	2,82
Rotbarsch, Goldbarsch, geräuchert	1,03	2,81	0,52	0,84
Salzhering	3,68	7,65	0,16	3,49
Schellfisch, geräuchert	0,09	0,07	0,02	0,19
Schillerlocken	5,37	10,05	1,14	5,71
Seelachs, geräuchert	0,16	0,18	0,02	0,44
Sprotte, geräuchert	4,44	7,23	0,33	4,20
FLEISCH UND GEFLÜGEL				
Geflügel				
Brathähnchen	2,61	3,46	2,25	0,24
Ente	5,71	8,17	2,05	0,17
Gans	8,72	16,34	3,07	0,19
Hähnchenbrust, mit Haut	1,91	1,96	1,25	0,26
Hähnchenkeule (Schlegel), mit Haut	3,67	3,22	2,37	0,24
Hühnerherz	1,44	1,52	1,19	0,04
Hühnerleber	1,58	1,16	0,64	0,11
Pute, Jungtiere (Babyputer)	1,74	2,40	1,59	0,13
Brust, ohne Haut	0,36	0,22	0,23	0,00
Keule, ohne Haut	1,39	0,85	0,97	0,00
Puter, Truthahn, ausgewachsene Tiere	2,17	3,01	2,27	0,17
Suppenhuhn	6,50	6,56	4,92	0,64
Hammel – Lamm				
Brust	16,87	14,53	0,86	0,46
Bug (Schulter)	11,40	9,83	0,58	0,31

GEHALT AN FETTSÄUREN	Gehalt an gesättigten (GFS), einfach (EUFS) und mehrfach ungesättigten (MUFS) Fettsäuren in ausgewählten Lebensmitteln (angegeben in g/100 g Lebensmittel)			
Ausgewählte Lebensmittel (je 100 g verzehrbarer Anteil)	GFS	EUFS	MUFS n-6	MUFS n-3
Filet	1,56	2,20	0,07	0,03
Herz	*	4,20	0,35	0,06
Keule (Schlegel)	8,21	7,08	0,42	0,22
Kotelett	14,59	12,59	0,74	0,40
Lende	6,02	5,19	0,31	0,16
Kalbfleisch				
Brust	2,63	2,36	0,35	0,06
Bug (Schulter)	1,41	0,99	0,15	0,02
Filet	0,55	0,57	0,11	0,10
Herz	*	0,00	0,33	0,00
Leber	*	*	0,35	*
Muskelfleisch (ohne Fett)	0,30	0,19	0,25	0,01
Niere	2,92	3,02	0,06	0,06
Rindfleisch				
Brust (Brustkern)	6,48	6,60	0,30	0,19
Bug (Schulter)	2,33	2,39	0,22	0,06
Corned Beef (deutsch)	2,46	2,71	0,23	0,05
Filet	1,80	1,74	0,15	0,04
Herz	*	0,00	0,15	0,06
Hochrippe (dicke Rippe, Rostbraten)	3,62	3,68	0,17	0,10
Hüfte (Schwanzstück)	1,03	1,06	0,10	0,03
Kamm (Hals)	3,62	3,68	0,17	0,10
Leber	*	*	0,21	*
Lende (Roastbeef)	1,94	2,00	0,18	0,05
Muskelfleisch (ohne Fett)	0,80	0,84	0,08	0,03
Niere	2,42	1,50	0,10	0,06
Schweinefleisch				
Bauch	9,12	9,78	0,95	0,07
Eisbein (Hinterhaxe)	5,09	5,63	0,68	0,21
Filet	0,79	0,93	0,10	0,02
Herz	0,65	0,39	0,85	0,18
Kamm	5,75	6,37	0,77	0,24
Kasseler	3,12	3,47	0,42	0,13
Leber	1,68	0,59	0,95	0,44

Richtige Ernährung bei Krankheiten

GEHALT AN FETTSÄUREN	Gehalt an gesättigten (GFS), einfach (EUFS) und mehrfach ungesättigten (MUFS) Fettsäuren in ausgewählten Lebensmitteln (angegeben in g/100 g Lebensmittel)			
Ausgewählte Lebensmittel (je 100 g verzehrbarer Anteil)	GFS	EUFS	MUFS n-6	MUFS n-3
Mett	9,68	10,16	1,01	0,08
Muskelfleisch (ohne Fett)	0,65	0,80	0,20	0,06
Niere	1,16	0,57	0,81	0,26
Schnitzel (Oberschale)	0,72	0,92	0,11	0,03
Wild – Sonstige Fleischarten				
Wildschwein	3,25	4,52	0,72	0,00
Pferd	0,96	1,11	0,30	0,27
Fleischwaren – Wurstwaren				
Bierschinken	4,17	5,09	1,03	0,11
Bockwurst	9,14	10,93	2,39	0,34
Cervelatwurst	14,58	14,93	2,43	0,23
Fleischkäse (Leberkäse)	8,99	11,96	3,55	0,42
Jagdwurst	5,70	7,15	1,86	0,33
Leberwurst, grob	11,38	14,57	1,39	0,46
Mortadella	11,25	15,22	3,29	0,63
Rotwurst (Blutwurst)	10,45	12,27	3,27	0,28
Schinken, gesalzen und gekocht	1,33	1,70	0,30	0,04
Schweinebauch, geräuchert	12,48	15,20	2,96	0,51
Speck, durchwachsen	27,91	29,34	3,17	0,22
FETTE, ÖLE, NÜSSE, SAMEN				
Pflanzliche und tierische Fette und Öle				
Baumwollsamenöl	27,68	18,14	49,70	0,74
Butter	53,31	21,45	1,32	0,46
Milchhalbfett aus Markenbutter	25,50	10,29	0,64	0,23
Butterschmalz	62,67	25,29	1,76	0,49
Erdnussmus, Erdnusspaste	9,48	26,37	10,30	0,00
Erdnussöl	19,83	56,40	21,60	0,65
Gänseschmalz	47,54	38,94	2,76	0,44
Safloröl (Distelöl)	9,18	10,87	75,10	0,47
Schweineschmalz	39,29	43,67	11,05	1,01
Sesamöl, raffiniert	12,90	40,30	42,70	0,95
Sojaöl, raffiniert	14,75	19,10	52,90	7,70
Sonnenblumenöl, raffiniert	10,94	20,40	63,10	0,50

GEHALT AN FETTSÄUREN	Gehalt an gesättigten (GFS), einfach (EUFS) und mehrfach ungesättigten (MUFS) Fettsäuren in ausgewählten Lebensmitteln (angegeben in g/100 g Lebensmittel)			
Ausgewählte Lebensmittel (je 100 g verzehrbarer Anteil)	GFS	EUFS	MUFS n-6	MUFS n-3
Traubenkernöl	8,90	16,78	65,90	0,48
Walnussöl	9,84	18,40	52,40	12,20
Weizenkeimöl	17,40	14,88	55,70	7,80
Nüsse und Samen				
Cashewnuss	9,10	24,77	7,38	0,15
Erdnuss	6,96	22,10	13,90	0,53
geröstet	7,16	22,70	14,30	0,54
Haselnuss	3,94	46,02	8,50	0,11
Kokosnuss	31,84	2,23	0,68	0,00
Kürbiskerne	*	0,00	*	*
Leinsamen	2,95	5,62	4,20	16,70
Macadamianuss	10,29	57,10	1,74	0,00
Mandel, süß	4,13	32,80	12,80	0,26
Marone (Esskastanie)	0,29	1,01	0,45	0,05
Mohnsamen	4,85	4,47	30,70	0,42
Paranuss	14,64	18,73	29,80	0,00
Pekannuss	5,58	46,39	15,20	0,76
Pistazienkerne	6,14	34,51	7,41	0,20
Sesamsamen	7,55	19,90	18,70	0,67
Sonnenblumenkerne, geschält	5,40	13,49	27,90	0,09
Walnuss	6,84	11,54	34,30	7,83

5. Diät bei Bluthochdruck (Hypertonie)

Klinische Grundlage:

Die Diät bei Bluthochdruck wird verordnet bei primärer (essenzieller) Hypertonie, für die sich keine organische Ursache nachweisen lässt. Tritt die Hypertonie zusammen mit einer anderen Stoffwechselerkrankung auf, so sind zusätzlich die Grundprinzipien der entsprechenden Diäten einzuhalten.

Das Ausmaß der Blutdrucksteigerung wird bestimmt von einer erblichen Veranlagung, vom Alter und von verschiedenen Ernährungsfaktoren. Hierbei stehen Übergewicht und hohe Natrium- bzw. Kochsalzzufuhr an erster Stelle. Nach epidemiologischen Untersuchungen wird bei etwa 70 % der Adipösen auch eine Hypertonie festgestellt.
Die Fähigkeit, Natrium durch die Niere auszuscheiden, ist bei Bluthochdruck vermindert. Der Wasserhaushalt ist gestört, Natrium und Wasser sammeln sich im Körpergewebe an.
Nur ein Teil der Bluthochdruckkranken spricht auf eine natriumarme Diät an. Eine Blutdrucksenkung durch Kalium wird deshalb zusätzlich diskutiert.

Prinzip der Diät:

Die Diät bei Bluthochdruck verfolgt folgende Ziele:
– leicht energiereduziert,
  Gewichtsreduktion bei Übergewicht
– Verringerung der Natrium- bzw. Kochsalzzufuhr
– Erhöhung der Kaliumzufuhr

1. Energiezufuhr:
   Erhaltung des Normalgewichtes individuell
   1600–2500 kcal
   bei Übergewicht täglich 500 kcal weniger

2. Empfehlungen für die Zusammensetzung der Diät:
   Nährstoffrelation:
   für die Nährstoffe werden diese Anteile empfohlen:

Eiweiß	15 Kalorien-Prozent
Fett	30 Kalorien-Prozent
Kohlenhydrate	55 Kalorien-Prozent

Beispiele für die Nährstoffzufuhr:
die wünschenswerte Höhe der täglichen Nährstoffzufuhr beträgt bei unterschiedlichem Energiegehalt

Energie	1800 kcal	2000 kcal	2200 kcal
Eiweiß	70 g	75 g	80 g
Gesamtfett	60 g	65 g	70 g
Kohlenhydrate	250 g	275 g	305 g

Natriumzufuhr, nach Verordnung des Arztes
»streng natriumarm«
    450 mg Natrium = 1 g Kochsalz
»natriumarm«
    1200 mg Natrium = 3 g Kochsalz
»erweitert natriumarm«
    2400 mg Natrium = 6 g Kochsalz

Kaliumzufuhr, nach Verordnung des Arztes
»kaliumreich« = mehr als 2000 mg

3. Lebensmittelauswahl:
   ein optimales Natrium-Kalium-Verhältnis wird erreicht durch:

Bevorzugen von nicht verarbeiteten Grundnahrungsmitteln wie
– frisches Obst, Gemüse und Kartoffeln
– Vollkorngetreide
– Quark und Schichtkäse
– Obstsäfte, Tee, Mineral- und Heilwässer
  (vgl. Tabelle S. 66 und 67)
– frische Kräuter und Gewürze

Einschränken bzw. Meiden von
– Käse, Wurst-, Räucher- und Pökelwaren
– Fischkonserven
– Fertiggerichten, in der Dose und tiefgefroren
– Soßen, Suppen und Fertigsalaten
– Alkohol

Ausführliche Daten über den Gehalt an Natrium und Kalium in Lebensmitteln sind in der Haupttabelle auf den Seiten 6 bis 57 aufgeführt.

4. Zubereitungstechniken:
   – Alle Zubereitungsarten sind erlaubt.
   – Braten, Backen, Dünsten, Grillen, Rösten und Garen in der Folie oder im Römertopf steigern den Geschmack.
   – Würzen der Speisen erfolgt mit frischen und getrockneten Kräutern und Gewürzen.
   – Marinieren von Fleisch und Fisch in Kräutern und Gewürzen, Zwiebeln und Knoblauch, Essig und Öl, Rot- oder Weißwein verbessert den Geschmack.

Lebensmittel mit niedrigem Gehalt an Natrium und Kochsalz

Lebensmittel 100 g verzehrbarer Anteil	Natrium mg	Kochsalz g
Brathuhn	83	0,2
Hackfleisch, halb und halb	35	+
Kalbfleisch	105	0,3
Rindfleisch	65	0,2
Schweinefleisch	74	0,2
Wild	60	0,1
Fische, Salzwasser	115	0,3
Fische, Süßwasser	75	0,2
Trinkmilch	48	0,1
Joghurt	48	0,1
Quark, mager	40	0,1
Hühnerei, 1 Stück, 58 g	85	0,2
Eier-Teigwaren	17	+
Grieß, Mehl, Reis	13	+
Grünkern	3	+
Haferflocken	5	+
Roggenkorn	4	+
Weizenkorn	8	+
Kartoffeln	3	+
Gemüse	10	+
Frischobst	3	+
Nüsse, im Durchschnitt	10	+

Richtige Ernährung bei Krankheiten

Lebensmittel mit hohem Gehalt an Natrium und Kochsalz

Lebensmittel 100 g verzehrbarer Anteil	Natrium mg	Kochsalz g
Cervelatwurst, Salami	1260	3,2
Dosenwürstchen	711	1,8
Schinken, gekocht	965	2,4
Schinken, roh	1500	4,0
Streichwurst	950	2,4
Dosenfisch	526	1,4
Matjeshering	2500	6,4
Räucherfisch	499	1,3
Hartkäse, 45% F. i. Tr.	500	1,2
Schnittkäse, 45% F. i. Tr.	716	1,8
Schmelzkäse, 45% F. i. Tr.	1260	3,2
Weichkäse, 45% F. i. Tr.	700	1,8
Brötchen	553	1,4
Mischbrot	553	1,4
Vollkornbrot	440	1,1
Salzgebäck	1790	4,7
Nüsse, gesalzen	1466	3,8
Gemüsekonserven, Dose	260	0,7
Sauerkraut	355	0,9
Dill- und Salzgurke	960	2,5
Mixed Pickles	940	2,4

6. Diät bei Gicht und Hyperurikämie

Klinische Grundlage:

Diese Diät wird verordnet bei primärer (angeborener) und sekundärer (erworbener) Hyperurikämie sowie bei akuter und chronischer Gicht.
Hyperurikämie liegt vor, wenn die Harnsäurewerte die durchschnittlichen Referenzwerte überschreiten.
Referenzwerte für Harnsäure im Blutserum sind
– für Frauen: 2,5–5,7 mg/100 ml oder 149–339 μmol/l und

– für Männer: 3,5–7,0 mg/100 ml oder 208–419 μmol/l.

Die Harnsäure ist das Endprodukt des Purinstoffwechsels und wird über die Nieren ausgeschieden. Purine sind Bestandteile der Nukleinsäuren der DNA (Speicher der Erbinformation) und werden sowohl im Körper aufgebaut als auch mit der Nahrung zugeführt.

Die häufigste Ursache der Hyperurikämie ist eine zu geringe Harnsäureausscheidung und nur sehr selten eine erhöhte Harnsäurebildung. Beide Ursachen der Hyperurikämie können angeboren oder Folge anderer Erkrankungen sein. Auch die Einnahme bestimmter Medikamente kann für einen Harnsäureanstieg verantwortlich sein. Zudem begünstigen Übergewicht und Alkoholkonsum die Entstehung der Hyperurikämie.

Gicht entsteht, wenn Harnsäure so weit ansteigt, dass sie nicht mehr löslich ist und auskristallisiert. Die nadelförmigen Kristalle lagern sich bevorzugt in Gelenken und Extremitäten ab. In der Folge kommt es zur Bildung von Milchsäure, freien Radikalen und Substanzen, die Entzündungen auslösen. Da häufig gleichzeitig ein Diabetes mellitus oder eine Hyperlipoproteinämie vorliegt, sollten zugleich auch diese Diätregeln beachtet werden (Seite 101/107).

Prinzip der Diät:

Die Diät bei Hyperurikämie und Gicht ist
– leicht energiereduziert bei Übergewicht; Fastenkuren, Low Carb Diäten oder Null Diäten sollen vermieden werden, weil diese über die Bildung von Ketonkörpern die Harnsäureausscheidung hemmen!
– arm an Harnsäure bildenden Purinen
– maßvoll bei der Eiweißzufuhr, um den ph-Wert von Blut und Urin nicht sinken zu lassen
– arm an Alkohol, maximal 1 Glas/Tag – wegen des hohen Puringehalts möglichst kein Bier
– reich an Flüssigkeit (2 Liter/Tag)

1. Energiezufuhr:
   Erhaltung des Normalgewichtes individuell 1600–2500 kcal
   Gewichtsreduktion täglich etwa 500 kcal weniger
2. Empfehlungen für die Zusammensetzung der Diät:
   Purin- bzw. Harnsäurezufuhr:
   »purinarm«: maximal 500 mg Harnsäure/Tag oder 3000 mg Harnsäure/Woche
   »streng purinarm«: 120 bis maximal 300 mg Harnsäure/Tag oder 2000 mg Harnsäure/Woche. In den Nährwerttabellen ist der Puringehalt als mg Harnsäure-Äquivalent angegeben. Dies entspricht der Harnsäuremenge, die im Körper bei der jeweiligen Purinaufnahme gebildet wird.

Nährstoffrelation:
für die Nährstoffe werden diese Anteile empfohlen:
Eiweiß   15 Kalorien-Prozent
Fett   25–30 Kalorien-Prozent
Kohlenhydrate   55–60 Kalorien-Prozent

Beispiele für die Nährstoffzufuhr:
die wünschenswerte Höhe der täglichen Nährstoffzufuhr beträgt bei unterschiedlichem Energiegehalt

Energie	1800 kcal	2000 kcal	2200 kcal
Eiweiß*	70 g	75 g	85 g
Gesamtfett**	50–60 g	55–65 g	60–75 g
Kohlenhydrate	225–270 g	250–300 g	275–330 g

* Milchprodukte und pflanzliche Eiweißquellen bevorzugen.
** Pflanzliche Öle bevorzugen, Omega-3-Fettsäuren können möglicherweise die entzündlichen Prozesse mildern (vgl. S. 108).

Gicht und Hyperurikämie

3. Lebensmittelauswahl:

Bevorzugen von
- Gemüse, Obst, Salaten mit einem Harnsäuregehalt bis 50 mg/100 g Lebensmittel
- Milch, Milchprodukten und Eiern
- Getreideprodukten, Backwaren und Wurstwaren mit einem Harnsäuregehalt bis 100 mg/100 g

Reduzieren von, bzw. maximal 1 Mahlzeit am Tag
- Fleisch, Wurstwaren, Fisch und Fischkonserven mit einem Harnsäuregehalt bis zu 150 mg/100 g
- Hülsenfrüchten und Sonstigem mit einem Harnsäuregehalt bis zu 200 mg/100 g

Meiden von
- allen Lebensmitteln mit einem Harnsäuregehalt über 250 mg/100 g
  - Innereien, Fleischextrakt
  - Anchovis, Hering, Makrele, Ölsardinen, Sprotten
- Bier, u.a. Weizenbier, und Spirituosen
- fettreichen Lebensmitteln
- Lebensmitteln mit hohem Anteil schnell resorbierbarer Kohlenhydrate wie Saccharose (Haushaltszucker)

4. Zubereitungstechniken:
- Alle Zubereitungsarten sind erlaubt.
- Die Haut vom Geflügel und Fisch entfernen.
- Bei »streng purinarmer Diät« das Fleisch kochen, die Fleischbrühe nicht verwenden.

Harnsäuregehalt in Lebensmitteln

Lebensmittel, essbarer Anteil in 100 g	gebildete Harnsäure in mg
Getreide – Getreideprodukte	
Buchweizen, Korn, geschält	156
Grieß/Grütze	125
Vollmehl	180
Bulgur	69
Gerste, Korn	108
Flocken	82
Graupen	100
Grieß, Vollkorn	82
Mehl	102
Getreidesprossen i. Durchschnitt	15
Grünkern, Kronk Grütze	155
Hafer, Korn	102
Grieß/Grütze	139
Mehl	149
Vollkornflocken	100
Hirse, geschält	117
Flocken	85
Mais	60
Grieß	29
Reis, geschält	87
Natur	134
Roggen, Korn	70
Flocken	70
Keime/Keimflocken	1230
Mehl Typ 815	51
Typ 997	54
Typ 1150	66
Typ 1800, Backschrot	80
Vollkornmehl	70
Weizen, Korn	90
Flocken	90
Grieß	80
Keime/Keimflocken	843
Kleie	142
Mehl Typ 405	40
Typ 630	43

Lebensmittel, essbarer Anteil in 100 g	gebildete Harnsäure in mg
Typ 1050	46
Vollkornmehl	82
Frühstückscerealien	
Cornflakes	83
Früchtemüsli	95
Müslimischung	105
Nestlé Cini Minis/Trio	80
Schokomüsli	86
Brot – Backwaren	
Baguette	44
Brötchen/Semmel	74
Croissant (Hefeblätterteig)	42
Hafervollkornbrot	62
Leicht & Cross Knäckebrot	77
Leinsamenbrot (Weizenbrot)	45
Mehrkornbrot (Mischbrot)	46
Vollkornbrot	63
Pumpernickel	57
Roggenknäckebrot mit Ballaststoffen	97
mit Weizenkeimen	149
Roggenmischbrot mit Weizenkeimen	85
Roggenvollkornbrot	77
Rosinenbrötchen (Hefeteig)	49
Schlüterbrot	57
Simonsbrot	57
Steinmetzbrot	44
Toastbrot	104
Vollkornbrot mit Leinsamen	59
mit Sonnenblumenkernen	61
Weißbrot	73
Weizenmischbrot	49
mit Weizenkeimen	93
Weizenvollkornbrot	83
mit Weizenkeimen	97

Richtige Ernährung bei Krankheiten

Harnsäuregehalt in Lebensmitteln

Lebensmittel, essbarer Anteil in 100 g	gebildete Harnsäure in mg
Glutenfreie Brote	
Hirsebrot	40
Körnerbrot	18
Maiswaffelbrot	14
Weißbrot	8
Teigwaren – Nudeln	
Eierteigwaren, roh	60
mit Spinat, roh	89
Hartweizengrießnudeln, roh	60
Spätzle (hoher Eianteil), roh	76
Vollkornweizennudeln, roh	80
Kartoffeln	
Kartoffel	20
Kartoffelknödel, halb & halb	18
Pulver, halb & halb	87
Kartoffelkroketten	16
Kartoffelpüree, frisch mit	
Milch & Butter	11
aus Pulver mit Vollmilch	17
Kartoffelpüreepulver	94
Pommes frites	18
Süßkartoffel, Batate	14
Obst	
Ananas	19
Apfel	19
Aprikose	20
Avocado	31
Banane	25
Birne	17
Brombeeren	15
Erdbeeren	26
Feige	15
Grapefruit	15
Heidelbeeren aus Kultur, tiefgekühlt	22
Himbeeren	18

Lebensmittel, essbarer Anteil in 100 g	gebildete Harnsäure in mg
Holunderbeeren	33
Honigmelone	25
Johannisbeeren, rot	17
Kirschen, Süßkirschen	17
Kiwi	19
Kochbanane	27
Orange	19
Pfirsich	21
Pflaume	20
Preiselbeeren	13
Quitte	30
Rhabarber, gegart	13
Stachelbeeren, tiefgefroren	16
Wassermelone	20
Weintrauben, blau	25
weiß	30
Zitrone	20
Zwetschge	24
Trockenfrüchte	
Aprikose, getrocknet	73
Dattel, getrocknet	54
Feige, getrocknet	64
Pflaume, getrocknet	64
Rosinen, getrocknet	107
Obstsäfte	
Apfelsaft	16
Grapefruitsaft	15
Mangosaft	16
Maracujasaft	16
Orangensaft	21
Traubensaft	21
Gemüse – Salat – Kräuter	
Alfalfa-, Luzernensprossen	15
Artischockenböden, Dose	42
Aubergine	22

Lebensmittel, essbarer Anteil in 100 g	gebildete Harnsäure in mg
Bambussprossen	29
Blumenkohl	45
Bohnen, grün	43
tiefgekühlt	32
Brennnessel	60
Chicorée	15
Chinakohl	26
Eisbergsalat	11
Endivie	11
Feldsalat	24
Fenchelknolle	16
Gartenkresse	30
Gurke/Gewürzgurke	8
Knoblauch	15
Kohlrabi	30
Kohlrübe/Steckrübe	20
Kopfsalat	10
Kürbis	7
Linsenkeime	12
Mangold	57
Möhre	15
Mungobohnensprossen	76
Okra	9
Olive, grün	27
schwarz	31
Pak-Choi	25
Paprika, gelb/grün	10
Paprika, rot	15
Petersilienblatt	40
Petersilenwurzel	32
Porree, Lauch	40
Radicchio	10
Radieschen/Rettich	10
Römersalat	10
Rosenkohl	56
Rote Bete	21
Sauerkraut	20
Schnittlauch	30

Gicht und Hyperurikämie

Lebensmittel, essbarer Anteil in 100 g	gebildete Harnsäure in mg
Sellerie, Knollensellerie	30
Bleichsellerie, Staudensellerie	70
Spargel, gegart	28
Spinat, Blattspinat	57
Tomate	10
Tomatenmark	120
Weinblätter, Konserve	37
Weißkohl	20
Wirsing	40
Zucchini	24
Zwiebel	25
Gemüsesäfte	
Möhrensaft	5
Tomatensaft	5
Pilze	
Austernpilze	50
Champignons	92
Morcheln	30
Pfifferlinge	17
Steinpilze	92
Steinpilze, getrocknet	488
Hülsenfrüchte	
Bohnen, dick, getrocknet	167
weiß, getrocknet	180
weiß, Dose	45
Erbsen, grün, getrocknet	544
Kichererbsen, getrocknet	356
Linsen, getrocknet	198
Sojabohnen, getrocknet	356
Sojafleisch, getrocknet	355
Sojamehl, vollfett	380
Tempeh	110
Tofu	68

Lebensmittel, essbarer Anteil in 100 g	gebildete Harnsäure in mg
Milch – Sauermilchprodukte	
Buttermilch	0
Crème fraîche, 40 % Fett	0
Dickmilch, alle Fettstufen	0
Joghurt, Naturjoghurt, 0,1 % Fett	<10
Naturjoghurt, 1,5 % Fett	<10
Naturjoghurt, 3,5 % Fett	8
mit Früchten, alle Fettstufen	<10
Kefir, 3,5 % Fett	<10
Kondensmilch, alle Fettstufen	0
Kuhmilch, alle Fettstufen	0
Milchmixgetränk mit Kakao	3
Molke	0
Saure Sahne/Sauerrahm	0
Schafmilch	0
Süße Sahne/Rahm	0
Ziegenmilch	16
Käse – Frischkäse	
Appenzeller, 50 % Fett i. Tr.	10
Bel Paese, 50 % Fett i. Tr.	19
Blauschimmelkäse, 50 % Fett i. Tr.	10
Brie, 50 % Fett i. Tr.	7
Camembert, 45 % Fett i. Tr.	30
Chester (Cheddar), 50 % Fett i. Tr.	7
Doppelrahmfrischkäse	0
Edamer, 40 % Fett i. Tr.	7
Emmentaler, 45 % Fett i. Tr.	8
Feta, 45 % Fett i. Tr.	30
Gouda, Alter Gouda, 45 % Fett i. Tr.	16
Harzer Käse, 10 % Fett i. Tr.	20
Limburgerkäse, 20 % Fett i. Tr.	24
45 % Fett i. Tr.	18
Mozzarella	10
Parmesan, 37 % Fett i. Tr.	10
Quark, alle Fettstufen	0
Ricotta, 45 % Fett i. Tr.	5

Lebensmittel, essbarer Anteil in 100 g	gebildete Harnsäure in mg
Schmelzkäse, 20 % Fett i. Tr.	29
30 % Fett i. Tr.	24
60 % Fett i. Tr.	13
Tilsiter, 30 % und 45 % Fett i. Tr.	10
Fisch – Süßwasserfische	
Aal	65
Felchen, Renke/Bachsaibling	270
Flussbarsch	130
Forelle, mit Haut	311
Hecht	140
Karpfen	160
Lachs	170
Schleie	80
Wels	110
Zander	110
Fisch – Seefische	
Flunder	120
Goldbarsch, Rotbarsch	241
Heilbutt	178
Hering, mit Haut	317
ohne Haut	178
Kabeljau	109
Köhler, Steinköhler	163
Lachsforelle, Meerforelle	300
Lengfisch	130
Lumb, Bromse	170
Makrele, mit Haut	186
Matjeshering, mit Haut	317
ohne Haut	219
Meeräsche	140
Pferdemakrele, Stöcker	170
Pollack	140
Rotzunge, Limande	120
Sardelle	239
Sardine	345

Richtige Ernährung bei Krankheiten

Lebensmittel, essbarer Anteil in 100 g	gebildete Harnsäure in mg
Schellfisch, mit Haut	184
Scholle, mit Haut	174
ohne Haut	140
Schwarzer Heilbutt	100
Schwertfisch	140
Seehecht	120
Seeteufel	130
Seewolf, Steinbeißer	110
Seezunge	131
Sprotte	440
Steinbutt	120
Thunfisch	257
Sonstige Meerestiere – Algen	
Auster	90
Flusskrebs	60
Garnele	147
Hummer, gegart	120
Jakobsmuschel	330
Klaffmuschel, gegart	300
Krabben, Shrimps	147
Languste	60
Miesmuschel	112
Pilgermuschel	136
Rotalge, getrocknet	351
Spirulina, getrocknet	506
Tintenfisch	110
Venusmuschel	330
Fischwaren	
Aal, geräuchert	78
Bismarckhering	180
Brathering	300
Bückling ohne Haut	146
Kaviar, echt (»russischer«)	144
Kaviarersatz	18
Makrele, geräuchert	153

Lebensmittel, essbarer Anteil in 100 g	gebildete Harnsäure in mg
Matjes	210
Ölsardinen mit Haut	350
Schillerlocke	65
Sprotte, geräuchert	804
Stockfisch (getrockneter Kabeljau)	478
Thunfisch in Öl (ganzer Doseninhalt)	290
Geflügel	
Brathähnchen im Durchschnitt	115
Entenfleisch im Durchschnitt	138
Gänsefleisch mit Haut	170
ohne Haut	120
Hähnchenbrust mit Haut	175
ohne Haut	120
Hähnchenflügel	160
Hähnchenkeule mit Haut	162
Putenbrust ohne Haut	120
Putenkeule ohne Haut	120
Suppenhuhn im Durchschnitt	159
Kalbfleisch	
Bug, Schulter	140
Filet	164
Hackfleisch	142
Haxe	150
Keule, Schlegel	150
Rindfleisch	
Brust	90
Bug, Schulter	110
Filet	154
Gulasch	105
Hackfleisch	108
Hochrippe, Rostbraten	120
Hüfte	120
Kamm, Hals	120
Keule, Schlegel	150

Lebensmittel, essbarer Anteil in 100 g	gebildete Harnsäure in mg
Roastbeef	110
Roulade, mager	120
Tatar	130
Schweinefleisch	
Bauch	100
Braten, mager	182
Eisbein, Hinterhaxe	120
Filet	152
Hackfleisch	129
Kamm, Hals	140
Kotelett	145
Schulter	167
Sonstige Fleischsorten – Wild	
Hasenfleisch im Durchschnitt	105
Kaninchenfleisch im Durchschnitt	132
Lammfilet	150
Lammkotelett	179
Pferdefleisch im Durchschnitt	200
Rehkeule	138
Rehrücken	105
Ziegenfleisch im Durchschnitt	130
Innereien	
Entenleber	250
Hähnchenherz	135
Leber	243
Kalbsbries	918
Herz	180
Hirn	92
Leber	460
Lunge	147
Milz	343
Niere	218
Rinderherz	256
Hirn	75

Gicht und Hyperurikämie

Lebensmittel, essbarer Anteil in 100 g	gebildete Harnsäure in mg
Leber	554
Lunge	399
Niere	269
Zunge	160
Schweineherz	530
Hirn	83
Leber	515
Lunge	434
Milz	516
Niere	253
Zunge	136
Fleischwaren – Wurstwaren	
Bierschinken	85
Blutwurst (Rotwurst)	55
Bockwurst	110
Bratwurst, Kalb	91
Schwein	101
Cervelatwurst	133
Corned Beef	57
Fleischwurst	78
Frankfurter Würstchen	89
Frühstücksfleisch	70
Jagdwurst	112
fettreduziert	121
Hackfleisch, halb und halb	116
Kalbsleberwurst, fein	155
Kasseler Rippenspeer, roh, geräuchert	119
Lachsschinken	184
Leberkäse	73
Leberwurst, grob	165
Mettwurst, Braunschweiger	74
Mortadella	96
fettreduziert	136
Salami, deutsche	104
Schinken, gekocht, mager	131
roh, mager	168

Lebensmittel, essbarer Anteil in 100 g	gebildete Harnsäure in mg
Schinkenspeck, roh, durchwachsen	127
Schweinebauch, geräuchert	127
Sülzwurst	158
Teewurst, Rügenwälder	122
Weißwurst	73
Wiener Würstchen	78
Würstchen, fettreduziert	105
Eier	
Hühnerei, 1 Stück	9
Hühnereidotter, 1 Stück	9
Hühnereiklar, 1 Stück	0
Speisefette und Öle	
Butter	0
Margarine	0
Schmalz	0
Öle, alle Sorten	0
Nüsse und Ölsaaten	
Erdnüsse	70
Erdnussmus	70
Haselnüsse	42
Leinsamenbrot (Weizenbrot)	105
Mandeln	41
Mohnsamen	170
Paranüsse	23
Sesamsamen	88
Sonnenblumenkerne	157
Walnüsse	26
Kuchen – Torten – Kekse	
Apfelkuchen, gedeckt aus Mürbeteig	19
Berliner Pfannkuchen	28
Butterhefekuchen – Zuckerkuchen	24
Butterkeks	26
Dresdner Stollen	54

Lebensmittel, essbarer Anteil in 100 g	gebildete Harnsäure in mg
Hefezopf	37
Löffelbiskuit	15
Marmorkuchen	13
Streuselkuchen (Hefeteig)	25
Vollkornkeks/Vollkornmüslikeks	55
Zwieback mit Ei	67
ohne Ei	60
Sonstige Extras	
Lakritze	20
Marzipan	54
Müsliriegel	95
Nougat, Rohmasse	27
Schaumzucker	0
Vollmilchschokolade	60

Literatur

Biesalski; Fürst; Kasper; Kluthe und andere: Ernährungsmedizin. Thieme, Stuttgart (2004)

Bognár, A.: Nährstoffverluste bei der haushaltsmäßigen Zubereitung von Lebensmitteln. AID-Verbraucherdienst, Sonderdruck (1984)

Bundesforschungsanstalt für Ernährung und Lebensmittel (BfEL): Bundeslebensmittelschlüssel, BLS Version II.3 (II.3.1). Karlsruhe (2001)

Deutsche Gesellschaft für Ernährung, Österreichische Gesellschaft für Ernährung, Schweizerische Gesellschaft für Ernährung, Schweizerische Vereinigung für Ernährung: Referenzwerte für die Nährstoffzufuhr. Umschau/Braus, Frankfurt/Main (2008)

Deutsche Gesellschaft für Ernährungsmedizin: Rationalisierungsschema 2004. Aktuelle Ernährungsmedizin 29 (2004) 245–253

Elmadfa, I.; Freisling, H.; Novak, V.; Hofstädter, D. et al: Österreichischer Ernährungsbericht 2008. 1. Auflage, Robidruck, Wien (2009)

Elmadfa, I.; Leitzmann, C.: Ernährung des Menschen. Ulmer Verlag, Stuttgart (2004)

Elmadfa, I.; Bosse, W.: Vitamin E. Wissenschaftliche Verlagsges. mbH, Stuttgart (1985)

Ernährungsbericht 2008, Hrsg.: Deutsche Gesellschaft für Ernährung (DGE) e.V., Frankfurt/Main

Fritzsche, D.: GU Kompass Diabetes. Gräfe und Unzer Verlag, München (1996)

Gröbner, W.: Ernährungstherapie der Hyperurikämie. Ern. Umsch. 32, 391–393 (1985)

Herrmann, K.: Exotische Lebensmittel. Berlin–Heidelberg–New York, Springer (1987)

Jakob, E.; Elmadfa, I.: Application of a simplified HPLC assay for the determination of phylloquinone (Vitamin K_1) in animal and plant food items. Food chemistry 56, 87–91 (1996)

Kaspar, H.: Ernährungsmedizin und Diätetik. Urban & Fischer, München (2004)

Kluthe, R.: Ernährungsmedizin in der Praxis. Spitta und Demeter, Balingen (2000)

Kölling, I.; Montag, A.: Puringehalte in Bieren. Aktuelle Ernährungsmedizin 16, 14–17 (1991)

Kornsteiner M.; Wagner K.H.; Elmadfa, I.: Food Chemistry, 98 (2): 381 (2006)

Majchrzak, D.; Elmadfa, I.: Carotinoide und Vitamin-A-Aktivität in Hühnereiern. Fett/Lipid 99 (1997)

Meyer, A. L.; Elmadfa, I.: Harnsäurewerte. Gesundheitskompass. Gräfe und Unzer, München (2008)

Montag, A.: Zur Kenntnis des Purinbasengehaltes in Lebensmitteln. Aktuelle Ernährungsmedizin 14, 243–247 (1989)

Müller, H.: Neubestimmung und Bewertung der Folsäuregehalte von ausgewählten Lebensmitteln pflanzlicher und tierischer Herkunft, Ernährungs-Umschau 42, Heft 5 (1995)

Renner, E.; Renz-Schauen, A.; Drathen, M.: Nährwerttabellen für Milch und Milchprodukte. Verlag M. Drathen, Gießen (1996)

Schumacher W.; Toeller, M.: KH-Tabelle für Diabetiker. 8. Aufl., Kirchheim-Verlag, Mainz (2006)

Souci, S. W.; Fachmann, W.; Kraut, H.: Die Zusammensetzung der Lebensmittel. Nährwert-Tabellen, 7. Auflage, medpharm, Stuttgart (2008)

Tabkhia, M. M.: Total and free Oxalates Calcium, Magnesium and Iron contents of some fresh vegetables. Deutsche Lebensmittel-Rundschau 76, 280–282 (1980)

Vojir, F.; Petuely, F.: Lebensmittelchemie und Gerichtliche Chemie 36, 73–79 (1982)

Wirths, W.: Kleine Nährwerttabelle, 32. Auflage. Umschau Verlag, Frankfurt (1994)

Wolfram, G.: Aktuelle Ernährungsmedizin 1, 11–19 (1978) und 17, 24–32 (1992)

Wolfram, G.: Differenzierte Angaben zum Puringehalt in Lebensmitteln. Henning Berlin (1996)

Zacharias, R.; Dürr, R.: Lebensmittelverarbeitung im Haushalt. Stuttgart (1992)

Zimmermann, S.; Elmadfa, I.: Bestimmung des unverwertbaren Anteils in ausgewählten Speiseölen und Phytosterin-Untersuchung mittels HPLC- und UV-Detektoren. Ernährung/Nutrition 21, 205–207 (1997)

Register

Lebensmittelregister

Halbfett gesetzte Seitenzahlen verweisen
auf die Haupttabelle im ersten Kapitel

A

Aal **38**, **39**, 85, 90, 98, 109
Aal, geräuchert **40**, **41**, 85, 90, 110
Acerola **14**, **15**, 82
Acerola, Saft **14**, **15**, 104
Alfalfa-Luzerne, Sprossen **28**, **29**, 99
Alkoholfreie Getränke **54**, **55**, 99, 105
Alkoholische Getränke **54**, **55**, 92, 99,
    105, 106
Amaranth **6**, **7**, 94, 111
Amerikaner 104
Ananas **14**, **15**, 82, 88, 99, 103, 106, 116
Ananas, Saft **14**, **15**, 82, 99, 104
Anis 99
Anone (Cherimoya) **14**, **15**
Apfel **14**, **15**, 82, 93, 94, 95, 98, 99, 103,
    106, 112, 116
Apfel, getrocknet **14**, **15**, 104
Apfel, Saft **14**, **15**, 82, 88, 94, 98, 99,
    104, 106
Apfelkuchen **10**, **11**, 104
Apfelrotkohl 59
Apfel-Rotkohl, tiefgefroren **58**
Apfelsine **14**, **15**, 82, 88, 93, 97, 98, 99,
    103, 112, 116
Apfelsine, Saft **14**, **15**, 82, 88, 94, 98,
    99, 104, 106
Apfelstrudel, tiefgefroren **8**, **9**
Apfeltaschen, tiefgefroren **8**, **9**
Apfelwein **54**, **55**, 99, 106
Appenzeller **32**, **33**, 90
Aprikosen **14**, **15**, 82, 88, 93, 94, 97, 98,
    99, 103, 116

Aprikosen, getrocknet **14**, **15**, 82, 88,
    104
Artischocke **22**, **23**, 89
Atlantikhering **38**, **39**
Aubergine **22**, **23**, 83, 89, 94, 95, 97,
    98, 99, 116
Austern **38**, **39**, 85, 90, 98, 105
Austernpilze **28**, **29**, 90, 111
Avocado **14**, **15**, 82, 89, 93, 99, 112

B

Bachforelle **40**, **41**, 85, 90, 98, 109, 117
Back-Camembert **32**, **33**
Bäckerhefe **12**, **13**, 92
Backmischungen **8**, **9**, 62
Backwaren **10**, **11**, 88, 100, 104, 115,
Baguette **10**, **11**, 59, 102
Balkangemüse, tiefgefroren **58**
Bambussprossen **22**, **23**, 116
Bami Goreng, tiefgefroren **58**
Banane **14**, **15**, 82, 88, 93, 98, 99, 103,
    106, 112, 116
Banane, getrocknet **14**, **15**, 104
Bärlauch **26**, **27**
Barsch **38**, **39**, 90, 109
Basilikum **26**, **27**, 99
Batate **26**, **27**, 84, 89, 94, 106
Baumwollsamenöl **50**, **51**, 92, 108
Bavaria Blue **32**, **33**
Bel Paese **32**, **33**, 108
Bergkäse **32**, **33**
Berliner Pfannkuchen **10**, **11**
Bienenhonig **56**, **57**, 92, 98, 105, 106
Bier **54**, **55**, 92, 98, 105, 106
Bierhefe **12**, **13**, 92
Bierschinken **46**, **47**
Big Mac 63
Bindemittel 61
Birkenpilz **28**, **29**

Birne **14**, **15**, 82, 88, 93, 94, 97, 98, 99,
    100, 103, 106, 112, 116
Birne, getrocknet **14**, **15**, 104
Biskuit (Löffel-) **10**, **11**, 104
Biskuit, Backmischung **8**, **9**
Bismarckhering **40**, **41**, 85, 90
Blätterteig, tiefgefroren **8**, **9**, 59
Blaubeeren **16**, **17**
Blaukraut (Rotkohl) **24**, **25**
Blaumuschel **40**, **41**, 85, 109
Blauschimmelkäse 99
Bleichsellerie **22**, **23**, 83, 89, 93, 95
Bleu d'Auvergne **34**, **35**
Bleu de Bresse **34**, **35**
Blumenkohl **22**, **23**, 83, 89, 93, 94, 95,
    97, 98, 99, 111, 116
Blumenkohl-Broccoli-Suppe **60**
Blutwurst **48**, **49**
Bockwurst **46**, **47**, 119
Bohnen, dicke, tiefgefroren **58**
Bohnen, grün **22**, **23**, 83, 89, 94, 95, 97,
    98, 99, 104, 106, 111, 116
Bohnen, in Dosen **22**, **23**, 83, 89, 98
Bohnen, weiß **28**, **29**, 84, 89, 94, 98,
    104, 106, 117
Bohnensalat 59
Bohnensprossen **28**, **29**
Bonbon **56**, **57**
Branntwein **54**, **55**
Brassen **38**, **39**, 109
Brathering **40**, **41**
Brathuhn **42**, **43**, 85, 91, 99, 110, 113,
    118
Bratwurst **46**, **47**, 119
Braunkohl (Grünkohl) **22**, **23**, 83, 89,
    93, 94, 95, 97, 98, 99, 100, 111
Braunschweiger **48**, **49**
Brechbohnen, tiefgefroren **58**
Breitwegerich **26**, **27**
Brennnessel **22**, **23**
Brie **34**, **35**, 85

Bries (Kalbs-) **44**, **45**
Broccoli **22**, **23**, 83, 89, 93, 94, 95, 98,
    99
Broccoli, tiefgefroren **58**
Broccoli-Sahne-Gratin, tiefgefroren
    58
Brombeeren **14**, **15**, 82, 88, 93, 97, 103
Brombeeren, Saft **14**, **15**, 104
Brot **10**, **11**, 82, 97, 100, 102, 111, 114,
    115
Brotaufstrich »Streichgenuss« **65**
Brotaufstrich, Nussbasis **56**, **57**, 97,
    105
Brotaufstriche, süß **65**, 105
Brötchen **10**, **11**, 82, 88, 102, 114, 115
Brühe 61
Brunnenkresse **26**, **27**, 83
Buchweizen **6**, **7**, 82, 88, 94, 98, 99,
    102, 111
Buchweizen, Grütze **6**, **7**, 82, 103
Buchweizen, Vollmehl **6**, **7**, 82
Bückling **40**, **41**, 85, 90, 98, 110, 118
Buschbohnen 93
Butter **50**, **51**, 87, 92, 98, 108, 119
Butterkäse **34**, **35**
Butterkeks **10**, **11**, 104
Butterkuchen **10**, **11**
Buttermilch **30**, **31**, 84, 90, 95, 104, 108
Buttermilchpulver **30**, **31**
Butterpilz **28**, **29**
Butterschmalz **50**, **51**, 87, 108

C

Cambozola **34**, **35**
Camembert **34**, **35**, 85, 90, 95, 99,
    108, 117
Camembert, (Back-) **34**, **35**
Cappuccino, kalorienvermindert **65**
Cashew-Apfel (-Birne) 82

121

Register

Cashewnuss **52**, **53**, 87, 92, 98, 99, 109
Cayennepfeffer 99
Cervelatwurst **46**, **47**, 114
Champagnerkraut **59**
Champignon (Zucht-) **28**, **29**, 84, 90, 98, 99, 111, 117
Champignoncreme-Suppe **60**
Cheddar (Chester) **34**, **35**, 85, 90, 98, 108
Cheeseburger **63**
Cherimoya (Anone) **14**, **15**
Chester (Cheddar) **34**, **35**, 85, 90, 98, 108
Chicorée **22**, **23**, 83, 89, 93, 95, 99, 111, 116
Chicken McNuggets **63**
Chili con Carne **60**
Chili 99
Chinakohl **22**, **23**, 83, 89, 93, 94, 95, 116
Chinesische Nudel-Suppe **60**
Chocos **63**
Choco Krispies **63**
Ciabatta mit Pesto, tiefgefroren **59**
Clementine 93
Colagetränke **54**, **55**, 99
Corned Beef **44**, **45**, 119
Cornflakes **12**, **13**, **63**, 82, 88, 102, 106, 115
Crème fraîche **30**, **31**
Cremespeisen, ohne Kochen **56**
Currypulver 99

D

Dampfnudeln 104
Dattel, getrocknet **14**, **15**, 82, 88, 99, 104
Dauerbackwaren **10**, **11**, 104
Dessert, kalorienreduziert **65**
Dessertsoße (Frucht, Schoko) **57**

Dessertweine **54**, **55**, 92
Deutscher Kaviar **40**, **41**
Diätmargarine **50**, **51**, 87
Dickmilch **30**, **31**, 104
Dill **26**, **27**, 93, 99
Dinkel (Grünkern) **6**, **7**, 94, 102, 113
Distelöl **52**, **53**, 87, 108
Donauwellen **62**
Doppelrahmfrischkäse **32**, **33**, 85, 108
Dorsch **38**, **39**, 85, 91, 109
Dosenwürstchen **46**, **47**, 114
Donuts (Schmalzkrapfen) 104
Dressing, energiereduziert **65**

E

Ebereschenfrucht **14**, **15**, 88, 98, 103
Edamer **34**, **35**, 85, 90, 95, 98, 108
Edelpilzkäse **34**, **35**, 90, 108
Eier **48**, **49**, 86, 92, 93, 98, 99, 100, 108, 119
Eierfrucht **22**, **23**
Eierschwammerl **28**, **29**
Eierteigwaren **12**, **13**, 82, 88, 103, 111, 113, 116
Eintöpfe **60**
Eis **57**, **62**
Eisbein (Schwein) **46**, **47**, 100
Eisbergsalat **22**, **23**, 93
Eiscreme **57**
Eistee, kalorienvermindert **65**
Emmentaler **34**, **35**, 85, 90, 98, 108, 117
Endivien **22**, **23**, 83, 89, 93, 94, 95, 99, 116
Energiereduzierte Fertiggerichte **63**
Ente **42**, **43**, 91, 118
Erbsen **22**, **23**, **28**, **29**, **58**, 83, 89, 93, 95, 98, 99, 104, 106, 111, 117
Erbsen und Karotten, tiefgefroren **58**

Erbsen, tiefgefroren **58**
Erbsentopf mit Speck **60**
Erbsentopf, deftig **60**
Erdapfel **22**, **23**
Erdbeere **16**, **17**, 83, 88, 93, 94, 97, 98, 99, 103, 112, 116
Erdnuss **52**, **53**, 87, 92, 98, 99, 106, 109, 119
Erdnussöl **50**, **51**, 87, 92, 108
Erdnussprodukte **52**, **53**
Erfrischungsgetränke **54**, **55**, 106

F

Faschiertes **44**, **45**
Fastfood **63**
Favorel, Danbo **34**, **35**
Feige **16**, **17**, 83, 88, 99, 103, 104
Feinbackwaren **10**, **11**, 104
Feinkostsalate, kalorienvermindert **64**
Feinschmecker Saucen **61**
Felchen **38**, **39**, 90, 98, 109
Feldsalat **22**, **23**, 83, 89, 93, 95, 116
Fenchel **22**, **23**, 83, 95, 99, 116
Fertigdesserts **62**
Fertiggerichte, energiereduziert **63**
Fertigprodukte **58**, **59**, 100, 105
Fertigsoßen 105
Feta **32**, **33**, 108
Fette **50**, **51**, 87, 92, 108, 119
Fette Brühe, Trockenprodukt **61**
Filet-o-Fish **63**
Fisch **38**, **39**, 85, 90, 93, 96, 98, 109, 113, 117
Fischdauerwaren **40**, **41**, 85, 110, 114, 118
Fischfilet, tiefgefroren **58**
Fischgerichte, kalorienvermindert **64**
Fischstäbchen, tiefgefroren **58**
Fischtopf, Rügener Art, tiefgefroren **58**

Fischzubereitungen **58**
Fisolen **22**, **23**
Fix-Produkte **61**
Flädlesuppe **60**
Flammkuchen, Elsässer **59**
Fleisch **42**, **43**, **44**, **45**, **46**, **47**, **48**, **49**, 91, 99, 110, 111, 118
Fleischextrakt **61**
Fleischgerichte, kalorienvermindert **64**
Fleischkäse **46**, **47**
Fleischsalat **59**
Fleischsuppe, verzehrfertig **61**
Fleischwaren **48**, **49**, 86, 92, 111
Fleischwurst **46**, **47**
Fleischzubereitungen **44**, **45**, **58**, 97, 100
Flunder **38**, **39**, 85, 90, 98, 109
Flunder, geräuchert **40**, **41**, 110
Flussaal **40**, **41**, 85, 90, 98, 109
Flussbarsch **40**, **41**, 90, 109
Flusskrebs **40**, **41**
Forelle **40**, **41**, 85, 90, 93, 98, 109, 117
Frankfurter Würstchen **46**, **47**, 86, 119
Frischkäse **32**, **33**, 85, 108
Frischkäse, Körniger (Hüttenkäse) **32**, **33**, 85, 99
Frischkäsezubereitung mit Kräutern **32**, **33**
Frosties **63**
Fruchtaufstrich, kalorienvermind. **65**
Fruchtcreme **56**
Früchtebrot **10**, **11**
Fruchteis **57**
Früchte-Müsli **12**, **13**, 102
Fruchtquark **32**, **33**
Fruchtsaftgetränke **54**, **55**
Fruchtsaftgetränke, kalorienvermindert **65**
Fruchtwein **54**, **55**
Fructose (Fruchtzucker) 106

Register

Frühlingsrollen, tiefgefroren **58**
Frühlingszwiebel **22, 23**
Frühstückscerealien **63**, 102, 106
Frühstücksfleisch (Luncheon meat) **46, 47**, 86, 92
Frühstücksflocken **12, 13, 63**, 82
Fünf-Minuten-Terrine, Fertiggericht **59**

G

Gans **42, 43**, 85, 91
Gänseschmalz **50, 51**, 108
Garnele (Speisekrabbe) **38, 39**, 85, 90, 98, 109
Gartenkresse **22, 23**, 95, 111
Gartensalat **63**
Geflügel **42, 43**, 85, 86, 91, 99, 110, 118
Geflügel, Innereien **42**, 85, 86, 91
Geflügelwurst **46, 47**
Gekörnte Brühe, Trockenprodukt **61**
Gelatine **12, 13**
Gelbwurst **46, 47**
Gelee 105
Gemüse **22, 23**, 83, 89, 93, 94, 98, 99, 104, 106, 111, 113, 116
Gemüsebrühe **61**
Gemüse, eingelegt, ohne Dressing **59**
Gemüse, Konserve **59**, 114
Gemüseprodukte **22, 23, 58**, 83
Gemüsesuppe »Mediterran« **60**
Germknödel **59**
Gerste **6, 7**, 82, 88, 98, 99, 102, 106, 111
Gerste, Graupen **6, 7**, 82, 94, 103
Gerste, Mehl **6, 7**
Geschnetzeltes **58**
Getränke **54, 55**, 92, 98, 100, 105, 106
Getränke, kalorienvermindert **65**

Getreide **6, 7**, 82, 88, 94, 98, 99, 102, 106, 111, 115
Getreide, Sprossen, frisch **6, 7**, 102
Getreideprodukte 88, 98, 103, 111, 115
Getreidezubereitungen **59**
Gewürze 99
Gewürzgurke 116
Gewürzkräuter 99
Gewürzkuchen **8, 9, 10, 11**
Glucose (Traubenzucker) 106
Gnocchi **59**
Goldbarsch **38, 39**, 85, 91, 109
Gorgonzola **34, 35**, 85, 108
Götterspeise **56, 62**
Gouda **34, 35**, 85, 90, 95, 98, 108, 117
Grahambrot **10, 11**, 82, 111
Granatapfel **16, 17**
Grapefruit **16, 17**, 83, 88, 93, 94, 98, 99, 103, 112, 116
Grapefruit, Saft **16, 17**, 83, 88, 99, 104
Grieß **6, 7, 8, 9**, 103, 113, 115
Grüne Bohnen-Topf **60**
Grünkern (Dinkel), Korn **6, 7**, 94, 102, 113
Grünkern (Dinkel), Mehl **6, 7**
Grünkerncreme-Suppe, fränkische **60**
Grünkohl (Braunkohl) **22, 23**, 83, 89, 93, 94, 95, 97, 98, 99, 100, 111
Grünkohl, tiefgefroren **58**
Grütze **6, 7**, 82, 103, 111
Gruyère **34, 35**, 85, 108
Guave **16, 17**
Guave, in Dosen **16, 17**
Gugelhupf **62**
Gulaschsuppe, ungarisch **60**
Gulaschtopf mit Kartoffeln **60**
Gummibärchen **56, 57**
Gurken **22, 23**, 83, 89, 94, 95, 98, 99, 111
Gurken, (Salz-Dill-) **22, 23**, 99, 114

H

Hackbällchen **58**
Hackfleisch **48, 49**, 113
Hafer **6, 7**, 82, 88, 98, 102, 111
Haferfleks **63**
Hafer, Flocken **6, 7**, 82, 88, 102, 111, 113, 115
Hafer, Kleieflocken **6, 7**
Hafer, Mehl 99, 106
Hagebutten **16, 17**, 83, 88, 98
Halbfettmargarine **50, 51**, 87, 92
Hallimasch **28, 29**
Hamburger **63**
Hammel **42, 43**, 86, 91, 98, 110
Hammel, Innereien **42, 43, 44, 45**, 86, 91
Hammeltalg **50, 51**
Handkäse, Mainzer **34, 35**, 117
Hartkaramellen **56, 57**
Hartkäse **34, 35**, 85, 108, 114
Harzer **34, 35**, 117
Hase **46, 47**, 86, 91, 118
Haselnuss **52, 53**, 87, 92, 98, 99, 109, 119
Haxe (Kalb) **44, 45**
Haxe (Schwein) **46, 47**
Hecht **40, 41**, 90, 98, 109
Hefe **12, 13**, 92
Hefeteig **8, 9, 10, 11**
Heidelbeeren **16, 17**, 83, 88, 93, 98, 99, 103
Heilbutt **38, 39**, 85, 90, 109
Heilwasser 66, 67
Hering **38, 39**, 85, 91, 98, 109, 118
Hering, in Gelee **40, 41**
Hering, mariniert **40, 41**, 85, 110
Heringsfilet in Tomatensoße **40, 41**
Himbeeren **16, 17**, 83, 88, 93, 97, 99, 103, 112, 116
Himbeeren, Saft **16, 17**, 104

Himbeeren, Sirup **16, 17**, 83
Hinterschinken (Schwein) **46, 47**
Hirnwurst **48, 49**
Hirsch **46, 47, 58**
Hirse **6, 7**, 88, 99, 102, 111, 115
Hobelkäse **34, 35**
Holunderbeeren **16, 17**, 83, 103
Holunderbeeren, Saft **16, 17**, 83, 104
Honig **56, 57**, 92, 98, 105, 106
Honigmelone **16, 17**, 83, 103, 112, 116
Huhn **42, 43**, 85, 91, 110
Huhn, heiße Tasse **60**
Hühnerei **48, 49**, 86, 92, 98, 99, 108, 113, 119
Hühnerfrikassee **58**
Hühner-Nudeltopf **59, 60**
Hühnersuppe mit Nudeln **60**
Hülsenfrüchte **28, 29**, 84, 89, 98, 99, 100, 104, 106, 111, 117
Hummer **38, 39**, 85, 91, 98, 109
Hüttenkäse (Frischkäse, Körniger) **32, 33**, 85, 99

I

Ingwer (Wurzel) **22, 23**, 99
Innereien **42, 43, 44, 45, 46, 47**, 85, 86, 98, 99, 110, 119
Instantsuppen **60, 64**

J

Jagdwurst **48, 49**
Jarlsberg **34, 35**
Joghurt **30, 31**, 84, 90, 95, 98, 99, 104, 106, 108, 113
Joghurtalternative, Soja **63**
Johannisbeeren, Nektar **18, 19**

123

Register

Johannisbeeren, rot/schwarz **16, 17,** 83, 88, 93, 94, 97, 98, 99, 103, 112, 116
Johannisbeeren, weiß **18, 19**
Julienne Gemüse-Mix, tiefgefroren **58**

K

Kabeljau **38, 39,** 85, 91, 98, 109, 118
Kabeljau, getrocknet **42, 43,** 85
Kaffee 92, 98, 99, 100
Kakaopulver **56, 57,** 87, 92, 97, 98
Kakaotrunk **30, 31**
Kaki **18, 19,** 99, 103, 112
Kaktusfeige **18, 19,** 103
Kalb (Schulter) 86, 91
Kalb **42, 43,** 86, 91, 110, 113, 118
Kalb, Innereien **44, 45,** 86, 91, 119
Kalbsbries **44, 45,** 119
Kalbshaxe **44, 45**
Kaninchen **46, 47**
Kapern **59**
Karfiol **22, 23**
Karotten **24, 25,** 83, 89, 93, 94, 95, 99, 106, 111, 116
Karotten, Saft **24, 25,** 95
Karottensalat **59**
Karpfen **40, 41,** 91, 109, 117
Kartoffel **22, 23, 24, 25,** 83, 89, 93, 94, 95, 98, 99, 103, 106, 111, 113, 116
Kartoffel, Chips **22, 23,** 89, 106
Kartoffel, Kroketten 89
Kartoffel, Pommes frites **24, 25,** 100, 103
Kartoffelknödel/-klöße **59,** 89
Kartoffelpüree **22, 23, 59,** 103
Kartoffelsalat **59,** 100
Kartoffel-Stärke **8, 9,** 103
Kartoffel-Topf **60**
Käse **32, 33,** 90, 95, 108
Käse, energiereduziert **64**

Käsekuchen **8, 9,** 104
Käsepastete mit Walnüssen **34, 35**
Käse-Sahne-Torte **62**
Käsespätzle, tiefgefroren **59**
Käsezubereitungen, energiereduziert **64**
Kasseler **46, 47**
Kastanie **52, 53,** 87, 92, 103
Katfisch **38, 39,** 85, 109
Kaugummi **56, 57**
Kaviar, (-Ersatz) **40, 41**
Kaviar, echt (Russischer) **40, 41,** 85, 91
Kefir **30, 31,** 104
Kerbel **26, 27**
Ketchup **26, 27,** 105
Kichererbsen **30, 31,** 84, 89, 104, 106, 117
Kichererbsen, Sprossen **28, 29,** 104
Kidneybohnen 106
Kidneybohnen, in Dosen **28, 29**
Kirschen, süß/sauer **18, 19,** 83, 88, 93, 94, 97, 98, 99, 103, 112, 116
Kirschli-Kuchen **62**
Kirschsaft **18, 19**
Kiwi **18, 19,** 83, 88, 93, 99, 103, 116
Klaffmuschel **40, 41,** 85
Klarer Bratensaft **60**
Klare Brühe, Instant **61**
Kleieflocken **6, 7, 12, 13,** 102
Kleingebäck **10, 11**
Knäckebrot **10, 11,** 82, 88, 102, 115
Knackwurst **48, 49**
Knoblauch **24, 25,** 89, 94, 98, 99, 111
Knollensellerie **24, 25,** 83, 111, 117
Knusper-Müsli **63**
Kochkäse **34, 35**
Kohlrabi **24, 25,** 83, 89, 93, 95, 97, 111, 116
Kohlroulade **58**
Kohlrübe (Steckrübe) **24, 25,** 83, 89, 99, 104, 111
Kokosfett **50, 51,** 87

Kokosmilch **52, 53,** 87
Kokosnuss **52, 53,** 87, 92, 99, 109
Kompott, energiereduziert **65**
Kondensmilch **30, 31,** 84, 90, 98
Konfitüre **56, 57,** 105
Konfitüren, energiereduziert **65**
Kopfsalat **24, 25,** 83, 89, 93, 94, 95, 98, 99, 100, 111, 116
Korbkäse **34, 35**
Korinthen **18, 19,** 104
Krabben **40, 41,** 118
Kräcker **10, 11,** 104
Krebs **38, 39**
Krebsfleisch, in Dosen **40, 41,** 85
Kren **24, 25**
Kronsbeeren **20, 21**
Kuchen **8, 9, 62**
Kuhmilch **30, 31,** 84, 90, 98, 104
Kümmel 99
Kumquat **18, 19**
Kürbis **24, 25,** 83, 89, 93, 94, 95, 99, 104, 111
Kürbiskerne **52, 53,** 92, 109
Kürbiskernöl **50, 51**

L

Lachs **40, 41,** 85, 91, 93, 98, 99, 109, 117
Lachsersatz **42, 43**
Lachsfilet, tiefgefroren **58**
Lachsforelle 93
Lachsschinken 119
Lachsschinken, energiereduziert **63**
Laktose (Milchzucker) **38,** 106
Lamm **42, 43,** 86, 91, 97, 110, 118
Lamm, Innereien **42, 43,** 91
Languste **38, 39,** 109
Lauch **24, 25,** 84, 89, 93, 94, 95, 98, 99, 100, 112, 117

Lauch-Creme mit Croutons **60**
Laugenbrezel/-brötchen **10, 11,** 102
Leber **42, 43, 44, 45, 46, 47,** 91, 92, 99, 110, 119
Leberkäse **48, 49**
Leberpastete **48, 49,** 86, 92
Lebertran **50, 51**
Leberwurst **48, 49,** 119
Leberwurst, energiereduziert **63**
Leerdamer **34, 35**
Leinöl **50, 51**
Leinsamen **52, 53,** 87, 94, 109
Leipziger Allerlei, tiefgefroren **58**
Liebstöckel **26, 27**
Lightprodukte **63, 64, 65**
Liköre **54, 55,** 106
Limabohnen **28, 29,** 84, 89, 104, 111
Limburger **34, 35,** 85, 90, 108
Limone **18, 19**
Lindenberger **34, 35**
Linsen **28, 29,** 84, 89, 98, 99, 104, 106, 117
Linsentopf **60**
Litchi **18, 19,** 103
Loganbeeren **18, 19**
Lorbeerblatt 99
Löwenzahnblätter **24, 25,** 89, 111
Luncheon meat (Frühstücksfleisch) **46, 47,** 86, 92
Lübecker Hochzeits-Suppe **60**

M

Maaslander **34, 35**
Macadamianuss **52, 53,** 109
Magermilch 106
Mahlprodukte **6, 7,** 82
Mainzer Handkäse **34, 35,** 117
Mais **6, 7,** 82, 88, 93, 98, 99, 102, 104, 111
Mais, Grieß **6, 7,** 103

Register

Mais, Popcorn **6**, **7**, 103, 106
Mais, Vollmehl **6**, **7**, 82, 94, 99, 106, 111
Mais-Chips 106
Maiskeimöl **50**, **51**, 87
Mais-Stärke **8**, **9**, 103
Majoran **26**, **27**
Makrele **38**, **39**, 85, 91, 109, 118
Makrele, geräuchert **40**, **41**, 110
Malzbier, Malztrunk **54**, **55**, 92, 105
Mandarine **18**, **19**, 83, 88, 93, 98, 99, 103
Mandarine, in Dosen **18**, **19**
Mandarinen, Saft **18**, **19**, 104
Mandel **52**, **53**, 87, 92, 98, 99, 109
Mandelmakronen **10**, **11**
Mango **18**, **19**, 83, 88, 93, 99, 103, 112
Mangold **24**, **25**, 83, 89, 95
Margarine **50**, **51**, 87, 119
Marillen **14**, **15**
Marmorkuchen **8**, **9**, **62**
Marone **52**, **53**, 87, 92, 103
Marzipan **56**, **57**, 92, 119
Mascarpone **32**, **33**
Matjeshering **40**, **41**, 114, 118
Maulbeere **18**, **19**, 99, 103
Maultaschen, tiefgefroren **59**
Mayonnaise **50**, **51**, 100
McChicken **63**
Meerestiere **40**, **41**, 85, 109
Meerrettich **24**, **25**, **59**, 89, 98, 111
Mehl **6**, **7**, 82, 88, 98, 103, 113, 115
Mehlschwitze **61**
Mehlspeisen **59**
Mehrkornbrot **10**, **11**, 102, 106
Melone **16**, **17**, **18**, **19**, **20**, **21**, 83, 89, 93, 98, 99, 103, 106, 112
Mett **46**, **47**
Mettwurst **48**, **49**, 119
Miesmuschel **38**, **39**, 85, 91, 98, 109
Milch **30**, **31**, 84, 90, 95, 98, 99, 104, 106, 108, 113, 117
Milchalternative, Soja **63**

Milchkaramellen **56**, **57**
Milchprodukte **30**, **31**, 90, 99, 104, 106, 108, 117
Milchpudding **30**, **31**
Milchreis 106
Milchspeiseeis **57**
Mineralwasser 66, 67
Minze 99
Mirabellen **18**, **19**, 93, 103
Mispel **18**, **19**, 103
Mixed Pickles **59**, 114
Mohnkuchen, tiefgefroren **8**, **9**, 104
Mohnsamen **52**, **53**, 99
Möhre **24**, **25**, 83, 89, 93, 94, 95, 97, 98, 99, 106, 111, 116
Möhren, Saft **24**, **25**, 95
Molke, süß **32**, **33**, 84, 98, 104, 108
Molkenpulver **32**, **33**, 90, 98
Moosbeeren **18**, **19**, 103
Morbier **34**, **35**
Morchel **28**, **29**, 84
Mortadella **48**, **49**, 119
Mousse à la Vanille **62**
Mousse au Chocolat **62**
Mozzarella **32**, **33**, 85, 99, 108
Münchner Weißwurst **48**, **49**, 119
Mungobohnen **28**, **29**
Muskat 99
Müslikeks **10**, **11**, 104
Müsli-Mischung **12**, **13**, **63**, 102, 106
Müsliriegel **63**
Muttermilch **30**, **31**, 84, 90, 98, 108

N

Nasi Goreng **58**
Naturreis 82, 88, 103, 106, 111, 115
Nektarine **18**, **19**, 93, 99, 103
Nelken 99
Nougat **56**, **57**

Nudelgerichte, Fertigprodukt **59**
Nudeln **12**, **13**, 103
Nudelsauce **59**
Nüsse **52**, **53**, 87, 99, 100, 109, 113, 114
Nusskuchen **8**, **9**, **10**, **11**, **62**, 104
Nuss-Nougat-Creme 97, 105

O

Obst **14**, **15**, 82, 88, 93, 95, 98, 99, 103, 106, 112, 116
Obstkuchen **10**, **11**, 104
Obstprodukte **14**, **15**, 95
Obstsäfte 104
Obsttortenboden **10**, **11**
Ochsenschwanz **46**, **47**
Öle **50**, **51**, 87, 92, 108
Olive, grün/schwarz **18**, **19**, 83, 93, 112
Olivenöl **50**, **51**, 87
Ölsardinen **40**, **41**, 110, 118
Orange **14**, **15**, 93, 106
Orangensaft 94, 106
Ostseehering **38**, **39**, 85, 91, 109

P

Palmöl **50**, **51**
Pampelmuse **16**, **17**
Paniermehl **12**, **13**
Papaya **18**, **19**, 88, 93, 99, 103
Paprikafrucht **24**, **25**, 83, 89, 93, 94, 99, 100, 111, 116
Paprikamark **59**
Paprikapulver 99
Paradeiser **26**, **27**
Paradies-Creme **62**
Paranuss **52**, **53**, 87, 92, 99, 109
Parmesan **34**, **35**, 85, 90, 108
Passionsfrucht **20**, **21**, 99

Pastinake **24**, **25**, 83, 89, 98, 112
Pekannuss **52**, **53**, 87, 98, 109
Penne Gorgonzola **58**
Petersilie **26**, **27**, 84, 89, 93, 95, 98, 99, 112
Petersilienwurzel **24**, **25**, 95, 112
Pfahlmuschel **40**, **41**, 85, 109
Pfannengemüse, tiefgefroren **58**
Pfeffer, schwarz/weiß 99
Pferd **46**, **47**, 86, 111
Pfifferling **28**, **29**, 84, 90, 98
Pfirsich **20**, **21**, 83, 88, 93, 94, 98, 99, 103, 116
Pfirsich, getrocknet **20**, **21**, 88, 104
Pflanzenmargarine **50**, **51**, 87, 119
Pflanzliche Fette **50**, **51**, 87, 108, 119
Pflanzliche Öle **50**, **51**
Pflaume **20**, **21**, 83, 88, 93, 94, 97, 98, 99, 103, 112, 116
Pflaumen, getrocknet **20**, **21**, 83, 89, 104
Pilgermuschel 98
Pilze **28**, **29**, 84, 90, 98, 100, 111
Pinienkerne **52**, **53**, 99
Pistazienkerne **52**, **53**, 87, 98, 99, 109
Pizza, tiefgefroren **59**
Pizzateig, tiefgefroren **8**, **9**
Pizzettis, tiefgefroren **59**
Pommes frites **24**, **25**, **63**, 100, 103
Popcorn **6**, **7**, 103, 106
Porree **24**, **25**, 84, 89, 93, 94, 95, 98, 99, 100, 112, 117
Portulak **24**, **25**, 84, 95
Preiselbeeren **20**, **21**, 83, 89, 98, 103
Preiselbeeren, in Dosen **20**, **21**, 103
Provolone **34**, **35**, 108
Pudding **56**
Pumpernickel **10**, **11**, 82, 102
Puszta Salat **59**
Pute, Puter **42**, **43**, 86, 110, 118
Putenaufschnitt **63**
Pyrenäenkäse **34**, **35**

125

Register

Q

Qualitätswein, rot/weiß **54, 55**, 106
Quark **32, 33, 34, 35**, 90, 108, 113, 117
Quiche Lorraine, tiefgefroren 59, 104
Quinoa **6, 7**, 94, 102, 111
Quitten **20, 21**, 103

R

Raclette **36, 37**
Radicchio **24, 25**
Radieschen **24, 25**, 84, 89, 93, 94, 95,
 98, 99, 112, 117
Rahm 84
Rahm, (Sauer-) 95
Rahm-Kohlrabi, tiefgefroren **58**
Rahm-Porree, tiefgefroren **58**
Rahmspinat, tiefgefroren **58**
Rapsöl **50, 51**
Rapunzel **22, 23**
Ratatouille, tiefgefroren **58**
Räucherfisch 114, 118
Rauke (Rucola) **26, 27**
Ravioli **58, 60**
Reh **46, 47**, 119
Reibekäse **36, 37**
Reineclaude **20, 21**, 103
Reis **6, 7**, 82, 88, 94, 99, 103, 106, 111,
 113, 115
Reis, Mehl **6, 7**, 82
Reis, Naturreis **6, 7**, 82, 88, 103, 106,
 111, 115
Reis, Wildreis **6, 7**
Reiscrispies 106
Reis-Stärke **8, 9**, 103
Reistopf mit Fleischklößchen **60**
Reistopf mit Huhn **60**
Reizker **28, 29**
Renke **40, 41**, 90, 98, 109

Rettich **24, 25**, 84, 89, 95, 98, 112, 117
Rhabarber **24, 25**, 84, 89, 93, 95, 97,
 98, 99, 112, 116
Rice Krispies 63
Ribisel **16, 17, 18, 19**
Rind **44, 45**, 86, 91, 97, 110, 113, 118
Rind, Innereien **44, 45**, 86, 91, 110
Rinderroulade, tiefgefroren **58**
Rindertalg **50, 51**
Rindfleischsuppe mit Fleisch-
 klößchen **60**
Roastbeef **46, 47**, 86, 91
Robiola **32, 33**
Roggen **6, 7**, 82, 88, 98, 102, 106, 111
Roggen, Keime **6, 7**, 82, 102
Roggen, Mehl **6, 7**, 82, 88, 94
Roggen, Speisekleie **6, 7**, 102
Roggenbrot **10, 11**, 82, 88, 98, 102
Roggenflocken **6, 7**, 99, 102
Roggenmischbrot **10, 11**, 82, 102
Roggenschrot- und Vollkornbrot **10,
 11**, 82, 88, 102
Romadur **36, 37**, 95
Roquefort 85, 108
Rosenkohl **24, 25**, 84, 89, 93, 94, 95,
 97, 99, 112
Rosinen **20, 21**, 83, 89, 99, 104, 106
Rosmarin **26, 27**, 99
Rotbarsch **38, 39**, 85, 91, 109, 117
Rotbarsch, geräuchert **40, 41**, 110
Rote Bete (Rübe) **24, 25**, 84, 89, 95, 97,
 98, 99, 104, 112
Rote Bete Salat 59
Rote Grütze **56**
Rote Rübe (Bete) **24, 25**, 84, 89, 95, 97,
 98, 99, 104, 112
Rote Rübe (Bete), gekocht **24, 25**
Rote Rübe (Bete), Saft **24, 25**
Rotkappe **28, 29**
Rotkohl **24, 25**, 84, 89, 93, 94, 95, 97,
 98, 99, 100, 112

Rotwein **54, 55**, 92, 97, 98, 100, 106
Rotwurst **48, 49**
Rübensirup **56, 57**
Rüböl **52, 53**
Rucola (Rauke) **24, 25**
Rührteig **8, 9**
Russisch Brot **10, 11**, 104
Russischer Kaviar (echt) **40, 41**, 85
Russischer Zupfkuchen **62**

S

Saccharose (Haushaltszucker) 106
Sachertorte **8, 9**, 104
Safloröl **50, 51**, 87, 108
Sahnepudding (Vanille-, Mandel-) 57
Sahne **32, 33**, 84, 90, 95, 100
Sahnetorte **12, 13**
Salami **48, 49**, 86, 119
Salami, energiereduziert **64**
Salat (Gurken-) 100
Salat, Fertigprodukt 59, **64**
Salatsauce **61**
Salbei **26, 27**, 99
Salz 92
Salz-Dill-Gurken **22, 23**, 99, 116
Salzgebäck **12, 13**, 104
Salzhering **40, 41**, 85, 110
Samen **52, 53**, 87, 99, 109
Sanddornbeeren **20, 21**, 83
Sanddornbeeren, Saft **20, 21**, 104
Sardellen 109, 118
Sardine **38, 39**, 85, 91, 97, 98, 109
Satsumas 93
Saubohnen **28, 29**, 104
Sauerampfer **24, 25**
Sauerbraten 58
Sauerkraut **24, 25**, 84, 89, 98, 100, 117
Sauermilchprodukte 84, 90, 104, 108
Sauerrahm 95

Saure Sahne **32, 33**, 84
Schafmilch **30, 31**, 84, 90, 98, 104,
 108, 117
Schellfisch **38, 39**, 85, 91, 109, 118
Schellfisch, geräuchert **40, 41**
Schichtkäse **32, 33**
Schillerlocken **40, 41**, 110
Schinken **48, 49**, 86, 97, 114, 119
Schinken, gekocht **48, 49**, 114, 119
Schinken-Nudeln **60**
Schlagsahne **32, 33**
Schleie **40, 41**
Schlemmerfilet (Fisch), tiefgefroren
 58
Schmalzkrapfen (Donuts) 104
Schmand **32, 33**
Schmelzkäse **36, 37**, 85, 108, 114, 117
Schnittkäse **34, 35**, 85, 108, 114
Schnittlauch **26, 27**, 84, 89, 99, 112
Schokodrink, energiereduziert **65**
Schokolade **56, 57**, 97, 106, 119
Schokolade, milchfrei **56, 57**, 92, 98
Schokolade, Vollmilch **56, 57**, 92, 97,
 98, 119
Schokoladencreme 56
Schokokuchen **62**
Schoko-Müsli **12, 13**, 103
Schokopudding, 57, **62**
Scholle **38, 39**, 85, 91, 109
Schollenfilet, natur, tiefgefroren **58**
Schwäbische Käsespätzle,
 Fertiggericht 59
Schwarzwurzel **24, 25**, 89, 95
Schwein (Schulter) **46, 47**, 86
Schwein **43, 44**, 86, 91, 98, 110, 113, 118
Schwein, Innereien **46, 47**, 86, 91
Schweinebauch **46, 47**
Schweineschmalz **50, 51**, 92, 109
Schweinshaxe **46, 47**
Seeaal, geräuchert **40, 41**
Seefisch **38, 39**, 109

Register

Seehecht **38**, **39**, 109
Seelachs **38**, **39**, 85, 91, 109
Seelachs, geräuchert **40**, **41**, 110
Seelachs, in Öl **40**, **41**
Seezunge **38**, **39**, 91, 109
Sekt **54**, **55**, 92, 106
Sellerie **22**, **23**, **24**, **25**, 83, 89, 93, 95, 97, 98, 111, 117
Selleriesalat **59**
Semmelknödel **59**
Semmeln **10**, **11**
Senf **12**, **13**
Sesamöl **50**, **51**, 87, 109
Sesamsamen **52**, **53**, 87, 99, 109
Shrimpcocktail **64**
Smacks **63**
Snacks 106
Softeis **57**
Sojabohnen **28**, **29**, 84, 89, 94, 98,104, 111, 117
Sojacreme zum Kochen **63**
Soja-Dessert **63**
Sojafleisch **28**, **29**, 104
Sojakäse (Tofu) **28**, **29**, 84, 117
Sojamehl **28**, **29**, 84, 89, 98, 111
Sojamilch **30**, **31**
Sojaöl **50**, **51**, 87, 109
Sojaprodukte **63**
Sojasprossen **28**, **29**, 84
Sojawurst **28**, **29**
Sonnenblumenkerne **50**, **51**, 99, 109
Sonnenblumenöl **52**, **53**, 87, 109
Soße **56**, **60**, **61**
Soßen, aus Trockenpulver **60**
Soßen, Nassprodukte **61**
Soßenbinder **61**, 103
Spaghetteria, Fertiggerichte **59**
Spaghetti 106
Spaghetti, Fertiggericht **58**, **59**
Spargel **24**, **25**, 84, 89, 93, 95, 99, 112, 117

Spätzle in Champignon-Sauce **59**
Speck **46**, **47**, **48**, **49**, 86, 119
Speiseeis **57**, **62**, 105
Speisekleie **6**, **7**, 82, 102, 111
Speisekrabbe (Garnele) **40**, **41**, 85, 90, 98
Speisemorchel **28**, **29**, 84
Speisequark **32**, **33**, 85, 90, 95, 99, 108
Spinat **26**, **27**, 84, 89, 93, 94, 95, 97, 98, 99, 112, 117
Spinat, tiefgefroren **26**, **27**, **58**
Sprossen 102
Sprossen, Bambus 111
Sprotten 91, 109, 118
Stachelbeeren **20**, **21**, 83, 89, 93, 97, 103, 112
Stärkemehle **8**, **9**, 103
Staudensellerie **22**, **23**, 83
Steaklets **58**
Steckmuschel **38**, **39**, 85, 91, 98
Steckrübe (Kohlrübe) **24**, **25**, 83, 89, 99, 104, 111
Stockfisch **40**, **41**
Stollen **12**, **13**, 105
Streichfette, energiereduziert **65**
Suppen, Fertigprodukt **60**
Suppengemüse, tiefgefroren **58**
Süßer Moment **62**
Süßspeisen, Fertigprodukt **62**

T

Tee-Genuss **65**
Thunfisch, in Öl **40**, **41**, 85
Thymian **26**, **27**, 99
Tiefkühlkost **58**
Tierische Fette **50**, **51**, 108
Tierische Öle **50**, **51**
Tilsiter **36**, **37**, 85, 90, 95, 108
Tintenfisch **38**, **39**

Toastbrot **10**, **11**, 102
Tofu (Sojakäse) **30**, **31**, 84, 117
Tomate **26**, **27**, 84, 89, 93, 94, 95, 98, 99, 112, 117
Tomaten-Creme mit Croutons **60**
Tomaten-Mozzarella-Suppe **60**
Tomatenmark **26**, **27**, 117
Tomaten-Paprika **59**
Tomatensaft **26**, **27**, 84, 89, 93, 98, 117
Tomatensoße **61**
Tomatensuppe mit Reis **60**
Topfen **34**, **35**
Topinambur **26**, **27**, 112
Tortellini, verzehrfertig **12**, **13**
Tortenboden **12**, **13**
Trappistenkäse **36**, **37**
Traubenkernöl **50**, **51**
Traubensaft **20**, **21**, 83, 89, 94, 98, 104
Trockeneipulver **50**, **51**
Trockenfrüchte 104
Trockenmilchpulver **32**, **33**, 84, 90
Trockensuppen **60**
Trüffel **28**, **29**
Truthahn **42**, **43**, 86, 91, 110

V

Vanille-, Mandel-, Sahnepudding **57**, **62**
Vanillecreme **56**
Vanille-Soße **57**
Vollkorn 94
Vollkornbrot **10**, **11**, 97, 100, 102, 114, 115
Vollkorn-Fladenbrot **12**, **13**
Vollkornkeks **12**, **13**, 104
Vollkornteigwaren **12**, **13**, 103, 116
Vollkornzwieback **12**, **13**, 104
Vollwert-Gemüse-Puffer, tiefgefroren **58**

W

Waffelmischung **12**, **13**
Waffeln 104
Walnuss **52**, **53**, 87, 92, 98, 99, 109, 119
Walnussöl **50**, **51**, 87, 109
Wassermelone **20**, **21**, 83, 89, 93, 98, 99, 103, 106, 112, 116
Wegerich **26**, **27**
Weichkäse **34**, **35**, 85, 108, 114
Weichsel **18**, **19**
Weihnachtsgebäck 105
Weihnachtsstollen **12**, **13**, 105
Wein **54**, **55**, 92, 98, 99, 100, 106
Weincreme **62**
Weintrauben **20**, **21**, 83, 89, 93, 94, 97, 98, 99, 103, 106, 112, 116
Weintrauben, getrocknet **20**, **21**, 83, 89, 99, 104, 106
Weintrauben, Saft **20**, **21**, 83, 89, 94, 98, 104
Weißbrot **10**, **11**, 82, 102, 106, 115
Weiße Rübe **26**, **27**, 84, 89, 98
Weißkohl **26**, **27**, 84, 90, 93, 94, 95, 98, 100, 112, 117
Weißkraut **26**, **27**
Weißwein **54**, **55**, 92, 98, 99, 100
Weißwurst , Münchner **48**, **49**, 119
Weizen **8**, **9**, 88, 98, 99, 103, 111, 113
Weizen, Backschrot **8**, **9**, 106
Weizen, Grieß **8**, **9**, 103, 115
Weizen, Keime **8**, **9**, 82, 88, 103, 111
Weizen, Kleie **8**, **9**, 82, 88, 103, 111
Weizen, Mehl **8**, **9**, 82, 98
Weizen, Vollkornmehl 82
Weizenbrot 88, 98
Weizenbrötchen (Semmeln) **10**, **11**
Weizen-Cracker 106
Weizenkeimflocken 94
Weizenkeimöl **50**, **51**, 109
Weizenmischbrot **10**, **11**, 82, 88, 102

127

Register/Impressum

Weizenschrot- und Vollkornbrot **10**,
  11, 82, 88, 98, 102, 106
Weizen-Stärke **8, 9**, 103
Weizentoastbrot **10, 11**, 102
Wermut 99
Westberg **36, 37**
Westlight **36, 37**
Wiener Würstchen **48, 49**, 119
Wild **46, 47**, 86, 91, 113
Wildschwein **46, 47**
Wirsing **26, 27**, 84, 90, 93, 95, 97, 98,
  100, 117
Wurst, energiereduziert **63**
Würstchen, Frankfurter **48, 49**, 86,
  119
Wurstwaren **48, 49**, 86, 111, 119

Z

Zander **40, 41**, 91, 109
Ziege **46, 47**
Ziegenkäse **36, 37**
Ziegenmilch **30, 31**, 84, 90, 104, 108
Zimt 99
Zitrone **20, 21**, 83, 89, 93, 98, 99, 103
Zitrone, Saft **20, 21**, 83, 89, 94, 104
Zitronenkuchen **8, 9, 62**
Zucchini **26, 27**, 84, 90, 93, 99, 117
Zucker **56, 57**, 105, 106
Zuckermais **26, 27**, 84, 90, 99, 104
Zunge siehe Hammel-, Kalb-, Rind-,
  Schweineinnereien **44, 45, 46, 47**,
  86, 119
Zwetschge 93
Zwetschgenknödel **59**
Zwieback, **12, 13**, 104, 119
Zwiebel **26, 27**, 84, 90, 93, 94, 95, 98,
  99, 100, 112, 117
Zwiebelsuppe **60**

Elmadfa, Ibrahim; Aign, Waltraute;
Muskat, Erich; Fritzsche, Doris:
Die große GU
Nährwert Kalorien Tabelle

Überarbeitete und erweiterte
Neuausgabe der großen GU-Nährwert-
Tabelle
GRÄFE UND UNZER VERLAG
GmbH 1991, ISBN 3-7742-1355-0

© 2009 GRÄFE UND UNZER
VERLAG GmbH, München

Alle Rechte vorbehalten. Nachdruck,
auch auszugsweise, sowie Verbreitung
durch Film, Funk, Fernsehen und
Internet, durch fotomechanische
Wiedergabe, Tonträger und
Datenver-arbeitungssysteme jeder Art nur mit
schriftlicher Genehmigung des Verlages.

Redaktion: Sarah Schocke
Lektorat: Alexandra Endres
Produktion: Susanne Mühldorfer
Einbandgestaltung:
independent Medien-Design
Cover und Innentitel: Stock Food
Illustrationen: Detlef Seidensticker
(S. 72)

Satz: Reemers Publishing Services GmbH,
Krefeld
Druck und Bindung:
Ludwig Auer GmbH, Donauwörth

ISBN 978-3-8338-1664-2

1. Auflage 2009

Ein Unternehmen der
GANSKE VERLAGSGRUPPE